中国居民膳食指南

科学研究报告

2021

中国营养学会　编著

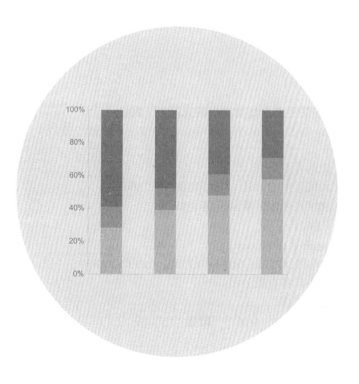

人民卫生出版社

·北京·

图书在版编目（CIP）数据

中国居民膳食指南科学研究报告.2021/中国营养
学会编著.—北京：人民卫生出版社，2021.10（2022.4重印）
ISBN 978-7-117-32152-5

Ⅰ.①中… Ⅱ.①中… Ⅲ.①居民－膳食营养－研究
报告－中国－2021 Ⅳ.①R151.4

中国版本图书馆CIP数据核字（2021）第200464号

人卫智网	**www.ipmph.com**	医学教育、学术、考试、健康， 购书智慧智能综合服务平台
人卫官网	**www.pmph.com**	人卫官方资讯发布平台

中国居民膳食指南科学研究报告（2021）
Zhongguo Jumin Shanshi Zhinan Kexue Yanjiu Baogao（2021）

编　　著：中国营养学会
出版发行：人民卫生出版社（中继线 010-59780011）
地　　址：北京市朝阳区潘家园南里19号
邮　　编：100021
E - mail：pmph @ pmph.com
购书热线：010-59787592　010-59787584　010-65264830
印　　刷：中农印务有限公司
经　　销：新华书店
开　　本：787×1092　1/16　　印张：12
字　　数：307千字
版　　次：2021年10月第1版
印　　次：2022年4月第2次印刷
标准书号：ISBN 978-7-117-32152-5
定　　价：69.00元

打击盗版举报电话：010-59787491　E-mail：WQ @ pmph.com
质量问题联系电话：010-59787234　E-mail：zhiliang @ pmph.com

《中国居民膳食指南科学研究报告（2021）》编写委员会

主　　审　杨月欣

专家顾问　杨晓光　程义勇　郭俊生　苏宜香　蔡　威
　　　　　朱蓓薇

主　　编　丁钢强　马爱国　孙长颢

编　　委（按姓氏汉语拼音排序）
　　　　　常翠青　陈　伟　杜松明　郭长江　何宇纳
　　　　　李　颖　李文芳　李文杰　李增宁　梁　惠
　　　　　刘爱玲　刘烈刚　马冠生　牛凯军　荣　爽
　　　　　孙桂菊　孙建琴　汪求真　王　竹　王惠君
　　　　　王培玉　向雪松　肖　荣　杨丽琛　杨振宇
　　　　　姚　颖　于　康　于冬梅　张　坚　朱惠莲

秘书组

组　　长　何宇纳

成　　员　汪求真　王惠君　荣　爽　高　超　姚　魁
　　　　　刘培培

前　言

　　膳食指南（dietary guidelines）是根据营养科学原则和百姓健康需要，结合当地食物生产供应情况及人群生活实践，将营养需要转化为以食物为基础的平衡膳食的指导性文件，旨在帮助人们做出科学的食物选择和膳食搭配，预防或减少营养相关疾病的发生。膳食指南可直接或间接地指导营养工作者、教育工作者、卫生工作者、政策制定者，作为国家或地区发展食物生产及规划、满足居民合理食物消费的科学共识和指导；可成为公众营养健康信息传播之源，引导居民合理消费食物并保持健康。许多国家的政策制定者意识到，膳食指南推荐的饮食建议，能更好地促进食品生产和供应、改善居民健康状况、减少医疗费用以及增进不同人群的学习和工作能力，最终促进社会经济的发展。因此，膳食指南在各个国家受到普遍重视，并由政府和权威学术社会团体发布，发挥越来越大的作用。在我国，国务院发布的《健康中国行动（2019—2030 年）》将"合理膳食行动"列为重大行动之一，《国民营养计划》中明确提出"定期修订和发布居民膳食指南"，体现了我国政府对中国居民膳食指南修订和发布工作的支持和重视。

　　全球首部膳食目标由瑞典于 1968 年提出，20 世纪 70 年代开始，许多国家陆续制定了膳食目标或指南，如加拿大于 1976 年，美国于 1977 年，法国、瑞典、挪威于 1981 年，澳大利亚和新西兰于 1982 年，丹麦、英国于 1983 年，日本于 1984 年，德国于 1985 年，韩国、芬兰于 1987 年，匈牙利、印度于 1988 年，新加坡于 1989 年制定了其国家的首部膳食指南（或其雏形）。中国营养学会于 1989 年发布第一版中国居民膳食指南，到目前已发布四版，包括 1989 年版（第一版）、1997 年版（第二版）、2007 年版（第三版）和 2016 年版（第四版）。在第四版中，中国营养学会修订委员会专门制订了中国居民膳食指南修订程序和计划，形成了《膳食指南科学证据和方法学研究》《食物与健康——科学证据共识》《中国居民营养状况研究》三本论著，为 2016 年膳食指南的修订打下良好基础。

　　经中国营养学会常务理事会研究决定，自第四版起，我国居民膳食指南将根据需要每5~10 年修订一次。在国家卫生健康委员会领导下，第五版中国居民膳食指南更新修订将由指导委员会、专家委员会和技术工作组共同努力完成。

　　中国居民膳食指南是贯彻营养改善行动计划、实施全民营养教育的主要内容和宣传纲领，其核心是倡导平衡膳食和合理营养以达到促进健康的目的。根据对 13 万多上海居民长达 12年的追踪队列研究等多项研究，证实了遵照《中国居民膳食指南》（中国膳食宝塔）可以降低15%~30% 慢性病的发病率，尤其是因心血管疾病引起的死亡。营养科学研究日新月异，膳食指南修订的重要意义在于紧跟科学研究最新成果，紧抓中国居民普遍存在的健康问题，指导和实践以食物为基础的营养教育，为全国居民健康服务。

　　基于营养科学的进步和知识的不断更新，以及我国经济发展带来的人群膳食结构、营养水平和健康状况的变化，膳食指南应与时俱进，解决实际问题。为了更好地利用近期营养、食物与健康的科学研究成果,我们开展了《中国居民膳食指南科学研究报告(2021)》(以下简称"报告")的编写工作。其主要目标是研究和修订工作程序和方法,梳理国内外有关食物与健康研究的新证据,分析我国居民食物与营养健康现况及拟解决的问题,为制定《中国居民膳食指南(2021)》提供科学依据。

此报告分为四个部分:第一部分为膳食指南修订的概况与发展,内容包括中国居民膳食指南的发展和本次修订工作介绍,全球各国以及国际组织对一般人群和特定人群膳食指南的汇总;第二部分为中国居民营养与健康状况,内容包括中国居民膳食营养摄入状况和变化趋势分析,不同人群营养健康状况以及身体活动和饮食行为状况的分析;第三部分为食物、身体活动与健康科学证据分析报告,内容包括各类食物与健康、膳食模式与健康、身体活动与健康、生活方式和行为与健康等科学证据的总结分析;第四部分是对中国居民营养健康状况的总结和建议。

本报告汇集了全国近 80 位专家和青年学者参与研究工作,对他们付出的辛勤劳动表示衷心地感谢。同时由于编写时间较紧,如有不足之处请读者及时提出宝贵意见,以便今后更好地完善。

中国居民膳食指南科学研究报告工作组

2021 年 5 月

目　　录

第一部分　膳食指南修订的概况与发展

第二部分　中国居民营养与健康状况

第三部分　食物、身体活动与健康

第四部分　总结与建议

第一部分

膳食指南修订的概况与发展

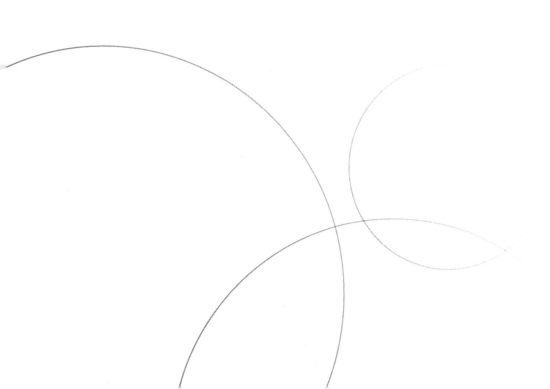

1992 年联合国粮食及农业组织（Food and Agriculture Organization of the United Nations，FAO）/世界卫生组织（World Health Organization，WHO）联合专家拟定了报告文件《编制与应用以食物为基础的膳食指南》（*Preparation and Use of Food-Based Dietary Guidelines*），强调了国家膳食指南制定应遵循的基本原则（Key Principles for Developing Dietary Guidelines），给出了各国的膳食指南制定程序参考。近年来，国际机构和许多国家（地区）强调了科学证据对膳食指南制定的关键作用，并进一步提出了规范的制定/修订程序和方法。如《西太平洋地区食物膳食指南》（*Development of Food-based Dietary Guidelines for the Western Pacific Region*）、《拉丁美洲及加勒比食源性膳食指南状况》（*Developing Food-based Dietary Guidelines：a Manual from the English-speaking Caribbean*）、《在世卫组织东部地中海区域推广健康膳食：便于用户操作的指南》（*Promoting a Healthy Diet for the WHO Eastern Mediterranean Region：User-friendly Guide*）（2012年），以及作为丹麦、芬兰、冰岛、挪威和瑞典五国膳食指南主要依据的《北欧营养建议》（*Nordic Nutrition Recommendations*）等。

修订中国居民膳食指南修订程序和计划是指南工作开展的第一步，在《中国居民膳食指南（2016）》修订时，中国营养学会修订委员会出版了《膳食指南科学证据和方法学研究》《食物与健康——科学证据共识》等，形成了多个研究报告，修订的标准化流程基本形成，在此基础上的完善和更新是其主要任务。

第一章　中国居民膳食指南修订的科学程序和计划

本部分主要从历史发展、2021 年中国居民膳食指南的修订背景和意义、修订工作的计划和流程等方面展现膳食指南修订过程的总体框架与科学程序。

第一节　中国居民膳食指南的发展概述

中国居民膳食指南共发布了四版,分别是 1989 年第一版、1997 年第二版、2007 年第三版和 2016 年第四版。我国的膳食指南制修订工作,一直在国家卫生行政部门的领导下,由国家卫生行政部门发布,中国营养学会组织专家完成(表 1-1)。

表 1-1　中国居民膳食指南发布年代

年份	名称	核心推荐	发布
1989 年	我国居民膳食指南	8 条	1989 年 10 月郑州　全国营养科学会议发布
1997 年	中国居民膳食指南	8 条	1997 年 4 月北京　CNS 新闻通报发布
2007 年	中国居民膳食指南	10 条	2008 年 1 月北京　国家卫生部新闻报告厅发布
2016 年	中国居民膳食指南	6 条	2016 年 5 月北京　国家卫计委新闻报告厅发布

一、第一版《我国居民膳食指南(1989)》

1989 年 10 月由中国营养学会常务理事会在郑州通过了首个《我国居民膳食指南(1989)》。指南共包含八条指导准则,即:食物要多样,饥饱要适当,油脂要适量,粗细要搭配,食盐要限量,甜食要少吃,饮酒要节制,三餐要合理。这八条强调了推荐和限制的食物,但还未提出"量"的推荐,也没有相关文件解释。但在 80 年代,许多国家膳食指导还都在初始阶段,《我国居民膳食指南(1989)》第一次完整描述了一个健康膳食的模型,表达了日常饮食提倡的和反对的科学意见,具有很好的指导意义。首个中国膳食指南以"张贴图"的形式在中国营养学会常务理事会和科学会议上发布,由于无电子版存储,图片是根据当年几位作者的印象复制,如图 1-1 所示。

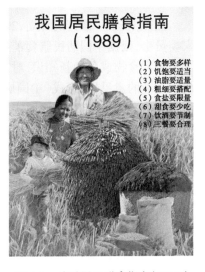

图 1-1　我国居民膳食指南(1989)

二、第二版《中国居民膳食指南（1997）》

20 世纪 90 年代，我国社会经济发展提升，营养改善工作得到国家高度重视。原国家卫生部首次指导了《中国居民膳食指南》的修订工作，委托中国营养学会于 1997 年组成了《中国居民膳食指南》专家委员会。专家委员会依据最新的科学研究成果，针对我国居民的营养需要及膳食中存在的主要缺陷，借鉴国外先进经验，对第一版的膳食指南进行了修改，量化了指导目标、设计了中国居民平衡膳食宝塔图示，并制定了《中国居民膳食指南》及其说明。该指南于 1997 年 4 月由中国营养学会常务理事会通过并正式公布，八条指导准则包括：

（一）食物多样，谷类为主

（二）多吃蔬菜、水果和薯类

（三）常吃奶类、豆类或其制品

（四）经常吃适量的鱼、禽、蛋、瘦肉；少吃肥肉和荤油

（五）食量与体力活动要平衡，保持适宜体重

（六）吃清淡少盐的膳食

（七）如饮酒应限量

（八）吃清洁卫生、不变质的食物

平衡膳食宝塔如图 1-2。

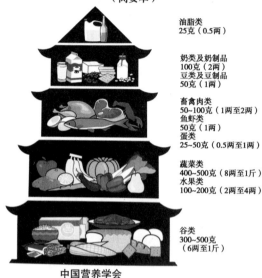

图 1-2　中国居民平衡膳食宝塔（1997）

三、第三版《中国居民膳食指南（2007）》

按照 10 年一修订的计划，2006 年中国营养学会组织成立了《中国居民膳食指南》修订专家委员会，依据中国居民膳食消费和营养状况的实际情况，以及存在的突出问题，结合营养素需要量和食物成分的新知识，对第二版膳食指南进行全面修订，在广泛征求相关领域专家、机构和企业的意见后，形成《中国居民膳食指南（2007）》，并于 2007 年 9 月由中国营养学会理事会扩大会议通过。该版受原卫生部委托和指导，其目的是帮助我国居民合理选择食物，并进行适量的身体活动，以改善人们的营养和健康状况，减少或预防慢性疾病的发生，提高国民健康素质。2008 年原卫生部以第 1 号公告发布。

《中国居民膳食指南（2007）》由一般人群膳食指南、特定人群膳食指南和中国居民平衡膳食宝塔三部分组成。一般人群膳食指南共有十条指导准则，适用于 6 岁以上的正常人群。和 1997 年膳食指南的条目比较，2007 年指南增加了每天足量饮水，合理选择饮料，强调了加强身体活动、减少烹饪用油和合理选择零食等内容。特定人群膳食指南是根据各人群的生理特点及其对膳食营养需要而制定的。特定人群包括孕妇、乳母、婴幼儿、学龄前儿童、儿童青少年和老年人。其中 6 岁以上各特定人群的膳食指南是在一般人群膳食指南十条指导准则的基础上

增补形成。《中国居民膳食指南(2007)》十条指导准则如下:

(一)食物多样,谷类为主,粗细搭配

(二)多吃蔬菜水果和薯类

(三)每天吃奶类、大豆或其制品

(四)常吃适量的鱼、禽、蛋、瘦肉

(五)减少烹调油用量,吃清淡少盐的膳食

(六)食不过量,天天运动,保持健康体重

(七)三餐分配要合理,零食要适当

(八)每天足量饮水,合理选择饮料

(九)如饮酒应限量

(十)吃新鲜卫生的食物

专家委员会还对 1997 年的膳食宝塔进行了修订。新的膳食宝塔增加了饮水和身体活动的图像,还在膳食宝塔第五层增加了食盐的摄入限量。在膳食宝塔的使用说明中增加了食物同类互换的品种以及各类食物量化的图片,为居民合理调配膳食提供可操作性的指导。平衡膳食宝塔见图 1-3。

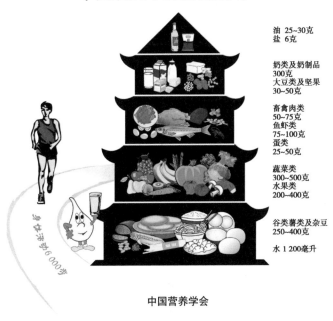

图 1-3　中国居民平衡膳食宝塔(2007)

四、第四版《中国居民膳食指南(2016)》

2012 年中国疾病预防控制中心完成了新一轮全国营养监测工作,梳理了我国存在的健康营养问题。2013 年中国营养学会发布了新的膳食参考摄入量,对能量、蛋白质、碳水化合物等一些重要营养素进行了新的修订。按照原计划,修订 2007 版国家膳食指南被列入重要工作,原国家卫生与计划生育委员会疾控局委托中国营养学会继续完成中国居民膳食指南修订工作。

中国营养学会组织成立了《中国居民膳食指南》修订专家委员会,成立了7个技术工作组,于2014年2月开始了为期两年的修订工作(2014—2016年)。修订专家委员会根据WHO建议,首次完成了中国居民膳食指南修订程序;7个工作组分别就中国居民膳食消费状况、突出健康问题、饮食行为和运动状况、食物与健康证据等开展工作,为膳食指南修订专家组提供科学依据。修订专家组结合整体证据部分、营养素需要量和食物成分的新知识,对第四版膳食指南进行全面修订。在广泛征求相关领域专家、机构和企业的意见并修改后,于2015年中国营养学会理事会扩大会议通过。《中国居民膳食指南(2016)》突出了科学证据为基础,指导原则以食物为基础,首次完成覆盖2岁以上人群的膳食实践方案,突出了食物为基础的量化指导,强调了良好膳食习惯培养和文化养成,增加了对母乳喂养指导和素食人群的膳食指导,视图包括了膳食宝塔、膳食餐盘和算盘。2016年5月13日,国家卫生健康委员会邀请百余家媒体在新闻发布厅郑重发布。《中国居民膳食指南(2016)》共包括六条核心推荐:

(一)食物多样,谷类为主

(二)吃动平衡,健康体重

(三)多吃蔬果、奶类、大豆

(四)适量吃鱼、禽、蛋、瘦肉

(五)少盐少油,控糖限酒

(六)杜绝浪费,兴新食尚

按照以食物为基础、关注膳食模式、基于最新科学证据的原则,考虑本国粮食供应及可持续性、关注建议目标的可行性和实用性等,首先完成了《膳食指南制定程序和修订计划》《食物与健康证据》等4个前期研究,最终出版了《中国居民膳食指南(2016)》《中国居民膳食指南(2016)(科普版)》,以及中国居民膳食指南藏语、维吾尔语、蒙古语等多个版本,另有6个动画篇版本。平衡膳食宝塔、餐盘和算盘见图1-4、图1-5、图1-6。在后期推广执行方面,每年全民营养周成为全国推广的主要方式。

 中国居民平衡膳食宝塔（2016）

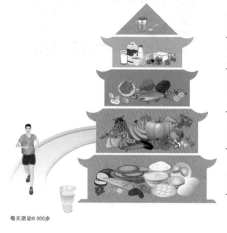

盐	<6克
油	25~30克
奶及奶制品	300克
大豆及坚果类	25~35克
畜禽肉	40~75克
水产品	40~75克
蛋类	40~50克
蔬菜类	300~500克
水果类	200~350克
谷薯类	250~400克
全谷物和杂豆	50~150克
薯类	50~100克
水	1 500~1 700毫升

每天活动6 000步

图1-4 中国居民平衡膳食宝塔(2016)

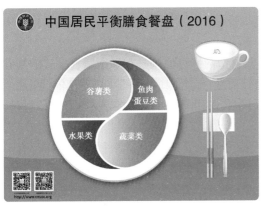

图 1-5 中国居民平衡膳食餐盘(2016)

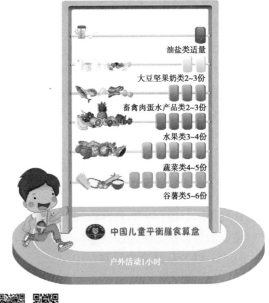

图 1-6 中国儿童平衡膳食算盘

第二节 第五版《中国居民膳食指南(2021)》的修订

自 1992 年以来,FAO/WHO 联合多名专家经会议讨论,制定并发布了《以食物为基础的膳食指南的编制与应用》,强调各国应着眼于怎样将营养素需求转变为当地传统食物推荐,明确了通过引导食物消费结构的改变来改善居民营养状况。此外,由于饮食文化受传统习俗、宗教信仰、经济、环境和政治条件等因素的影响,各国膳食指南的制定应结合本国的实际情况因地制宜、逐步推行。

一、膳食指南国际指导意见

国家膳食指南制定时应遵照大众健康利益为核心,国际组织建议制定膳食指南的核心原则(key principles for developing dietary guidelines)如下。

(一)膳食模式(dietary patterns)

膳食指南应关注整体饮食,而不是关注营养素或个别食物;应反映膳食模式,而不是反映具体的营养素数字化的目标。

(二)可实践性(practicality)

在充分考虑影响食物和饮食方式的社会、经济、农业和环境条件下,膳食指南所推荐的食物/食物组应该是居民负担得起和方便获得的,并被大多数人所接受。并且,膳食指南应灵活适用于不同年龄、不同生活方式、不同生理状况的人群,如怀孕和哺乳期的女性。

(三)可理解性(comprehensibility)

考虑到不同的文化水平,膳食指南所使用的术语必须简单明了,尽可能的情况下指明具体食物而不是营养素,并推荐公众方便选择的食物种类。此外,用于说明膳食指南的可视化图形也应清楚直观,便于公众理解。

（四）文化可接受性（cultural acceptability）

公众对膳食指南的接受程度是影响其是否成功的一个关键要素。影响可接受性的最重要因素是当前的饮食习惯和指南中给出的具体建议或例子,所以膳食指南不应建议彻底改变当前的饮食习惯。在宣传膳食指南时也应考虑这一点,例如谁来宣传(宣传人员的信誉)以及如何宣传(方式是否得当)。

二、我国膳食指南的修订原则和目标

基于膳食指南的概念和指导实践的目标,我国膳食指南修订原则是在平衡膳食模式的基础上,针对我国目前存在的营养和健康问题,形成具有针对性(结合国情)、科学性(理论依据)、通俗性(普及教育)、预见性(发展趋势)的居民膳食指南科学共识和图文并茂的指导文件和宣传材料。

（一）以公众健康为根本

以社会大众的利益和健康需求为根本,是膳食指南制修订的宗旨。各个社会主体都有不同的立场和偏好,食品工业界、其他各行业、经济发展各部门等的利益和需求应统一到大众健康的宗旨上来,为健康中国服务。

（二）确定优先考虑的公共健康问题

分析总结当地膳食营养关键问题,循证研究食物营养健康证据提取和筛选。评估得出与饮食有关的疾病的相关性、优先次序和成本效益等,最终获得专家一致性共识。

（三）结合国情,实事求是分析问题

实事求是是科学研究的基本要求,同样也是膳食指南修订的基本原则。根据我国营养问题的实质、表现及成因,有针对性地制订解决问题的措施,在利用好我国食物资源的基础上,考虑指南的可行性及可执行性。

（四）以科学证据为基础

新的指南应最大程度收集近年的研究成果,在广泛的证据评估基础上进行制定。在循证医学的原则下,对膳食与健康的关系达成共识,以指导中国居民的食物消费实践。证据评估程序由证据小组具体实施,在修订专家委员会的指导和协助下完成。修订专家委员会首先确定本领域的专题,并就各专题指定相应的专家作者进行文献检索和证据评价,最后整合证据进行科学总结并提出推荐建议。注意每个书写者均需声明所写部分的书写过程、基础和合理性,以便接受他人的审阅。修改膳食指南声明的措辞等应适合大众理解。

（五）以食物为基础的良好膳食模式

以食物而非营养素为基础是膳食指南强调的主要原则。人类每日的膳食由食物组成,而食物不仅仅是已知营养素的集合。营养素和食物之间存在复杂的相互作用,探讨单一营养素或单一食物与人体健康的关系具有局限性,以多种食物为目标的膳食指南对健康促进更有效果。因此,膳食指南需要基于更全面的科学知识和当地食物供应情况,还需考虑不同饮食文化下的不同膳食习惯;储存和保存食物的方法;准备食物过程中发生的变化;营养强化食品、功能食品的发展等。其中,膳食模式是决定性的,坚持平衡膳食模式应在指南中重点考虑。考虑食物的组合、摄入和平衡等。

（六）考虑粮食供应和营养改善的国家政策

考虑全人群的定位,公共卫生政策的一个重要方面是减少健康和营养状况的差异和不平等,

使得所有居民享有健康和营养。这里面也包括大量需要特殊关注的群体,如城市贫民、生育妇女、难民和流离失所者等,他们具有更高的营养不良风险,因此膳食指南也要考虑满足他们的需求,保护和促进他们的营养健康。关注农业和可持续生产,农业政策影响营养、粮食生产的稳定水平,并通过影响食品价格和食物营养成分,增加传统粮食作物的生产等方式间接影响人类的食物选择。膳食指南的修订应充分配合当前的农业政策以及国家对可持续生产和发展的要求。

(七)实用性和可行性

力求使指南中的多项目标相互协调,并与其他政策的目标相一致。指南中的指导准则将减少至最低数量,因为目标的减少能够突出重点,并提高可执行性。指南的目标应具体明确,语言应便于理解,并能够起到影响大众饮食习惯的作用。对于指南中提及的有关概念、界定或说明,表达应准确,含义应单一清楚,对于各项要求应详细具体,且尽量量化(如食物份量的表达方式,克、碗、杯等)。同时,在膳食指南修订过程中,应充分考虑大众的接受性,确保宣传传播材料适合不同教育水平(如未受过教育、小学文化和受过高等教育的成年人等)的人群。

(八)前瞻性,面向未来

膳食指南每5~10年进行一次修订,指南目标的确定要充分考虑科学以及公共政策的发展或延续等情况,从而使目标更符合未来健康发展的需要。

三、修订程序和步骤

我国膳食指南修订和发展,应当遵循平衡膳食模式、确保营养质量、可持续发展的原则。按照2016年版膳食指南修订程序,膳食指南的修订包括多个环节和步骤,每个步骤均有其目标。制定高质量的指南依赖于每个步骤目标的实现。

指南修订的主要技术工作大致分为科学证据(新文献)和公共健康问题梳理阶段、膳食指南修订阶段和大众传播阶段。

(一)科学证据和公共健康问题梳理

1. 食物和健康科学循证工作　系统分析和评述2020年5月之前的相关科学研究,确定各类推荐性食物与健康证据;各类限制性食物与健康证据;特别关注如孕育、母乳喂养与健康关系。

2. 我国膳食营养关键问题分析　确定饮食有关的健康和疾病相关问题,哪些是备受关注的健康问题,哪些是具有争议的营养问题;确定具有公共卫生意义的营养问题,例如营养过剩、营养不良等,估计这些问题的规模和严重性;分析发病率和死亡率以及成本和趋势;区分年龄组和特定人群影响不同的问题。评估得出与饮食有关疾病的严重程度、优先秩序和成本效益等,以启动优先级清单。

3. 膳食模式分析评估　总结分析三大营养素供能比例的研究进展,分析常见膳食模式、不同膳食模式与健康关系,尤其对平衡膳食、合理膳食或健康膳食的人群研究,以及对慢性病的影响。对低碳饮食、阶段性节食等新方式的文献进行梳理。

4. 其他　包括常用定义概念的更新,对量化词的定义、膳食实践和营养素摄入关系等进行量化和实践设计。

(二)修订的主要步骤和程序

修订具体程序包括8个步骤。

步骤1　建立来自多部门的协作修订小组,由指导委员会、修订专家委员会、秘书组和6个技术工作组组成。

步骤 2　专家委员会制定修订工作的初步轮廓,确定修订原则及相应的工作计划。根据 2016 版膳食指南调查和问题分析组的报告内容和主要结论,充分尊重公众和专业同行对我国 2016 版膳食指南的反馈意见,以此作为指南修订的参考。

步骤 3　各技术工作组进行广泛地证据评估并针对相应的工作任务给出专业报告。具体包括:

(1)国家营养问题和发展趋势分析组定位我国的膳食相关健康问题和营养差距。

(2)食物和科学证据组系统地查阅相关文献,在循证医学的原则下对膳食与健康的关系达成共识。

(3)膳食模式和实践方案分析组确定平衡膳食模式。

步骤 4　根据以上基础证据,开始第五版指南的修订并确定工作内容。以我国当前存在的膳食相关健康问题为导向,以科学证据和平衡膳食模式为基础,修订膳食指南,并形成第五版指南草案。

步骤 5　利用不同方式如座谈会、咨询函等开展同行评议,同时征求行业主管部门意见和修改。另需要从不同方面评价指南的质量、内部效度以及适用性。

步骤 6　根据收到的反馈信息和评论,进行重新一轮的修改和定稿。

步骤 7　确定膳食指南图形化的内容(膳食指南图、挂图、小册子等),完成可视化工具的开发,确定膳食指南健康教育工作组版本和消费者版本并正式发布。

步骤 8　出版并发布,同时进行大众宣传教育和全国推广计划执行。

四、工作组织和任务分工

国家膳食指南是涉及诸多重大基础理论和实际问题,具有基础性、预见性、战略性、全局性议题的理论健康政策研究。膳食指南的修订需要跨学科合作,建立来自多部门的协作工作委员会和技术工作小组是指南修订的首要环节。

工作组应包括农业、卫生、食品科学、营养科学在内的各学科专业成员,包括学术界代表、消费者等其他相关的非政府组织成员,以确保来自各方的观点均会被考虑,并且将修订信息及时反馈给所有相关部门。同时,为保证指南的科学性、适用性和覆盖性,特别是建立的指导委员会应包括知名专家和行政管理部门营养相关负责人,努力提高政策决策者对指南修订和实施重要性的认识,将这项工作作为促进全民健康整体计划的一个重要组成部分。

第五版中国居民膳食指南修订工作委员会的组织架构由指导委员会、修订专家委员会、秘书组和技术工作组四部分组成,包括来自不同学科的专家学者以及政府机构的相关负责人。各组完成任务和职责见表 1-2。

五、成果与产出

总体修订计划在 2020 年 4 月—2021 年 5 月完成,分为以下四个阶段:启动和组织建设阶段,调查循证和技术筹备工作阶段,起草修订和同行评议阶段,公示、出版发布阶段。按照用途不同,预计产出用于学术界 / 教育工作者和消费者的两个版本。

(一)用于教育工作者

《中国居民膳食指南(2021)》以及特定人群膳食指南,包括《老年人膳食指南》《素食者膳食指南》《青少年儿童膳食指南》《婴儿喂养指南》和《孕妇乳母膳食指南》等。

书目由封面、扉页、序言、前言、目录、正文和附录组成。正文以核心推荐以及推荐理由根

表 1-2　任务分工

单位	主要任务
指导委员会	指导、督查和方向引导
修订专家委员会 （简称专委会）	根据最新研究,明晰营养素和公共健康的重要性; 确定关键指导准则,拟定基于食物的膳食指南; 测试、修改和优化膳食指南; 完成膳食指南图形化工作; 组织、筹划、设计、审核、领衔工作开展等
特定人群膳食指南专家组	完成特定人群的膳食指南修订工作
秘书组	技术支持:包括制定食物份量、科学证据汇总、计算统计、编写膳食实践食谱、参与图形设计等,资料档案整理; 会议组织服务; 宣传和信息发布
科学报告工作组	文献检索和系统性综述,分析和确定食物、膳食与健康的关系; 各国膳食指南分析和总结; 总结我国居民膳食结构和营养现状,发现主要问题,定位国家优先考虑的膳食相关健康问题和营养差距; 食物与人体健康的科学证据分析; 完成专项技术报告,为膳食指南修订提供技术支撑

据和应用为主,作为教育工作者、政策制定者的文件参考。

（二）用于大众指导

中国居民平衡膳食宝塔图形、张贴画、关键信息以及一套标准量具。《中国居民膳食指南(科普版)(2021)》,以通俗易懂的应用教育为主,是给予百姓的直接读本。

（三）用于科学界和政府用途的科学报告

组织形成《中国居民膳食指南科学研究报告(2021)》,包括食物和健康证据、中国膳食指南修订程序、中国居民主要营养问题分析报告、修订建议等内容,是膳食指南修订前的背景调查和证据研究。

第二章 世界各国膳食指南发展与特点

为了对我国膳食指南修订提供参考,作者对世界各国膳食指南全文、指导准则(膳食指南的摘要,以简明的方式传达膳食指南的关键信息)和图形(以可视化的方式呈现膳食指南的内容,以便更容易地传播信息)进行梳理。不同国家膳食指南的信息主要来自 FAO 的官方网站(http://www.fao.org/nutrition/education/food-diet-guidelines/zh/)。根据纳入排除标准,排除人口不足 10 万人的国家,以及未公开发表膳食指南或因语言问题(非英语)未能检索获得膳食指南的国家,最终得到六大洲(排除南极洲)96 个国家(地区)的膳食指南相关资料(包括指南全文、指导准则和 / 或可视化图形三类)。然而,并不是所有国家的膳食指南相关资料都包括完整的三类,有些国家的原始全文无法访问或没有英文版本,有些国家的膳食指南没有指导准则或图形。

第一节 世界各国膳食指南概述

首先从全球 96 个国家(地区)获得了可用的膳食指南(欧洲 35 个、亚洲 23 个、北美洲 18 个、南美洲 11 个、非洲 6 个、大洋洲 3 个)(表 2-1),仅 46 个(48%)国家(地区)能够完整提供全文、指导准则以及可视化图形三个类别。

表 2-1 各国膳食指南发表时间

大洲	国家(地区)
亚洲	阿富汗(2015)、孟加拉国(2014)、柬埔寨(2017)、中国(2016)、印度(2011)、印度尼西亚(2014)、日本(2016)、马来西亚(2010)、蒙古(2013)、尼泊尔(2012)、菲律宾(2012)、韩国(2016)、斯里兰卡(2011)、泰国(2008)、越南(2013)、新加坡(2007)、中国香港(2017)、中国台湾(2018)、伊朗(2015)、黎巴嫩(2013)、阿曼(2009)、卡塔尔(2015)、阿拉伯联合酋长国(2019)
欧洲	阿尔巴尼亚(2008)、奥地利(2010)、比利时(2017)、波斯尼亚和黑塞哥维那(2004)、保加利亚(2006)、克罗地亚(2012)、塞浦路斯(2008)、丹麦(2013)、爱沙尼亚(2017)、挪威(2014)、法国(2011)、芬兰(2014)、格鲁吉亚(2005)、德国(2013)、希腊(2014)、匈牙利(2004)、冰岛(2014)、意大利(2019)、爱尔兰(2012)、以色列(2008)、拉脱维亚(2008)、波兰(2010)、马耳他(2016)、摩尔多瓦共和国(2007)、荷兰(2016)、葡萄牙(2003)、罗马尼亚(2006)、俄罗斯(2000)、斯洛文尼亚(2015)、西班牙(2008)、瑞典(2015)、瑞士(2011)、北马其顿共和国(2014)、土耳其(2006)、英国(2016)

大洲	国家（地区）
北美洲	美国（2015）、安提瓜和巴布达（2013）、巴哈马（2002）、巴巴多斯（2017）、伯利兹（2012）、加拿大（2019）、哥斯达黎加（2011）、古巴（2009）、多米尼加共和国（2009）、萨尔瓦多（2012）、格林纳达（2006）、危地马拉（2012）、洪都拉斯（2013）、巴拿马（2013）、圣卢西亚（2007）、圣文森特和格林纳丁斯（2006）、墨西哥（2015）、牙买加（2015）
南美洲	阿根廷（2015）、玻利维亚（2014）、巴西（2014）、智利（2016）、哥伦比亚（2014）、圭亚那（2004）、巴拉圭（2015）、乌拉圭（2016）、委内瑞拉（1991）、厄瓜多尔（2018）、秘鲁（2019）
非洲	贝宁（2015）、南非（2013）、塞拉利昂（2016）、尼日利亚（2006）、纳米比亚（2000）、肯尼亚（2017）
大洋洲	澳大利亚（2013）、斐济（2013）、新西兰（2013）

最终，整合了 46 个英文版本的膳食指南全文、95 个指导准则和 91 个来自不同国家或地区的膳食指南图形（表 2-2）。46 份膳食指南全文中，欧洲、亚洲、北美洲、南美洲、非洲和大洋洲分别占 22%（10/46）、35%（16/46）、22%（10/46）、4%（2/46）、11%（5/46）和 6%（3/46）；95 个指导准则中，欧洲、亚洲、北美洲、南美洲、非洲和大洋洲分别占 36%（34/95）、24%（23/95）、19%（18/95）、12%（11/95）、6%（6/95）和 3%（3/95）；91 份膳食指南图形中，欧洲、亚洲、北美洲、南美洲、非洲和大洋洲分别占 35%（32/91）、27%（25/91）、19%（17/91）、11%（10/91）、6%（5/91）和 2%（2/91）。

表 2-2　膳食指南信息来源和分布情况

地区	全文（46 份）		指导准则（95 份）		可视化图形（91 份）	
	数量 / 个	比例 /%	数量 / 个	比例 /%	数量 / 个	比例 /%
欧洲	10	22	34	36	32	35
亚洲	16	35	23	24	25	27
北美洲	10	22	18	19	17	19
南美洲	2	4	11	12	10	11
非洲	5	11	6	6	5	6
大洋洲	3	6	3	3	2	2

第二节　世界各国膳食指南核心指导准则分析和比较

一、世界各国膳食指南核心指导准则的描述

在全球各个国家（地区）获得的 96 份膳食指南中，除摩尔达维亚之外，共收集 95 份指导准则（表 2-2）。一些国家的指导准则内容高度概括、简洁明了，如中国、美国等；一些国家的指导准则涉及内容较多，从膳食指南推荐的食物种类逐条进行描述，如韩国、日本、英国、德国等。图 2-1 展示了一部分国家的指导准则详情，如中国的指导准则总共有 6 条，包括"多样""蔬果""体重"等关键词；韩国的指导准则总共有 9 条，描述更加详细，包括"早餐""盐""水""安全"等关键词。

亚洲

中国
1. 食物多样，谷类为主。
2. 吃动平衡，健康体重。
3. 多吃蔬果、奶类、大豆。
4. 适量吃鱼、禽、蛋、瘦肉。
5. 少盐少油，控糖限酒。
6. 杜绝浪费，兴新食尚。

韩国
1. 食用多种多样的食物。
2. 不要不吃早餐。
3. 避免暴饮暴食，增加体育锻炼。
4. 选择低盐、低糖、低脂肪的食物。
5. 喝白开水，不要喝含糖饮料。
6. 避免酒精饮料。
7. 安全准备食物并提前计划。
8. 享受当地食物。
9. 经常和家人一起吃饭。

日本
1. 享受食物。
2. 保持规律的进餐时间来建立健康的节奏。
3. 饮食要均衡，主食、主菜和配菜都要吃。
4. 吃足够的谷物，如大米。
5. 多吃蔬菜、水果、奶制品、豆类和鱼类。
6. 避免摄入过多的盐和脂肪。
7. 保持健康体重，通过锻炼来平衡所摄入的能量。
8. 利用饮食文化和当地食物，融入新的菜肴。
9. 通过适当的烹饪和储存方法减少剩菜和废物。
10. 记录每天的食物摄入量来管理饮食。

欧洲

英国
1. 每天至少吃5份不同种类的水果和蔬菜。
2. 基本餐以土豆、面包、米饭或其他含淀粉的碳水化合物为主；尽可能选择全谷物。
3. 食用一些奶制品或奶制品替代品（如大豆饮料），选择低脂肪和低糖的。
4. 吃一些豆类、鱼、蛋、肉和其他蛋白质（包括每周两份鱼，其中一份应是油性鱼）。
5. 选择不饱和油，少量食用。
6. 每天喝6~8杯液体。

德国
1. 享受各种各样的食物。
2. 吃大量的食物，最好是全谷物和土豆。
3. 蔬菜和水果——每天吃五种。
4. 每天吃奶和奶制品；每周一两次鱼；肉类、鸡蛋等适量食用。
5. 吃含少量的脂肪的食物。偶尔适量食用糖和盐。
6. 多喝水，每天至少1.5升。
7. 饭菜不要煮得太熟。
8. 留出足够的时间吃饭，享受用餐。
9. 注意健康体重，保持运动。

意大利
1. 控制体重，经常运动。
2. 多吃水果和蔬菜，全谷物和豆类，每天多喝水。
3. 脂肪：选择并限制数量。
4. 糖：糖果和加糖饮料，少是好的。
5. 盐：越少越好（但要加碘）。
6. 酒精饮料：尽可能少。
7. 遵循针对目标群体的特别建议。
8. 注意节食和滥用膳食补充剂。
9. 食品安全也取决于你，选择可持续饮食。

北美洲

美国
1. 终身遵循健康的饮食模式。
2. 重视多样化、营养密度和量。
3. 限制添加糖、饱和脂肪酸的供能，减少钠的摄入。
4. 转向选择更健康的食物和饮料。
5. 全民支持健康饮食模式。

巴拿马
1. 每天吃各种各样的食物。
2. 使用天然调味品，如大蒜、洋葱等。
3. 减少钠和超加工的加工产品的摄入量。
4. 使用少量的油，避免油炸食品。
5. 避免苏打水、含糖饮料等，选择不加糖的天然饮料。
6. 每天多摄入不同颜色的新鲜水果和蔬菜。
7. 每天都要喝水并享受它。
8. 每天进行最少30分钟的体育活动。

加拿大
健康的饮食不仅仅是你吃的食物。它还与你在哪里，何时，为什么以及如何吃饭有关。
1. 注意饮食习惯。
2. 经常做饭。
3. 享受食物。
4. 和别人一起吃饭。
养成每天吃各种健康食品的习惯。
多吃蔬菜水果、全谷物和蛋白质食品。更多地选择植物性蛋白质食品。少吃高度加工食品。让水成为你的饮料，使用食物标签。要知道，食品营销会影响选择。

南美洲

阿根廷
1. 吃所有种类的食物，每天至少30分钟的锻炼。
2. 每天喝8杯水。
3. 每天食用5份不同颜色和类型的水果和蔬菜。
4. 减少盐的使用。
5. 限制含糖饮料和高脂肪、高糖、高盐食品的摄入。
6. 每天喝乳制品，最好是低脂。食用肉类时，去除可见脂肪。
7. 吃豆类，谷类（最好是全麦）；土豆；红薯等。
8. 食用原料油作为调味品，干果或种子。
9. 饮酒必须负责。

秘鲁
1. 选择并享受当地可获得的各种天然食物。
2. 减少含有加工食品以保护健康。
3. 每天吃水果和蔬菜，每天吃一种动物性食物。
4. 选择豆类，美味健康，而且烹饪方式多样。
5. 减少添加糖和盐以保持健康。
6. 适量食用大米、面食和面包，以保持体重。
7. 减少饮食中盐的使用以避免高血压。
8. 每天喝6~8杯水。
9. 保持身体和思维活跃，每天至少锻炼30分钟。
10. 选择家里做饭，和他人一起享用。

哥伦比亚
1. 食用天然和多样化的食物。
2. 为了肌肉骨骼健康，每天吃鸡蛋、牛奶及制品。
3. 每餐都要吃完整的水果和新鲜蔬菜。
4. 每周至少吃两次豆类。为了预防贫血，学童、青少年和年轻妇女应该食用内脏。
5. 为了保持健康体重，减少包装产品、快餐、软饮料的消费。饮用大量干净、安全的水。
6. 为维持正常血压，减少高盐和高钠食品的摄入。
7. 保持心脏健康：多吃坚果、花生等；少用植物油和人造黄油；避免食用猪油等动物脂肪。
8. 每天至少做30分钟的体育活动。

非洲

尼日利亚
1. 总的食物摄入量应该考虑到一个人的身体活动水平。
2. 从事体力劳动的人比从事久坐工作的人需要消耗更多的食物。
3. 限制从动物性食物中摄取脂肪。
4. 饮食应尽量包含不同种类的食物，例如谷类、水果和蔬菜类、鱼、瘦肉等。
5. 限制盐、肉汤和糖的摄入量。
6. 鼓励随食用应季水果。

肯尼亚
1. 每天吃不同类的食物，包括完整的或未加工的淀粉类食物。
2. 每天多吃各种颜色的蔬菜和水果。
3. 经常吃豆类、坚果和可食用种子（每周至少四次）。
4. 每周至少吃两次瘦肉、鱼和海鲜、家禽、鸡蛋等。
5. 每天喝新鲜牛奶、发酵牛奶或酸奶。
6. 适量食用固体脂肪的摄入。
7. 如果用糖，要少用。
8. 使用加碘盐，但要少用。
9. 多喝安全的水。

南非
1. 享受各种各样的食物，积极锻炼。
2. 多吃含淀粉的食物。
3. 每天吃大量的蔬菜和水果。
4. 经常吃干豆、扁豆、黄豆。
5. 每天喝牛奶和乳制品。
6. 鱼、鸡、瘦肉或鸡蛋可以每天吃。
7. 饮用大量干净、安全的水。
8. 少用油脂。选择植物油而不是固体脂肪。
9. 少吃糖，少喝高糖的食物和饮料。
10. 少吃盐和高盐食物。

大洋洲

斐济
1. 在每餐中包括三组食物中的各种食物，当地的。
2. 选择和准备少盐、少糖、少脂肪的食物和饮料。
3. 积极运动以保持健康体重。
4. 多吃当地的水果和蔬菜。
5. 吃健康的零食。
6. 前6个月完全母乳喂养。
7. 给孩子健康的膳食和零食。
8. 戒烟，饮酒要负责。
9. 喝干净安全的水。
10. 自己种植食物。

澳大利亚
1. 为了达到和保持健康体重，要积极锻炼，合理饮食满足能量需求。
2. 每天从食物组中选择各种各样的营养食物。
3. 限制摄入含有饱和脂肪、添加盐、糖和酒精的食物。
4. 鼓励、支持和推广母乳喂养。
5. 注意食物，安全准备并储存。

新西兰
1. 通过良好饮食和日常体育活动来保持健康体重。
2. 吃得健康，每天从四大类中选择各种各样的营养食物（蔬菜水果类、谷物类、奶及奶制品、肉鱼蛋类）。
3. 准备食物或预先准备好的食物、饮料和零食，尽量少添加脂肪，特别是饱和脂肪和/或盐；如果使用盐，选择碘盐；限制高糖食物的摄入量。
4. 每天喝大量的液体，尤其是水。
5. 如果喝酒，限制饮酒。
6. 购买、准备、烹调和储存食物以确保食物安全。

图 2-1　各大洲代表性国家的膳食指南指导准则

二、世界各国膳食指南核心指导准则的发展趋势分析

（一）膳食指南关键词频率分布

95个国家（地区）膳食指南的指导准则中,频率最高的关键词如下:蔬菜/水果、盐/钠、脂肪、添加糖、运动、水、奶及其制品、谷物、鱼、多样性、体重/肥胖、油、豆类、酒精、安全/干净、饮料和鸡蛋等(图2-2)。大多数国家强调要摄入更多的蔬菜和水果,鼓励食物多样化,限制盐、糖、油和酒精的摄入,建议保持健康体重,并确保摄入足够量的水。

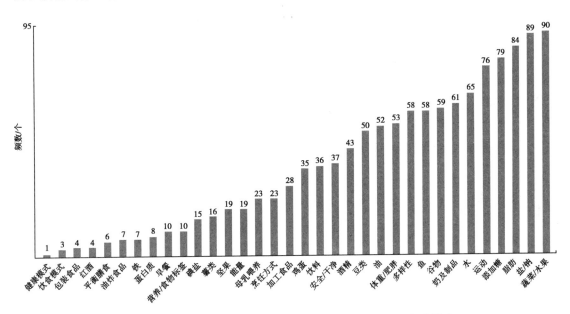

图2-2　不同国家（地区）膳食指南指导准则中关键词出现频率排序

（二）2015年以前膳食指南关键词频率分布

对64个2015年以前发布的膳食指南的指导准则进行检索,出现频率最高的关键词如下:蔬菜/水果、盐/钠、脂肪、运动、添加糖、水、多样性、奶及制品、鱼、谷物、体重/肥胖、油、酒精、豆类、安全/干净、饮料和鸡蛋等(图2-3)。

（三）2015年及以后膳食指南关键词频率分布

对31个2015年及以后发布的膳食指南指导准则进行检索,频率最高的关键词如下:盐/钠、添加糖、蔬菜/水果、脂肪、运动、谷物、豆类、奶及制品、水、鱼、油、多样性、体重/肥胖、饮料等(图2-4)。

和2015年以前发布的膳食指南相比,蔬菜水果仍是极其推荐的食物种类,油、盐、糖等食物仍被限制摄入,还建议维持健康体重并补充水分。不同的是,2015年前发布的膳食指南中关键词出现频次的排位(图2-3),关于"添加糖"的限制推荐位居第五位,而2015年及以后发布的膳食指南中(图2-4),其上升到了并列第一位,和"盐/钠"一起成为近五年公布指南最受关注的关键词,提示各国关于限制糖和盐摄入的态度。总体来说,关键词频率分布的一致性较高,膳食指南通过指导准则传达的健康理念大致相同。

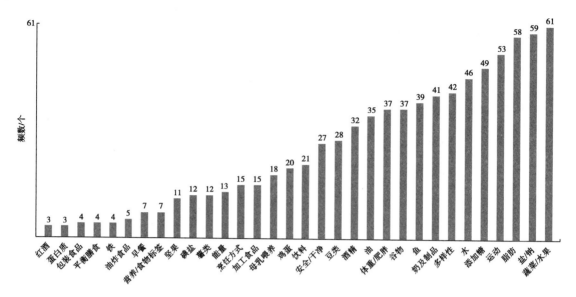

图 2-3 2015 年以前发布的膳食指南指导准则关键词出现频率排序（61 个指导准则）

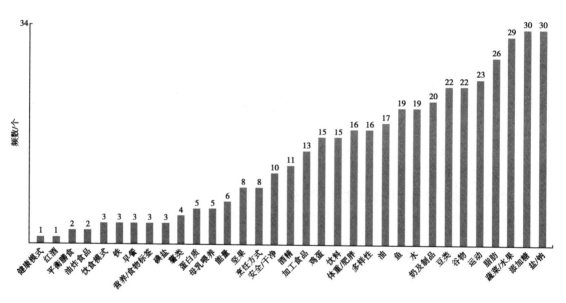

图 2-4 2015 年及以后发布的膳食指南指导准则中关键词出现的频率排序（34 个指导准则）

第三节 食物/食物组的推荐量比较

食物的推荐摄入量是膳食指南中一个重要的定量部分,但不同国家对关键食物的推荐摄入量也存在不同,本节内容总结了几个代表性国家不同食物/食物组的推荐(表 2-3)以及几种关键食物的推荐摄入量,包括全谷物(表 2-4)、谷薯类(表 2-5)、蔬菜和水果(表 2-6)、坚果(表 2-7)、畜禽肉(表 2-8)、鸡蛋(表 2-9)、鱼类/水产品(表 2-10)以及乳制品(表 2-11)。

一、代表性国家各类食物比较

除中国外,还挑选了各大洲具有代表性的国家,如日本、美国、英国、澳大利亚等,按照不同食物或食物组将各个国家膳食指南的推荐摄入量进行展示。这样,不仅可以得知各个国家不同食物的推荐摄入量及其所占份额,也可横向对比不同国家的食物推荐,能更为直观地看出推荐差距。从表 2-3 可知,有的国家推荐摄入谷薯类等主食(包括全谷物),如中国、美国、土耳其等,而印度、英国等国家未给出谷薯类等主食的推荐摄入量。同样,对于其他食物而言,不同国家膳食指南给出的具体摄入建议也有所不同。

二、膳食指南各类食物的推荐摄入量

(一) 谷物类

1. 全谷物的推荐摄入量

不同国家对全谷物的推荐存在差异。中国建议每天摄入全谷物和杂豆类 50~150g。美国鼓励摄入全谷物,限制精制谷物及其加工制品摄入,并推荐 2 000kcal 能量水平的人群每日摄入 6 盎司当量的谷物,其中至少一半是全谷物。阿曼建议每天摄入的谷类食物中至少有三分之一来自全谷物面包和含有全谷物的食物,2 000kcal 能量水平的人群建议每天摄入 2~3 份全谷物。澳大利亚建议成年人每天食用 4~6 份谷物(谷类)食品,主要是全谷物和 / 或富含谷物纤维品种,儿童和青少年的推荐量则取决于其年龄和性别。此外,瑞典根据性别分别给出具体建议,推荐女性每日摄入 70g,男性每日摄入 90g(表 2-4)。

有的国家虽然在膳食指南中提到了全谷物,但没有给出具体推荐值。伯利兹建议每餐都要食用富含全谷物的产品;加拿大也指出全谷物应该经常食用;南非和英国的膳食指南对全谷物进行了详细的描述;塞拉利昂在谷物这一食物组中强调了全谷物的重要性;克罗地亚和爱沙尼亚建议多吃全谷物食品;西班牙和德国也建议吃大量谷物,尤其是全谷物。但这些国家都未给出具体的推荐摄入量(表 2-4)。

2. 谷薯类的推荐摄入量

全球绝大多数国家把谷薯类作为主食,并推荐每日足量摄入(表 2-5)。其中一些国家如格鲁吉亚、马耳他等对谷物和薯类分别推荐,格鲁吉亚推荐每日摄入 500~600g 谷物和 200~300g 薯类,马耳他建议一日三餐都要摄入谷物(每日 3 份),而薯类每周摄入不超过 240g。

(二) 主要蔬果和其他

1. 蔬菜与水果的推荐摄入量

肯尼亚、巴拿马、墨西哥和牙买加等提倡大量食用蔬菜和水果,但没有给出具体建议。大多数国家建议每天食用蔬菜和水果超过 300g(表 2-6)。例如中国建议每天食用蔬菜 300~500g,深色蔬菜至少占一半,新鲜水果 200~350g;英国提倡每天食用不少于 5 份各种水果和蔬菜(1 份约 80g);印度建议每人每天至少食用 300g 蔬菜(绿叶蔬菜 50g;其他蔬菜 200g;根、块茎蔬菜 50g),以及经常食用新鲜水果(100g)。此外,膳食指南还建议摄入颜色多种多样的蔬菜水果,如美国建议食用多种蔬菜,包括深绿色、红色和橙色等颜色;斐济建议每天吃新鲜的本地产的水果和蔬菜,多吃绿叶蔬菜,多吃橙色和黄色的水果;土耳其建议吃各种颜色和种类的蔬菜,包括深黄色、深绿色等。

2. 坚果的推荐摄入量

关于坚果,全球只有一部分国家制定了推荐摄入量(表 2-7)。中国将坚果和大豆一起推荐,

表2-3　代表性国家不同食物/食物组推荐

食物种类	国家								
	中国	日本	印度	美国	英国	澳大利亚	南非	土耳其	瑞典
谷薯类主食	250~400g	5~7份(200~280g碳水化合物)	—	6盎司当量(约170g)[a]	—	4~6份[c]	—	—	—
全谷物	50~150g(包括杂豆)	—	—	≥48g	—	—	—	—	女性:70g/d 男性:90g/d
蔬菜	300~500g	5~6份(350~420g)	>300g	2½杯当量(约592mL)[b]	>400g	≥375g	>400g	≥5份(约600g)	500g
水果	200~350g	2份(200g)	100g	2杯当量(约473mL)[b]	—	≥300g	—	300g	—
畜禽肉	40~75g	3~5份(18~30g蛋白质)	—	26盎司(740g)[a]/周	<70g	1~3份[d]	<90g	100g(包括鱼)	500g/周
蛋类	40~50g	—	3个/周	—	—	—	3~4个/周	男性:10g 女性:25g	—
水产品	40~75g	—	100~200g/周	8~10盎司(226~283g)[a]/周	280g/周	—	160~270g/周	2次/周	2~3次/周
大豆及坚果	25~35g	—	—	5盎司(约142g)[a]/周	—	—	—	20g	几汤匙
奶及制品	300g	2份(200mL)	>250mL	3杯当量(约710mL)[b]	—	2½份[e]	400~500mL	>500g	—

注:[a]1盎司当量(28.3g):½杯的熟米饭、面食或大米;1盎司面粉或麦片谷物;1个中等大小切片面包(1盎司);1盎司的即食麦片(约1杯薄片谷物);1盎司的瘦肉、家禽或海产品;一个鸡蛋;½盎司坚果或种子。
[b]1杯当量(236.6mL):1杯生的或煮熟的蔬菜或水果,1杯蔬菜汁或果汁,2杯绿叶蔬菜沙拉,½杯干果或果蔬,1杯牛奶,酸奶或强化豆奶,1½盎司天然奶酪或2盎司加工奶酪。
[c]1份:1片面包或半块中等大小的卷面包或扁面包(40g);半杯煮熟的米饭,意大利面,面条,大麦等(75~120g)。
[d]1份:65g熟的红肉(如牛肉,猪肉)或半杯精瘦肉末;两小块排骨;2片烤肉(生肉约90~100g)。
[e]1份:1杯(250mL)鲜奶;半杯(120mL)无糖牛奶;3/4杯(200g)酸奶。

表2-4　各国膳食指南关于全谷物的推荐摄入量

国家	膳食指南描述	推荐摄入量
中国	全谷物和杂豆类	50~150g/d
爱尔兰	全麦和全谷物是最好的	3~5份/d
拉脱维亚	每天吃6份（大约800g）谷物、谷类食品（最好是全谷物）和土豆	最好是全谷物
瑞士	每天食用3份谷物、土豆和豆类，最好是全谷物	最好是全谷物
美国	谷物，至少有一半是全谷物（2 000kcal能量水平）	≥3盎司当量/d[a]
瑞典	改吃全麦食品——当您吃意大利面、面包、谷物和大米时，选择全谷物	女性：70g/d 男性：90g/d
斯洛文尼亚	每天吃几次面包、意大利面、米饭或土豆，最好是全谷物食品	最好是全谷物
奥地利	每天吃4份谷物、面包、意大利面、米饭或土豆（运动员和儿童吃5份），最好是全谷物食品	最好是全谷物
冰岛	全谷物制品，每天至少两次	每天至少两次
荷兰	每天至少吃90g黑面包、全麦面包或其他全谷物食品	至少90g/d
新西兰	每天至少吃6份，最好是全谷物	最好是全谷物
土耳其	每天可以食用6片中等大小切片的全谷物产品（1片=50g）	6片中等大小切片面包
阿曼	建议每天吃2~3份全谷物（2 000kcal能量水平）	2~3全谷物
澳大利亚	成年人每天吃4~6份谷类食物，主要是全谷类和/或高谷类纤维的品种	主要是全谷物
黎巴嫩	谷类食品（每天至少6份，其中至少一半是全谷物）	每日至少3份

注：[a]一盎司当量全谷物相当于16g全谷物。

表2-5　各国膳食指南关于谷薯类的推荐摄入量

国家	膳食指南描述	推荐摄入量
中国	谷薯类	250~400g/d
爱尔兰	全麦谷物和面包、薯类、意大利面和米饭	3~5份/d[a]
拉脱维亚	每天吃6份（约800g）谷物、谷类食品（最好是全谷物）和薯类	800g/d
瑞士	每天食用3份谷物、薯类和豆类，谷物最好是全谷物	3份/d
阿尔巴尼亚	谷物和豆类，其他谷物和薯类（在每顿主餐中）	3份/d[b]
保加利亚	每天食用面包、其他谷物和/或薯类300~500g（数量取决于性别和身体活动水平）	300~500g/d
格鲁吉亚	谷物：面包、面包卷、意大利面、米饭 薯类：一标准份——半盘薯类（100g），每日2~3份	500~600g/d 200~300g/d
马耳他	谷类：包括面包、面食、大米、粗麦粉和其他谷类食品以及日常饮食中的谷类食品，最好选择全谷物/全麦食品 薯类：1份=80g薯类，带皮的最好（3份或更少）	每餐1份（每日3份）[c] 最多240g/周
新西兰	面包和谷类：每天至少吃6份，最好是全谷物	至少6份/d[d]
澳大利亚	成年人每天吃4~6份谷类食物，大部分是全谷类和/或高谷类纤维的品种	4~6份/d[e]

续表

国家	膳食指南描述	推荐摄入量
圣文森特和格林纳丁斯	主食	7~12 份 /d^f
牙买加	主食	14 份 /d^g
美国	谷类 (1 盎司 =28.3g)	6 盎司 /d

注:^a 1 份:2 个中等大小或 4 个小土豆或 1 杯山药。
　　^b 1 份:180~300g 土豆。
　　^c 1 份:1 片中等大小的面包;40g 早餐麦片;80~100g 生的谷物、意大利面和大米。
　　^d 1 份:1 片中等大小的面包/1 杯木薯或木薯粉 (150g)。
　　^e 1 份:1 片面包或半块中等大小的卷面包或扁面包 (40g);半杯煮熟的米饭、意大利面、面条、大麦、荞麦粉、粗麦粉、玉米粥、碎小麦或藜麦 (75~120g)。
　　^f 1 份:4 盎司或半杯煮熟的山药、土豆、芋头;半杯熟面粉、玉米粉;1 片面包、6 块饼干。
　　^g 1 份:1 片面包;2 盎司木薯。

表 2-6　各国膳食指南关于蔬菜和水果的推荐摄入量

国家	膳食指南描述	推荐摄入量
中国	食用蔬菜 300~500g/d (深色蔬菜 150~250g) 每天吃新鲜水果 200~350g	蔬菜:300~500g/d 水果:200~350g/d
斐济	多吃新鲜、本地种植的绿色蔬菜和水果,每天 5 份或更多	至少 5 份 /d
新西兰	每天至少吃 3 份蔬菜和 2 份水果 ^a	蔬菜≥150g/d 水果≥270g/d
南非	每天吃大量的蔬菜和水果	>400g/d
伯利兹	水果:每 1 份含有 40kcal (3 份) 蔬菜:每 1 份含有 36kcal (2 份)	水果:3 份 /d 蔬菜:2 份 /d
圣文森特和格林纳丁斯	每天多吃水果和蔬菜	水果:5~11 份 /d^b 蔬菜:2~5 份 /d^c
阿尔巴尼亚	每天多吃不同种类的蔬菜和水果 (至少 400g),最好是新鲜的、本地生产的	>400g/d
比利时	每天至少吃 400g 水果和蔬菜,确保两者的平均分配	≥400g/d
保加利亚	每天吃各种蔬菜和水果超过 400g,最好是生的	>400g/d
芬兰	经常吃蔬菜、水果和浆果 (每天至少 500g,不包括土豆)	≥500g/d
格鲁吉亚	摄入各种水果和蔬菜 (每天最少 400g),最好是新鲜的本地蔬果	≥400g/d
拉脱维亚	每天吃 5 份 (约 400g) 蔬菜、水果和浆果,尽量选择当地的新鲜产品	400g/d
马耳他	每天至少吃 3 份 (240g) 蔬菜和 2 份 (160g) 水果	蔬菜≥240g/d 水果≥160g/d
荷兰	每天至少吃 200g 蔬菜和 200g 水果	蔬菜≥200g/d 水果≥200g/d
俄罗斯	每天吃几次各种各样的水果和蔬菜,最好是新鲜的和本地生产的 (至少 400g)	≥400g/d

续表

国家	膳食指南描述	推荐摄入量
瑞士	每天 5 份不同颜色的食物,至少 3 份蔬菜和 2 份水果,1 份 = 120g,1 份水果或蔬菜可以被 200mL 的无糖水果汁或蔬菜汁代替	720g
北马其顿共和国	每天吃 400g 以上的各种水果和蔬菜,生吃一部分	>400g/d
英国	每天至少吃 5 份不同种类的水果和蔬菜(1 份 80g)	≥400g/d
孟加拉国	每天吃两种时令水果,一种为柑橘类,另一种维生素 A 含量丰富;每天至少吃 100g 绿叶蔬菜和 200g 非绿叶蔬菜	≥300g/d
瑞典	每天至少摄入 500g 蔬菜和水果	≥500g/d
印度	每人每天至少应进食 300g 蔬菜(绿叶蔬菜 50 克;其他蔬菜 200g;根、块茎类蔬菜 50g);此外,应经常食用新鲜水果(100g)	蔬菜:≥300g/d 水果:100g/d
阿曼	每天吃 3~5 份 [d] 蔬菜(3 杯生的,1.5 杯熟的),每天吃 2~4 份水果	蔬菜:3~5 份 /d 水果:2~4 份 /d
卡塔尔	每天吃 3~5 份 [e] 不同种类的蔬菜,每天食用 2~4 种不同的水果	蔬菜:3~5 份 /d 水果:2~4 份 /d
黎巴嫩	蔬菜(每天 2~3 份) 水果(每天 2 份)	蔬菜:2~3 份 /d 水果:2 份 /d
澳大利亚	成年人每天至少食用 5 份蔬菜(1 份 75g)和 2 份水果(1 份 150g)	蔬菜:≥5 份 /d 水果:≥2 份 /d
美国	每天吃 2½ 杯当量蔬菜和 2 杯当量水果	蔬菜:2½ 杯当量 /d 水果:2 杯当量 /d

注:[a] 份:半杯煮熟的蔬菜(50~80g);半杯沙拉(60g);半杯新鲜水果沙拉(135g)。

[b] 1 份(40kcal):一根熟的小香蕉、芒果;一个中等大小的橙子、苹果、番石榴、李子;一片菠萝、西瓜;半个中等大小的西柚。

[c] 1 份(36kcal):半杯熟的或者 4 盎司生的蔬菜。

[d] 1 份(杯)水果或蔬菜:1 杯生的蔬菜或水果;半杯切碎的、煮熟的或罐装的水果或蔬菜;¾ 杯水果或蔬菜汁。

[e] 1 份(杯):1 杯绿叶蔬菜;半杯烹饪蔬菜;半杯新鲜、冷冻和罐装蔬菜;半杯切好的新鲜水果或 100% 的果汁;1 个中等大小的新鲜水果;¼ 杯干果。

表 2-7　各国膳食指南关于坚果的推荐摄入量

国家	膳食指南描述	推荐摄入量
中国	大豆及坚果类	25~35g/d
荷兰	每天至少吃 15g 无盐坚果	至少 15g/d
美国	坚果、种子、大豆制品(1 盎司 =28.3g)	5 盎司 / 周
新西兰	瘦肉、鸡肉、海鲜、鸡蛋、豆类、坚果和种子,每天至少 1 份	至少 1 份 /d[a]
澳大利亚	建议成年人每天进食 1~3 份瘦肉及家禽、鱼类、蛋类、豆腐、坚果、种子及豆类	1~3 份 /d[b]
土耳其	油性种子、坚果	男性:19~65 岁为 20g/d >65 岁为 15g/d 女性:19~50 岁为 20g/d >50 岁为 10g/d

续表

国家	膳食指南描述	推荐摄入量
马耳他	每周摄入坚果 80~90g	80~90g/ 周
保加利亚	每天食用 30~50g 坚果	30~50g/d
卡塔尔	享受适量的无盐坚果和种子	1/4 杯
黎巴嫩	瘦肉、鸡蛋、豆类和无盐坚果、种子	5~6.5 份 /d[c]
斯里兰卡	坚果和油籽(2~4 份),1 份等于 1 汤匙(15g)	30~60g/d

注:[a]1 份:1/3 杯坚果或种子(50g)。

　　[b]1 份:30g 坚果 / 种子或坚果 / 种子糊,不加盐(只是偶尔作为其他食物的替代品)。

　　[c]1 份:15g 无盐坚果或种子。

建议成年人每天摄入 25~35g。斯里兰卡、卡塔尔、土耳其等国家将坚果和种子一起推荐,其中土耳其根据不同性别、年龄给出不同推荐值。荷兰强调每天摄入无盐坚果 15g,保加利亚建议每天摄入 30~50g 坚果,马耳他建议每周摄入 80~90g 坚果。其余国家根据坚果所在的食物组给出推荐值,还有一些国家在膳食指南中提到了坚果,但未给出推荐摄入量。

(三)动物性食物

1. 畜禽肉类推荐摄入量　对于畜禽肉,除了中国、瑞典、保加利亚、马耳他、英国、南非等国家之外,全球大多数国家把它们和其他食物归为一组,从而对整个食物组给出推荐摄入量(表 2-8)。有具体推荐摄入量的国家中,中国建议成年人每天摄入 40~75g 畜禽肉;英国建议将红肉或加工肉的每天摄入量降到 70g 以下;南非建议每天摄入肉类不超过 90g;瑞典建议每周摄入肉类不超过 500g,还额外提到 500g 中的一小部分可以是加工肉类;保加利亚建议每周最多食用 3 次肉类(每次 100g);马耳他根据红肉和白肉分别推荐,建议红肉少吃,每周少于 2 份180g,建议白肉选择瘦肉,每周 2 份200g;澳大利亚建议成年人每周摄入瘦肉不超过 455g。

表 2-8　各国膳食指南关于畜禽肉的推荐摄入量

国家	膳食指南描述	推荐摄入量
中国	成年人每天摄入畜禽肉 40~75g	40~75g/d
阿曼	鱼、家禽、鸡蛋或瘦肉	男性:100g/d 女性:80g/d
柬埔寨	每天至少吃 2~3 次富含蛋白质的食物,如鱼、肉、蛋或豆类	—
黎巴嫩	瘦肉、鸡蛋、豆类和无盐坚果、种子	5~6.5 份 /d[a]
孟加拉国	每天吃 1~4 块中等大小的鱼、肉、家禽和 1/3~1/2 杯豆类	每天 1~4 块中等大小
斯里兰卡	鱼、豆类、肉和蛋	3~4 份 /d[b]
爱尔兰	肉、家禽、鱼、蛋、豆类和坚果(每周最多吃 2 次油性鱼)	2 份 /d[c]
瑞典	每周摄入来自牛、猪、羊羔、驯鹿和野味的肉不超过 500g(相当于 600~750g 生肉),500g 中的一小部分可以是加工过的肉类	≤500g/ 周
阿尔巴尼亚	每天交替服用 1 份肉或鱼、1 个鸡蛋或 1 份奶酪	1 份 /d[d]
保加利亚	食用无皮禽肉(鸡肉、火鸡肉等)和瘦红肉(小牛肉、牛肉、猪肉、羊肉),每周最多食用 3 次(每次 100g)	≤300g/ 周
格鲁吉亚	红肉、家禽、鱼、蛋、豆类	1~3 份 /d[e]

续表

国家	膳食指南描述	推荐摄入量
马耳他	红肉：少吃，每周少于 2 份（1 份 =90g 生肉）； 白肉：选择瘦肉，每周 2 份（1 份 =100g 生肉）	红肉：少于 180g/ 周 白肉：200g/ 周
土耳其	肉、鸡肉、鱼	100g/d
英国	如果每天食用超过 90 克的红肉或加工肉类，尽量减少到 70 克以下	≤70g/d
肯尼亚	每周至少吃 2 次瘦肉、鱼、海鲜、家禽、昆虫或鸡蛋	至少 2 次 / 周
南非	瘦肉可以每天食用，但应限制在每天 90 克以内	≤90g/d
新西兰	瘦肉、鸡肉、海鲜、鸡蛋、豆类、坚果和种子，每天至少 1 份	至少 1 份 /d[f]
澳大利亚	建议澳大利亚成年人每周最多摄入 455g 瘦肉（每天 1 份 65g）	≤455g/ 周
美国	肉类、家禽、蛋类（1 盎司 =28.3g）	男性：19~30 岁为 31~34 盎司 / 周 31~50 岁为 29~34 盎司 / 周 ≥51 岁为 26~34 盎司 / 周 女性：19~30 岁为 24~31 盎司 / 周 ≥31 岁为 24~29 盎司 / 周
圣文森特和格林纳丁斯	肉类每天 4~7 份	4~7 份 /d[g]

注：[a]1 份：30g 熟的瘦红肉（牛肉、小牛肉、羊肉或猪肉）或白肉（家禽或鱼）。
　　[b]1 份：30g 煮熟的家禽 / 肉类。
　　[c]1 份：50~75g 煮熟的瘦牛肉、羊肉、猪肉、肉末或家禽（半手手掌大小）。
　　[d]1 份：100~120g 肉。
　　[e]1 份：80g 煮熟的瘦肉或禽肉。
　　[f]1 份：2 片熟肉（100g）（如烤羊肉、鸡肉、牛肉或猪肉）；1 中份牛排（100~120g）；2 个小鸡腿或 1 个大鸡腿。
　　[g]1 份：2 盎司熟瘦肉 /3 盎司熟鸡肉。

2. 鸡蛋推荐摄入量　全球只有中国、匈牙利、南非、保加利亚、马耳他、土耳其、泰国、孟加拉国、印度以及奥地利对鸡蛋的摄入量单独进行推荐（表 2-9），其中大多数国家推荐每周摄入 3 个左右鸡蛋，保加利亚推荐健康人群每天摄入 1 个鸡蛋。此外，只有中国和土耳其的鸡蛋推荐摄入量单位为克，中国的推荐摄入量为每天 40~50g，而土耳其对不同年龄、性别人群分别给出不同推荐摄入量。另外一些国家或地区的膳食指南将鸡蛋和其他食物放在一起进行推荐，未给出具体的鸡蛋推荐摄入量。

表 2-9　各国膳食指南关于鸡蛋的推荐摄入量

国家	膳食指南描述	推荐摄入量
中国	蛋类	40~50g/d
阿曼	鱼、家禽、鸡蛋或瘦肉	男性：100g/d 女性：80g/d
泰国	成年人每周应该吃 2~3 个鸡蛋	2~3 个 / 周
柬埔寨	每天至少吃 2~3 次富含蛋白质的食物，如鱼、肉、蛋或豆类	—
黎巴嫩	瘦肉、鸡蛋、豆类和无盐坚果、种子	5~6.5 份 /d[a]

续表

国家	膳食指南描述	推荐摄入量
孟加拉国	成年人每周可以吃 2~3 个鸡蛋	2~3 个 / 周
斯里兰卡	鱼、豆类、肉和蛋	3~4 份 /d[b]
印度	鸡蛋有几种重要的营养成分,但胆固醇含量很高,建议每周食用 3 个鸡蛋	3 个 / 周
爱尔兰	肉、家禽、鱼、蛋、豆类和坚果	2 份 /d
保加利亚	血液胆固醇没有升高的人可以每天吃 1 个鸡蛋	1 个 /d
格鲁吉亚	肉、家禽、鱼、蛋、豆类	1~3 份 /d[c]
马耳他	鸡蛋	2~4 个 / 周
奥地利	每周最多吃 3 个鸡蛋	≤3 个 / 周
匈牙利	每周吃 3~4 个鸡蛋	3~4 个 / 周
土耳其	鸡蛋,心脏病患者可以每周吃 1~2 次鸡蛋	成年男性:10g/d 成年女性:19~50 岁为 25g/d 　　　　　≥51 岁为 10g/d 心脏病患者:1~2 个 / 周
南非	每周吃 3~4 个鸡蛋	3~4 个 / 周
新西兰	瘦肉、鸡肉、海鲜、鸡蛋、豆类、坚果和种子	每天至少 1 份
澳大利亚	瘦肉、家禽、鱼、蛋、豆腐、坚果和种子、豆类	男性:19~50 岁为 3 份 /d 　　　≥51 岁为 2½ 份 /d 女性:19~50 岁为 2½ 份 /d 　　　≥51 岁为 2 份 /d
美国	肉类、家禽、鸡蛋	男性:19~30 岁为 31~34 盎司 / 周 　　　31~50 岁为 29~34 盎司 / 周 　　　≥51 岁为 26~34 盎司 / 周 女性:19~30 岁为 24~31 盎司 / 周 　　　≥31 岁为 24~29 盎司 / 周[d]

注:[a]1 份:1 个全鸡蛋或 1.5 个蛋白。

　　[b]1 份:1 个鸡蛋。

　　[c]1 份:1 个鸡蛋。

　　[d]1 盎司 =28.3g。

3. 鱼类推荐摄入量　不同的国家对鱼类有不同的推荐摄入量。中国、印度、卡塔尔、黎巴嫩、瑞典、保加利亚、马耳他、土耳其、英国、南非、美国、巴巴多斯等国家对鱼类给出具体摄入建议(表 2-10),其中中国建议每天摄入水产品 40~75g;印度建议每周摄入 100~200g;黎巴嫩建议每周至少摄入 180g 鱼;英国建议每周摄入 2 份(208g)鱼。此外,黎巴嫩、爱尔兰、瑞典、马耳他、土耳其、英国、南非等国家还建议摄入的鱼类中至少有油性鱼。其余国家把鱼和肉、蛋、豆等食物归为一组一起推荐,无法获得鱼类具体的推荐值。

4. 乳制品推荐摄入量　一些国家建议适量食用牛奶和奶制品(表 2-11)。新西兰提倡每天至少喝 2 份牛奶(500mL),最好是低脂牛奶。波兰建议每天喝两大杯牛奶或其他替代品,但没有明确的推荐摄入量。加拿大新版膳食指南与以往不同的是,牛奶及奶制品不再单独作为一类推荐,而是与鱼、肉、蛋、豆等一起归为蛋白质食物。相比之下,亚洲国家的牛奶和乳制品推荐摄入量低于欧洲和大洋洲国家。

表 2-10　各国膳食指南关于鱼类的推荐摄入量

国家	膳食指南描述	推荐摄入量
中国	成年人平均每天摄入水产类 40~75g	40~75g/d
阿曼	鱼、家禽、鸡蛋或瘦肉	男性：100g/d 女性：80g/d
柬埔寨	每天吃 2~3 次富含蛋白质的食物，如鱼、肉、蛋或豆类	—
印度	多吃鱼（每周 100~200g）	100~200g/ 周
卡塔尔	每周吃 2 次鱼	2 次 / 周
黎巴嫩	每周至少吃 2 份（至少 1 份是富含脂肪的鱼）	2 份 / 周 [a]
孟加拉国	每天吃 1~4 块中等大小的鱼、肉、家禽和 1/3~1/2 杯豆类	1~4 块 /d 中等大小
斯里兰卡	鱼、豆类、肉和蛋	3~4 份 /d [b]
爱尔兰	肉、家禽、鱼、蛋、豆类和坚果（每周最多吃 2 次油性鱼）	2 份 /d [c]
瑞典	每周吃 2~3 次鱼，其中 1 次是富含脂肪的鱼	2~3 次 / 周
阿尔巴尼亚	每天交替食用 1 份肉或鱼、1 个鸡蛋或 1 份奶酪	1 份 /d [d]
保加利亚	每周吃 1~2 次鱼（150~200g/ 份）	1~2 次 / 周
格鲁吉亚	肉、家禽、鱼、蛋、豆类	1~3 份 /d [e]
马耳他	每周吃 2 份或更多的鱼，其中 1 份可以是油性鱼	≥2 份 / 周 [f]
土耳其	为了健康营养，鱼必须每周吃 2 次	2 次 / 周
英国	每周吃 2 份鱼（208g），其中 1 份应该是油性的	280g/ 周
南非	每周吃 2~3 份鱼，最好是油性鱼（1 份为 80~90g）	2~3 份 / 周
塞拉利昂	每天至少进食下列一种食物，即鱼、家禽、肉类、奶或蛋	—
新西兰	瘦肉、鸡肉、海鲜、鸡蛋、豆类、坚果和种子，每天至少 1 份	至少 ≥1 份 /d [g]
澳大利亚	建议成年人每天进食 1~3 份瘦肉及家禽、鱼类、蛋类、豆腐、坚果、种子及豆类	1~3 份 /d [h]
美国	海产品（1 盎司 =28.3g）	8~10 盎司 / 周
巴巴多斯	每周至少吃 2 次鱼，包括鱼罐头	≥2 次 / 周
圣文森特和格林纳丁斯	肉类每天 4~7 份	4~7 份 /d [i]

注：[a]1 份：90g 鱼（相当于一副扑克牌或手掌的大小）。

　　[b]1 份：30g 煮熟的鱼。

　　[c]1 份：100g 煮熟的鱼。

　　[d]1 份：100~120g 加工鱼。

　　[e]1 份：80g 煮熟的鱼。

　　[f]1 份：115g 生鱼。

　　[g]1 份：一份中等大小的鱼片（100~120g）。

　　[h]1 份：熟鱼片 100g（生重约 115g）或 1 小罐鱼（不加盐、卤水）。

　　[i]1 份：2 盎司鲜鱼或 1 盎司咸鱼干。

表 2-11　各国膳食指南关于乳制品的推荐摄入量

国家	膳食指南描述	推荐摄入量
中国	食用不同种类的奶制品(液态奶 =300g)	300g/d
新西兰	每天至少 2 份[a],选择减脂或低脂食品	>500mL/d
南非	建议成年人每天饮用 400~500mL 低脂牛奶,可提供 480~610mg 钙	400~500mL/d
美国	成年人每天 3 杯(约 710mL)	710mL/d
圣文森特和格林纳丁斯	每天 4 份牛奶	4 盎司 /d 液体牛奶
比利时	不要饮用超过 4 杯脱脂或半脱脂牛奶或豆制品	<4 杯 /d
保加利亚	每天摄入一杯酸奶或牛奶(200mL)和 50g 奶酪	200mL/d
芬兰	每天食用脱脂 / 低脂奶制品(500~600mL)和 2~3 片低脂奶酪	500~600mL/d
格鲁吉亚	每天饮用牛奶和奶制品 2~3 份。一份乳制品含有大约 300mg 钙	600~900mg 钙
匈牙利	每天喝牛奶(0.5L),尽可能多地选择发酵乳制品(凝乳、克菲尔和酸奶)	0.5L/d
爱尔兰	选择低脂或脱脂的品种,多吃低脂牛奶和酸奶,少吃奶酪。怀孕或哺乳的妇女每天需要 3 份	3 份 /d[b]
波兰	每天至少喝两大杯牛奶,酸奶、克菲尔干酪和一些奶酪可代替牛奶	>2 大杯 /d
俄罗斯	食用低脂牛奶和高脂低盐的奶制品,如克菲尔、酸奶和奶酪	>200kg/ 年
瑞士	每天 3 份牛奶或奶制品	3 份 /d[c]
土耳其	建议成年人每天至少摄入 500g 牛奶或酸奶	>500g/d
孟加拉国	每天至少摄入 1 杯(150mL)牛奶或 1 杯(100mL)奶制品	>150mL/d
印度	每天饮用至少 250mL 煮熟或巴氏杀菌奶	>250mL/d
斯里兰卡	1~2 份牛奶 =1 杯(200mL);酸奶 / 凝乳 =1 杯(100mL);奶粉 =30g(2 汤匙)	200~400mL/d
卡塔尔	大多数人通过每天摄入 2 当量来满足钙需求[1 当量 =1 杯酸奶(低脂或脱脂)=14 汤匙浓缩酸奶 =50g 奶酪]	2 当量 /d

注:[a]1 份:1 杯(250mL)减脂或低脂牛奶;1 瓶低脂酸奶(150g);2 切片(40g)或者半杯磨碎的奶酪(例如荷兰球形干酪)。
[b]1 份:1 杯(200mL)牛奶;1 盒(125g)酸奶;1 瓶(200mL)酸奶饮料;2 拇指大小(25g)硬的或半硬的奶酪;2 拇指大小(25g)软奶酪。
[c]1 份:200mL 牛奶;150~200g 酸奶 / 新鲜奶酪(夸克奶酪)/ 白软干酪 / 其他乳制品;30g 半硬 / 硬奶酪;60g 软质奶酪。

第四节　特别关注食物

除了食物 / 食物组,膳食指南还对油、盐、糖以及水和酒等特别关注食物给出定量推荐,本节总结了不同国家的推荐摄入量。

一、油、盐、糖

(一)油推荐摄入量

不同国家油的推荐摄入量有显著差异(表 2-12)。比如由于我国食用油消费量较高,因此油的摄入量被限制在每天 25~30g。对于美国而言,2015 年美国膳食指南的一个重要改进就是取消了对膳食中每日脂肪摄入总量的限制,同时强调了选择不同种类脂肪的重要性,建议每日膳食中来源于饱和脂肪酸的能量不得超过总能量的 10%。加拿大建议每日摄入 35~45mL 不饱和脂肪,摄入的饱和脂肪少于总能量的 10%,并建议用含有不饱和脂肪的食物代替含有饱和脂肪的食物,还禁止食用氢化油来限制反式脂肪的摄入。

表 2-12 各国膳食指南关于油的推荐摄入量

国家	膳食指南描述	推荐摄入量
中国	食用油 25~30g/d	25~30g/d
孟加拉国	建议每人每天摄入 30g 可见脂肪	30g/d
印度	根据身体活动水平和生理状况,饮食中可见脂肪摄入量可达每人每天 50g。确保适当使用食用油和动物食品,并使用最少量的酥油/黄油/氢化植物油	50g/d
阿尔巴尼亚	控制脂肪摄入(不超过每日总能量的 30%),用植物油代替饱和脂肪	不超过每天能量的 30%
美国	每天从饱和脂肪中摄入的能量不要超过 10%	不超过每天总能量的 10%
瑞士	每天 2~3 汤匙(20~30g)植物油,其中至少一半应为菜籽油	20~30g/d
奥地利	每天食用 1~2 汤匙植物油、坚果或种子	1~2 汤匙/d[a]
加拿大	选择健康脂肪,最好是不饱和脂肪	少量不饱和脂肪(30~45mL/d,2~3 汤匙)

注:[a] 一份等于 7g 单不饱和或多不饱和油,例如橄榄油、菜籽油或葵花籽油。

(二)盐推荐摄入量

通过阅读全球各国膳食指南发现,许多国家的盐摄入量略高。大量研究表明,限制钠或盐的摄入有利于健康。因此,许多国家建议限制钠的摄入或减少盐的摄入。有些国家建议盐摄入量不超过 5g/d(如孟加拉国、塞浦路斯、柬埔寨、斯里兰卡等)或 6g/d(中国、俄罗斯、澳大利亚、荷兰等)。美国建议成年人每天钠摄入量不应超过 2 300mg(3 岁以下的儿童以及患高血压前期和高血压的成年人应少于 1 500mg)(表 2-13)。世界卫生组织建议,每天盐的摄入量不应超过 5g 或钠的摄入量不应超过 2 000mg。

表 2-13 各国膳食指南关于盐的推荐摄入量

国家	膳食指南描述	推荐摄入量
中国	选择低盐的清淡饮食	≤6g/d
泰国	盐摄入量超过 6g 或 1 茶匙会使人面临高血压的危险	≤6g/d
孟加拉国	限制盐的摄入量,每天少于一茶匙(<5g),只使用碘盐	<5g/d
阿尔巴尼亚	每日盐的总摄入量不要超过一茶匙(6g)	≤6g/d
日本	少吃食盐含量高的食物	男性:<8g/d 女性:<7g/d
美国	将每日钠摄入量减少到 2 300mg,患有高血压以及高血压前期的人群每日钠摄入量不要超过 1 500mg	≤2 300mg/d 特定人群≤1 500mg/d
加拿大	每日钠摄入量少于 2 300mg(14 岁及以上人群)	<2 300mg/d
巴巴多斯	每天摄入少于一茶匙的盐(2 300mg 钠)	<2 300mg/d
斯洛文尼亚	每日盐摄入不应超过一茶匙(6g)	≤6g/d
英国	成年人每天盐摄入量不应超过 6g,孩子们应该更少	≤6g/d

续表

国家	膳食指南描述	推荐摄入量
俄罗斯	少吃盐,每日食盐总量不应超过一茶匙或 6 克,应食用碘盐	≤6g/d
意大利	盐较少更好	≤6g/d
比利时	减少钠的摄入,用富碘盐代替食盐摄入	≤6g/d
荷兰	每日盐的摄入量限制在 6g 以下	<6g/d
保加利亚	建议钠摄入量低于 2 000mg,相当于每天 5g 盐(1 茶匙)	≤5g/d
塞浦路斯	限制盐的摄入量(<5g/d),不要在食物中添加额外的盐,不要把盐罐放到餐桌上	<5g/d
澳大利亚	建议成年人将每日钠摄入量限制在 2 300mg 以下,这相当于大约 6g 克或 1.5 茶匙盐	<6g/d
新加坡	减少盐摄入量,每天少于 5g	<5g/d
印度	氯化钠的摄入量不得超过 6g/d	≤6g/d
黎巴嫩	健康人群每天一匙盐(每天摄入 2 300mg 钠),高血压、2 型糖尿病、慢性肾脏疾病或 50 岁以上的人每天 2/3 匙盐(即每天 1 500mg 钠)	≤2 300mg/d 特定人群≤1 500mg/d
马来西亚	每天加碘盐的摄入量不应超过 1 茶匙或 5g	≤5g/d
斯里兰卡	每日盐的推荐摄入量为 <5g(<1 茶匙)	<5g/d
卡塔尔	每天摄入少于 2 000mg 的钠,相当于 1 茶匙盐或 5 克盐	<5g/d
芬兰	使用低盐产品(盐的摄入量应 <5g/d)	<5g/d
格鲁吉亚	每天 <5g 或 1 茶匙	<5g/d
葡萄牙	限制盐的摄入量,每天少于 5g。适量食用高盐食物,如冷肉、罐头食品、薯片和高盐零食	<5g/d
西班牙	每天的盐摄入量限制在 5g 以下	<5g/d
土耳其	避免摄入过多的盐和糖	<5g/d
肯尼亚	使用碘盐,但限制每天少于 5g 盐(大约相当于 1 茶匙)	<5g/d
南非	少吃盐和高盐食物	<5g/d
斐济	人体每天只需要 1 茶匙(5g)盐	≤5g/d
柬埔寨	减少高盐、高糖和高脂肪的食物	<5g/d

(三)糖推荐摄入量

许多国家和地区(32 个欧洲国家、20 个亚洲国家和地区、14 个北美国家、6 个南美国家、3 个非洲国家以及 3 个大洋洲国家)提出,应该减少糖的摄入量和少吃含糖食品,但除了 6 个国家和 WHO,绝大多数国家还没有明确确定糖的限制摄入量(表 2-14)。

表 2-14　各国膳食指南关于糖的推荐摄入量

国家或地区	膳食指南描述	推荐摄入量
中国	每天摄入添加糖不超过 50g,最好控制在 25g 以下	<25g/d
孟加拉国	每天添加糖的摄入不超过 25g(5 茶匙)	<25g/d
黎巴嫩	根据 2 000kcal 的饮食,每日摄入添加糖少于 50g 或占总能量摄入的 10%	<50g/d

续表

国家或地区	膳食指南描述	推荐摄入量
美国	来自添加糖的能量不超过每日摄入能量的 10%	不超过每日能量的 10%
英国	选择低脂、低糖的食物	<30g/d
泰国	每天添加糖的摄入量不超过 55g 或 4 汤匙	40~55g/d
WHO 2015	添加糖应少于每天摄入总能量的 10%，减少到总能量的 5% 以下会有额外的好处，总能量的 5%=25g 添加糖（约 6 茶匙）	<25g/d

二、水和酒

（一）水推荐摄入量

在饮水方面，大多数国家建议每天饮水不少于 1.5L（表 2-15）。然而，由于地理和气候因素，不同国家的饮水建议有很大差异。例如，希腊、以色列和其他一些国家建议消耗大量的水，但没有提供具体的数量值。匈牙利建议每天喝 6~8 杯水；爱尔兰建议每天喝 8~10 杯水；有一些热带地区国家甚至建议每天饮水超过 3L。

表 2-15　各国膳食指南关于饮水的推荐摄入量

国家	膳食指南描述	推荐摄入量
中国	水在生命活动中发挥重要作用，应当足量饮水。建议成年人每天 7~8 杯（1 500~1 700mL），提倡饮用白开水和茶水，不喝或少喝含糖饮料	1.5~1.7L/d
阿尔巴尼亚	成年人：40~50mL/(kg·d)；7~10 岁儿童：70~80mL/(kg·d)；2~6 岁儿童：90~100mL/(kg·d)	成年人：40~50mL/(kg·d)
澳大利亚	男性：2.6L；女性：2.1L（8~10 杯）	男性：2.6L/d；女性：2.1L/d
孟加拉国	每天饮用 1.5~3.5L（6~14 杯）纯净水	1.5~3.5L/d
比利时	增加水的摄入量（每日最少 1.5L）	≥1.5L/d
智利	为了保持水分，每天喝 6~8 杯水	6~8 杯/d[a]
哥斯达黎加	每天喝 6~8 杯水	6~8 杯/d
塞浦路斯	每天喝 6~8 杯水	6~8 杯/d
萨尔瓦多	每天喝 6~8 杯水	6~8 杯/d
斐济	每天喝 6~8 杯水	6~8 杯/d
德国	喝充足的水，每天至少 1.5L	≥1.5L/d
匈牙利	每天喝 6~8 杯水或矿泉水	6~8 杯/d
印度	一个正常的健康人每天需要喝大约 8 杯（2L）的水	2L/d
爱尔兰	成年人每天需要摄入 8~10 杯水	8~10 杯/d
拉脱维亚	每天喝 1.5~2L 液体，包括水	1.5~2L/d
黎巴嫩	男性每天至少喝 12 杯（最高 3.7L）；女性每天至少喝 8 杯（最高 2.7L）	男性：3.7L/d；女性：2.7L/d

续表

国家	膳食指南描述	推荐摄入量
马耳他	每天喝 6~8 杯水	6~8 杯 /d
新西兰	每天喝 6~8 杯水	6~8 杯 /d
巴拉圭	每天至少喝 8 杯水,这样身体才能正常运转	≥8 杯 /d
卡塔尔	每天喝 2~3L(8~12 杯)的液体,多喝水	2~3L/d
南非	一般建议每天水摄入量为 2~3.7L	2~3.7L/d
西班牙	水是最好的饮料,每天至少喝 1.5 升	≥1.5L/d
瑞士	每天饮用 1~2L,最好是无糖饮料,如自来水、矿泉水或水果 / 草药茶	1~2L/d
英国	每天喝 6~8 杯水	6~8 杯 /d

注:ª 1 杯 =250mL。

(二)酒推荐摄入量

各国对饮酒的态度各不相同(表2-16)。一些国家如波兰和印度,建议避免饮酒。相比之下,考虑到红酒对心血管的保护作用,西班牙等地中海国家提出适量饮酒是有益的。许多国家对酒精摄入量提出了明确的建议,而一些国家由于地理或传统因素对酒精摄入量的限制较为宽松。部分国家对饮酒有明确的限制,如中国(女性 <15g/d,男性 <25g/d);阿尔巴尼亚、格鲁吉亚、俄罗斯和其他国家建议每天饮酒不超过 20g;美国建议女性每天饮酒不超过 1 杯(14g 酒精),男性饮酒应限制在 2 杯,前提是都应达到法定饮酒年龄。

表 2-16　各国膳食指南关于酒的推荐摄入量

国家	膳食指南描述	推荐摄入量
中国	成年人如饮酒,一天饮酒的酒精量男性不超过 25g,女性不超过 15g	女性:<15g/d 男性:<25g/d
阿尔巴尼亚	如果饮酒,每天不应饮用超过 2 种酒精饮品(每种饮料含酒精 10g)	<20g/d
美国	如果饮酒,则应适度,女性每天最多喝 1 杯,男性每天最多喝 2 杯	女性:1 杯 /dª 男性:2 杯 /d
澳大利亚	健康的男性和女性,每天喝不超过 2 份标准酒。澳大利亚的每份标准酒含 10g(=12.5mL)酒精	<20g/d
保加利亚	<20mL 或每天 16g 乙醇(指 1 杯葡萄酒或 1 杯啤酒或 50mL 毫升烈酒)	<16g/d
斐济	男性:每天不超过 6 标准杯 ᵇ,每周不超过 21 标准杯 女性:每天不超过 4 标准杯,每周不超过 14 标准杯	男性:<60g/d 女性:<40g/d
法国	女性 2 杯葡萄酒,男性 3 杯葡萄酒(2 杯 100mL 的葡萄酒等于 2 品脱啤酒或 60mL 烈酒)	女性:2 杯 /d 男性:3 杯 /d
格鲁吉亚	如果喝含酒精的饮料,每天酒精量限制在 20g 以内(如 200~250mL 的葡萄酒)	<20g/d
格林纳达	少喝酒或不喝酒。适度饮酒的定义是每天喝 1 杯酒,如 5 盎司葡萄酒或 12 盎司啤酒或 1 盎司蒸馏酒	约 15g/d
圭亚那	最好不喝酒,如果喝酒,每天不要超过 1 杯	<1 杯 /dᶜ

国家	膳食指南描述	推荐摄入量
俄罗斯	如果喝含酒精的饮料,每天纯酒精摄入量不应超过 20g	<20g/d
斯洛文尼亚	如果喝酒,少喝,不要每天都喝	男性:<20g/d 女性:<10g/d
瑞典	女性每天最多摄入 10g 酒精,男性每天最多摄入 20g 酒精	男性:<20g/d 女性:<10g/d
土耳其	女性每天摄入酒精≤15g,男性每天摄入酒精≤30g	男性:≤30g/d 女性:≤15g/d

注:ª1 杯酒等于 14g 酒精。
　　ᵇ1 标准杯(SD)等于 10g 酒精。
　　ᶜ1 杯酒等于 8g 酒精。

第五节　世界各国膳食指南关于身体活动的推荐量

有些国家除了推荐健康饮食,还在膳食指南中提出每日运动时间的建议(表 2-17)。大多数国家认为每天至少锻炼 30 分钟会更好。南非建议在一周的大多数时间里,每天进行 40~60 分钟中等强度的体育锻炼,并且每次至少锻炼 10 分钟而不间断。保加利亚和爱尔兰建议每天至少锻炼 60 分钟,是所有国家中建议锻炼时间最长的。严格来说,运动并不是一种饮食建议,而是对人体能量平衡起重要的作用。当饮食摄入与运动消耗达到平衡时,体重不会改变。因此,大多数国家的膳食指南一直强调日常锻炼,因为锻炼和饮食对健康的作用是互补的。

表 2-17　各国膳食指南关于运动的推荐量

国家	膳食指南描述	推荐量
中国	建议每周进行 5 天中等强度的体育活动(>150 分钟),每天锻炼 6 000 步(慢跑)	6 000 步 /d
新西兰	每天至少进行 30 分钟的中等强度体育活动,如果可能,可以进行一些剧烈运动来增强体质	≥30min/d
南非	每周大部分天数进行 40~60 分钟的中等强度体育活动,每次尽可能不少于 10 分钟	40~60min/d
贝宁	进行体育锻炼,比如快走或者最喜欢的运动,每天至少 30 分钟	≥30min/d
塞拉利昂	所需要的只是每周 5 天 30 分钟的散步	30min/d
巴哈马	让体育活动和锻炼成为生活方式的一部分	—
萨尔瓦多	每天至少运动 30 分钟	≥30min/d
危地马拉	每天锻炼或快走半个小时或更多,这对健康有好处	≥30min/d
洪都拉斯	每天至少步行半小时以保持健康和无压力	≥30min/d
巴拿马	每天最少进行 30 分钟体育活动(如散步、跳舞和 / 或运动)	≥30min/d
圣文森特和格林纳丁斯	为了增加体育锻炼,每天可以做 30~60 分钟以下运动:快走、跑步、慢跑、骑车、踏步、跳绳、游泳或有氧舞蹈	30~60min/d

续表

国家	膳食指南描述	推荐量
墨西哥	每天至少进行 30 分钟的体育锻炼,如散步、跳舞或玩耍,试着把这些融入家庭活动中	≥30min/d
安提瓜和巴布达	每天至少进行 30 分钟的适度体育活动(游泳、快走、骑自行车)	≥30min/d
阿根廷	每天至少 30 分钟的体育活动	≥30min/d
玻利维亚	每天进行至少 30 分钟的体育活动,包括散步、运动和其他活动	≥30min/d
智利	少花点时间看电脑或电视,选择锻炼如快走,每天至少 30 分钟	≥30min/d
哥伦比亚	为了健康生活的乐趣,每天至少做 30 分钟体育活动	≥30min/d
圭亚那	让身体活动和锻炼成为日常习惯,中等强度(每天 30 分钟)、耐力训练(每周 3 天)、柔韧性训练(每周 2 天)、力量训练(每周 2~3 天)	30min/d
巴拉圭	为了身体健康,每天做 30~60 分钟运动	30~60min/d
乌拉圭	每周至少锻炼 2.5 小时,减少坐着的时间	≥2.5h/ 周
厄瓜多尔	为了提高身体和心理健康,每天锻炼半小时,选择自己喜爱的运动	≥30min/d
保加利亚	每天至少进行 60 分钟体育锻炼(例如快走)	≥60min/d
塞浦路斯	有规律地进行运动,如散步、游泳、骑自行车或慢跑,每周大部分时间或每天 30~45 分钟,连续或间歇进行	30~45min/d
挪威	每天至少进行 30 分钟体育活动	≥30min/d
法国	在日常生活中增加体育锻炼,每天达到相当于 30 分钟快走(爬楼梯、步行、跑步等),并减少儿童久坐不动的活动(看电视、玩电子游戏等)	≥30min/d
芬兰	每周至少进行 150 分钟适度体育活动(快走)或每周进行 75 分钟剧烈体育活动(跑步)	≥150min/ 周
格鲁吉亚	定期进行体育活动(至少持续步行 30 分钟,可以看到对健康的保护作用)	≥30min/d
匈牙利	成年人每天至少锻炼 30 分钟,儿童每天至少 60 分钟	≥30min/d
爱尔兰	为了保持健康体重,成年人需要每周 5 天每天至少 30 分钟的适度运动或每周 150 分钟的运动	≥150min/ 周
马耳他	在一周的大部分时间里,每天至少进行 30 分钟中等强度体育活动,如快走、游泳和骑自行车	≥30min/d
瑞典	每天至少锻炼 30 分钟,例如快走,通过短暂的、积极的休息来减少静坐的时间	≥30min/d
瑞士	每天至少 30 分钟运动和充分放松	≥30min/d
土耳其	成年人每天至少进行 30 分钟的适度运动(慢跑、散步等)	≥30min/d
阿富汗	如果您是久坐不动的人,每天至少运动 20~30 分钟	20~30min/d
孟加拉国	每天至少锻炼 30~45 分钟,如散步、跑步、骑自行车和做家务等	30~45min/d
美国	成年人每周至少进行 150 分钟中等强度身体活动	≥150min/ 周

国家	膳食指南描述	推荐量
印度	每天至少 30~45 分钟快走 / 中等强度的身体活动可以改善整体健康	30~45min/d
马来西亚	每周至少有 5~6 天进行至少 30 分钟的中等强度体育活动,最好是每天	≥30min/d
斯里兰卡	每天至少进行 30 分钟的体育活动(一周中的大多数时间)	≥30min/d
泰国	每次运动锻炼应持续 20~30 分钟,强身健体,改善血液循环	20~30min/ 次
伊朗	为了保持正常体重和健康,必须正常饮食,进行足够的体育活动(例如每天步行 30~40 分钟)	30~40min/d
黎巴嫩	为了保持体重,每周五天、每天进行至少 30 分钟中等强度的体育活动,比如快走、骑自行车、举重或跳舞。30 分钟的锻炼不必是连续的,可以通过一天中的一项或多项活动来完成	≥30min/d
阿曼	为了促进和维持健康,所有 18~65 岁的健康成年人需要每周 5 天、每天进行至少 30 分钟中等强度有氧运动,或每周 3 天、每天进行至少 20 分钟的高强度有氧运动	中等强度有氧运动:≥150min/ 周 高强度有氧运动:≥60min/ 周
卡塔尔	成年人应每周至少 5 天进行中等强度的体育活动(每天至少 30 分钟)和/或每周至少 3 天进行高强度有氧运动(每天至少 20 分钟)	中等强度运动:≥150min/ 周 高强度有氧运动:≥60min/ 周

第六节　世界各国膳食指南可视化图形的比较

在 91 份膳食指南图形中,使用三角 / 塔形、圆形和其他形状作为宣传图形的国家(地区)的数量(比例)分别为 34(37.36%)、23(25.28%)和 34(37.36%),见图 2-5 至图 2-7。三角 / 塔形往往被分为多层,代表了不同的食物 / 食物组。位于底层的食物 / 食物组,建议足量食用;位于顶层的食物 / 食物组,建议限制食用。此外,还有一些国家如中国、希腊、印度尼西亚等,图形周围还有关于运动和饮水的图像和建议。圆形也被分为多个部分,代表了不同的食物 / 食物组,各个部分的大小反映了推荐摄入量的多少。同时,还有一些国家如中国、菲律宾、芬兰等,在采用三角 / 塔形的基础上还同时采用了圆形,通过圆形来体现一餐中的基本食物构成和合理分配,以此补充完善三角 / 塔形的信息。对于其他形状的膳食指南图形,大多也被分为多个部分代表不同的食物 / 食物组,各个部分的大小同样也反映了推荐摄入量的多少。

此外,一些国家的膳食指南图形并不是按照推荐摄入量的多少来划分,如西班牙的金字塔,图形的三层是根据食物摄入频率来划分,分别是每日、每周以及偶尔;瑞典的交通信号灯,灯的三种颜色代表了三种建议,绿色代表多吃蔬菜、水果、浆果、鱼、贝类、坚果、种子以及多锻炼,黄色代表改吃全谷物、健康脂肪和低脂奶制品,红色代表少吃红肉和加工肉类、盐、糖和酒精。

总的来说,以可视化图形的方式呈现膳食指南的内容,能更为直观地传达信息。无论图形是三角 / 塔形、圆形还是其他形状,其意义皆是方便大众更多关注和更好理解膳食指南。

阿尔巴尼亚　　　奥地利　　　孟加拉国　　　比利时　　波斯尼亚和黑塞哥维那　　保加利亚

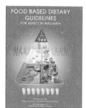

柬埔寨　　　中国　　　克罗地亚　　　塞浦路斯　　爱沙尼亚　　芬兰

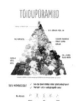
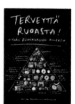

德国　　　希腊　　　中国香港　　　印度　　印度尼西亚　　伊朗

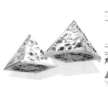

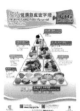
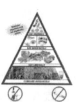

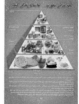

爱尔兰　　　以色列　　　拉脱维亚　　　马来西亚　　摩尔多瓦共和国　　尼日利亚

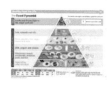

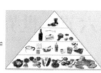
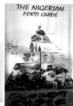

菲律宾　　　波兰　　　罗马尼亚　　　俄罗斯　　新加坡　　斯洛文尼亚

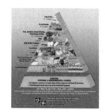
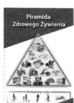
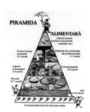

西班牙　　　斯里兰卡　　　瑞典　　　越南

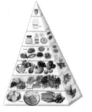

图 2-5　三角 / 塔形膳食指南图形

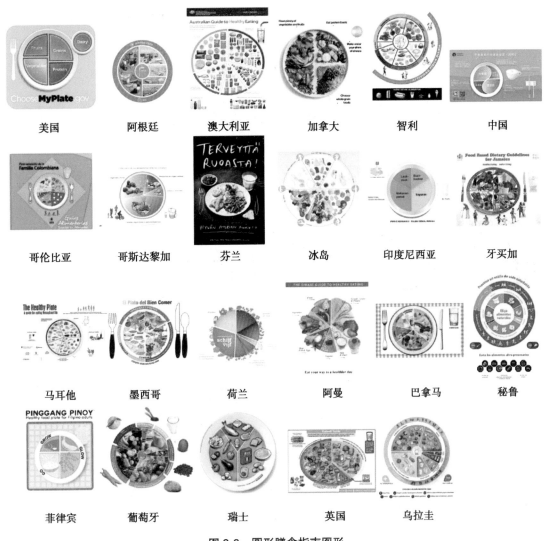

图 2-6　圆形膳食指南图形

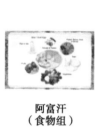

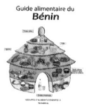

阿富汗
（食物组）

安提瓜和巴布达
（菠萝）

巴哈马
（羊皮鼓）

巴巴多斯
（地图）

伯利兹
（篮子）

贝宁
（房子）

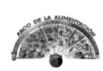

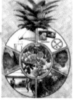

玻利维亚
（拱门）

古巴
（食物组）

多米尼加共和国
（研钵）

厄瓜多尔
（勺子）

斐济
（菠萝）

法国
（楼梯）

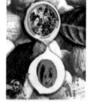

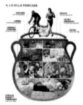

格林纳达
（肉豆蔻）

危地马拉
（陶罐）

圭亚那
（锅）

洪都拉斯
（锅）

匈牙利
（房子）

日本
（旋转陀螺）

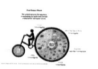

黎巴嫩
（雪松）

蒙古
（木制帐篷）

纳米比亚
（餐盘）

巴拉圭
（锅）

卡塔尔
（贝壳形盘子）

韩国
（自行车轮）

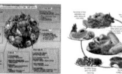

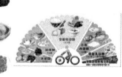

圣卢西亚
（罐子）

圣文森特和格林纳丁斯
（面包果）

塞拉利昂
（食物组）

南非
（食物组）

瑞典
（交通信号灯）

中国台湾
（扇形）

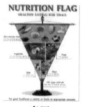

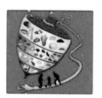

泰国
（旗帜）

土耳其
（四叶草）

阿拉伯联合酋长国
（哈利法塔）

委内瑞拉
（陀螺）

图 2-7　其他形状膳食指南图形

第三章　世界各国关于特定人群的膳食指南概述

大多数国家的膳食指南只适用于 2~65 岁的健康人群。但婴儿、孕妇等特定人群有其特殊的生理特征、代谢规律和营养需求,因此,有必要对特定人群进行细分,制定相应的膳食指南,改善其营养状况并促进其健康。

在 96 个国家中,有 20 个国家分别制定了针对特定人群的膳食指南,主要包括婴儿、儿童、孕妇和老年人(表 3-1)。而在 20 个国家中有 9 个是欧洲国家,可见,欧洲国家比其他国家更早关注特定人群的膳食指南。其中,法国非常详细地将人群分为七组,并针对每组发布具体的膳食指南。直到 2016 年,中国才为包括素食者在内的特定人群制定了膳食指南,这使得探索更多的饮食模式成为可能。虽然其他国家没有专门针对特定人群制定膳食指南,但部分国家也提出了针对特定人群(主要针对婴儿和老年人)的膳食建议(表 3-1)。

表 3-1　各国针对特定人群的膳食指南

国家	特定人群的膳食指南	目标群体
中国	特定人群的膳食指南(2016)	孕妇、哺乳期妇女、婴儿、学龄前儿童、学龄儿童、素食者、老年人
澳大利亚	婴儿喂养指南:给卫生工作者的信息(2012)	婴儿
菲律宾	菲律宾的营养指南(2012)	孕妇、哺乳期妇女、幼童、学龄儿童、老年人
泰国	婴儿和幼儿膳食指南(2010)	婴幼儿
奥地利	奥地利食物金字塔 奥地利儿童食物金字塔——漫画版(2010) 奥地利孕妇食物金字塔(2010)	儿童、孕妇
新西兰	新西兰老年人膳食指南(2013)	老年人
比利时	0~3 岁儿童膳食指南(荷兰语)(法语) 3~12 岁儿童膳食指南(荷兰语)(法语) 12~18 岁青少年膳食指南(荷兰语)(法语) 60 岁以上人群膳食指南(荷兰语)(法语)	儿童、青少年、老年人
克罗地亚	7~10 岁儿童膳食指南(克罗地亚语)(2008) 11~15 岁青少年膳食指南(克罗地亚语)(2012)	儿童、青少年
塞浦路斯	6~12 岁儿童营养和锻炼指南(2007)	儿童

国家	特定人群的膳食指南	目标群体
法国	怀孕饮食指南（法语） 母乳喂养的食物指南（法语） 食物指南从出生到 3 岁：家长须知（法国） 儿童和青少年的饮食指南：家长须知（法国） 青少年的饮食指南（法国） 55 岁以上人群的食物指南（法国） 为照顾老年人而设的食物指南（法国）	孕妇、婴儿、儿童、青少年、中年和老年人
希腊	国家婴儿、儿童和青少年营养指南（希腊语）（2014） 全国孕妇和哺乳期妇女营养指南（希腊语）（2014） 国家 65 岁及以上人群营养指南（希腊语）（2014）	孕妇、婴儿、儿童、青少年、老年人
拉脱维亚	儿童和青少年膳食指南（拉脱维亚语）（2003） 老年人膳食指南（拉脱维亚语）（2007）	儿童、青少年、老年人
波兰	儿童和青少年健康饮食原则（波兰语）（2009）	儿童、青少年
西班牙	从儿童到青少年的健康营养——关于孩子的饮食（西班牙语）（2005）	儿童、青少年
智利	2 岁以下至青春期儿童饮食指南（西班牙语）（2013）	儿童
玻利维亚	学龄儿童膳食指南（西班牙语） 青少年膳食指南（西班牙语） 孕妇和哺乳期妇女膳食指南（西班牙语） 老年人膳食指南（西班牙语）（2013）	孕妇、儿童、青少年、老年人
哥伦比亚	哥伦比亚孕妇和哺乳期妇女及 2 岁以下儿童的膳食指南（2015）	孕妇、儿童
古巴	古巴 2 岁以下儿童的膳食指南——卫生小组技术手册（2007）	儿童
危地马拉	危地马拉 2 岁以下儿童膳食指南（西班牙语）（2003）	儿童
巴拉圭	2 岁及以下儿童的膳食指南（2015）	儿童

　　不同国家对相同人群的膳食指南建议是相似的。例如，大多数国家提出鼓励母乳喂养婴儿，因为母乳营养丰富，有利于提高婴儿的免疫力，并建议完全母乳喂养应保持 6 个月。对于孕妇，膳食指南建议除了补充营养，在整个怀孕期间还要适度运动并戒烟戒酒。大多数国家都提出哺乳妇女在哺乳期间应保持身心愉悦和充足的休息。儿童应养成健康的饮食习惯，多参加户外活动和锻炼，避免肥胖。此外，老年人应保持均衡饮食和适当的运动，戒烟并限制饮酒和少吃盐，从而预防慢性病（表 3-1）。

　　然而，尽管很早就知道特定人群有不同的营养需求，但针对特定人群制定膳食指南的国家仍然非常有限。因此，要改善特定人群的营养状况，促进其健康，膳食指南是普遍被采用的策略。

结　　论

　　综上所述，虽然不同国家由于地理环境和传统文化的不同而有不同的饮食建议，但大多数国家的营养要点是相似的。提示各国膳食指南基于理论和原则的高度统一，用途和目标的一致性。各国膳食指南最常见的建议是：多吃蔬菜水果，限制盐、糖和脂肪的摄入，这反映了当前全球饮食中存在的主要问题。本书受语言限制,世界各地96个国家的膳食指南信息并不完整,但都包含了指导准则和图形,希望能够通过对不同国家膳食指南异同的解读,深刻掌握膳食指南的要点和重要原则,为我国膳食指南的制定提供参考。膳食指南推荐的饮食建议能够更好地促进食品生产和供应,改善居民健康,降低医疗费用,提高不同人群的学习和工作能力,最终促进社会经济发展。

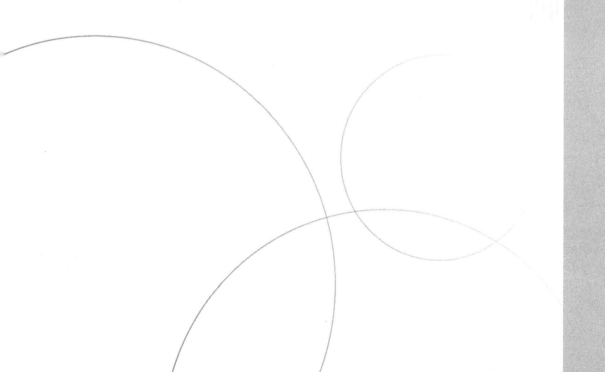

第二部分

中国居民营养与健康状况

　　国民营养与健康状况是反映一个国家或地区经济与社会发展、卫生保健水平和人口素质的重要指标。良好的营养和健康状况既是国家经济发展的基础，也是社会发展的重要目标。因此，努力提高全民营养水平和健康素质既是全面建设小康社会的重要组成部分，也是综合国力竞争的最终体现。

　　近年来，我国社会经济快速发展，为消除营养缺乏和改善居民健康提供了经济、物质基础，同时也导致了膳食结构、生活方式和疾病谱的变化。本部分报告利用近年来在中国人群中开展的营养与健康相关研究的结果，重点描述我国居民各类食物的消费现状及变化趋势；营养状况及存在的主要问题；饮食行为特点；身体活动状况；营养相关慢性病的现况及变化趋势；重点人群的营养状况及主要问题。本部分报告为《中国居民膳食指南（2021）》的修订提供重要科学依据。

第四章 各类食物摄入现况与趋势

本部分数据结果主要来自中国疾病预防控制中心营养与健康所组织开展的 1982—2017 年五次全国营养调查和中国成人慢性病与营养监测数据、2016—2017 年中国儿童与乳母营养健康监测数据以及 2000—2018 年中国健康与营养队列调查数据。膳食调查采用连续 3 天家庭称重调味品和个人 24 小时膳食回顾法,按照食物摄入现状、趋势和摄入量水平人群分布分析各类食物摄入现状与趋势。

第一节 谷薯类食物摄入状况

一、粮谷薯类食物摄入现况与趋势

2015 年我国城乡居民平均每标准人日(标准人:18 岁从事轻体力活动的成年男子,能量需要量为 2 250kcal/d)摄入米及其制品 168.5g、面及其制品 121.0g、其他谷类 16.3g、杂豆类 4.0g、薯类 41.9g(表 4-1)。1982—2015 年我国居民谷类和杂豆类食物摄入量呈现下降趋势,近 10 年谷物摄入量下降速度趋缓。城市居民谷类和薯类食物摄入量均低于农村。2002—2015 年谷类食物供能比在城市和农村均呈下降趋势,但仍是能量的主要来源(图 4-1、图 4-2)。我国城乡居民其他谷类和杂豆的平均每标准人日摄入量为 20.3g,远低于《中国居民膳食指南 (2016)》推荐摄入量,仅占谷物总量 6.5%(图 4-2)。中国健康与营养调查数据显示,从 2011 年起成年居民谷类食物摄入量下降速度减缓,趋于稳定。2018 年成年居民米面类及其制品摄入量为 254.1g/d,较 2000 年降低了 33.8%(图 4-3)。

表 4-1　中国居民粮谷杂豆和薯类食物摄入量

	米类	面类	其他谷类	杂豆类	薯类
全国合计 /(g·标准人日 $^{-1}$)	168.5	121.0	16.3	4.0	41.9
3~5 岁 /(g·人日 $^{-1}$)	136.7	55.4	6.1	1.7	17.7
6~11 岁 /(g·人日 $^{-1}$)	111.7	86.6	8.8	3.3	29.6
12~17 岁 /(g·人日 $^{-1}$)	145.5	117.8	8.0	4.1	37.9
18~59 岁 /(g·人日 $^{-1}$)	155.0	123.3	15.0	3.6	39.3
60 岁及以上 /(g·人日 $^{-1}$)	156.5	102.1	17.3	4.2	41.3
城市 /(g·标准人日 $^{-1}$)	131.6	117.3	15.0	4.2	35.5
3~5 岁 /(g·人日 $^{-1}$)	85.2	48.0	6.0	1.7	15.5

续表

	米类	面类	其他谷类	杂豆类	薯类
6~11 岁 /(g·人日 $^{-1}$)	101.4	87.7	9.7	3.9	25.7
12~17 岁 /(g·人日 $^{-1}$)	132.7	117.2	9.2	4.1	34.4
18~59 岁 /(g·人日 $^{-1}$)	122.8	113.6	12.7	3.6	31.3
60 岁及以上 /(g·人日 $^{-1}$)	115.8	102.6	16.1	4.4	35.3
农村 /(g·标准人日 $^{-1}$)	193.6	123.6	17.2	3.9	46.2
3~5 岁 /(g·人日 $^{-1}$)	164.3	59.3	6.2	1.6	18.9
6~11 岁 /(g·人日 $^{-1}$)	121.0	85.6	8.0	2.7	33.1
12~17 岁 /(g·人日 $^{-1}$)	156.6	118.3	7.0	4.1	40.9
18~59 岁 /(g·人日 $^{-1}$)	176.3	129.7	16.5	3.7	44.7
60 岁及以上 /(g·人日 $^{-1}$)	187.1	101.7	18.1	4.1	45.8

数据来源：2015 年中国成人慢性病与营养监测，2016—2017 年中国儿童与乳母营养健康监测。

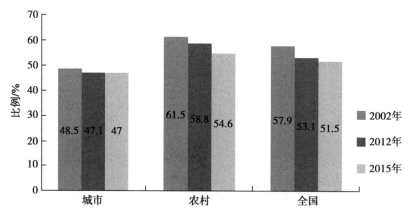

图 4-1　中国居民谷类食物供能比

数据来源：2002—2012 年中国营养调查，2015 年中国成人慢性病与营养监测。

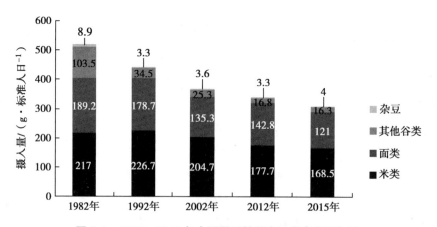

图 4-2　1982—2015 年中国居民粮谷杂豆类食物摄入量

数据来源：1982—2012 年全国营养调查，2015 年中国成人慢性病与营养监测。

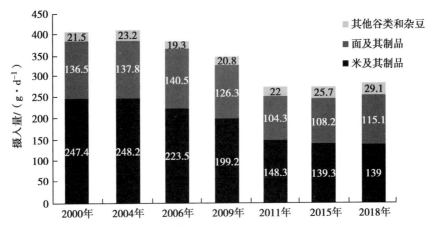

图 4-3　中国居民粮谷杂豆类食物摄入量变化趋势

数据来源：中国健康与营养调查。

二、其他谷类和杂豆摄入量水平人群分布

《中国居民膳食指南（2016）》推荐成年人每日摄入全谷物和杂豆类 50~150g。2018 年成年人其他谷类和杂豆的摄入量接近 30g/d，平均每日摄入量大于 50g 者占 19.7%；16.9%~21.6% 的成年人其他谷类和杂豆的日均摄入量达到 50g 以上。其中，80 岁及以上人群达到膳食指南推荐摄入量 50~150g/d 比例最高，为 16.7%（图 4-4）。

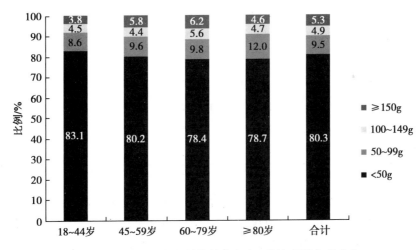

图 4-4　2018 年成年人其他谷类和杂豆摄入量的年龄分布

数据来源：中国健康与营养调查。

第二节　蔬菜、水果、大豆和坚果

一、蔬菜、水果、大豆和坚果摄入量现况及趋势

2015 年我国居民每标准人日蔬菜、水果、大豆及坚果类的摄入量分别为 265.9g、38.1g 和

13.9g。城市居民蔬菜、水果、大豆及坚果类的日均摄入量均高于农村居民。18~59 岁人群和 60 岁及以上人群蔬菜和坚果每日平均摄入量相对较高,分别为 254.4g 和 3.4g 以及 255.9g 和 3.5g;6~11 岁人群和 12~17 岁人群水果每日平均摄入量相对较高,分别为 49.4g 和 46.0g;12~17 岁人群大豆及其制品每日平均摄入量最高,为 11.0g。我国城乡各年龄段居民蔬菜、水果、大豆及坚果类的平均摄入量均低于《中国居民膳食指南(2016)》推荐摄入量(表 4-2)。

表 4-2　中国居民蔬菜、水果、大豆及坚果摄入量

	蔬菜	水果	大豆及其制品	坚果
全国合计 /(g·标准人日⁻¹)	265.9	38.1	10.3	3.6
3~5 岁 /(g·人日⁻¹)	97.3	34.8	4.4	1.6
6~11 岁 /(g·人日⁻¹)	153.6	49.4	7.9	1.9
12~17 岁 /(g·人日⁻¹)	176.6	46.0	11.0	2.4
18~59 岁 /(g·人日⁻¹)	254.4	34.8	9.7	3.4
60 岁及以上 /(g·人日⁻¹)	255.9	30.9	9.9	3.5
城市 /(g·标准人日⁻¹)	286.5	55.7	11.3	4.4
3~5 岁 /(g·人日⁻¹)	105.4	44.0	4.6	1.7
6~11 岁 /(g·人日⁻¹)	163.0	58.5	8.0	2.2
12~17 岁 /(g·人日⁻¹)	187.1	49.8	11.5	2.6
18~59 岁 /(g·人日⁻¹)	264.8	48.7	10.4	3.8
60 岁及以上 /(g·人日⁻¹)	267.4	48.3	10.5	4.5
农村 /(g·标准人日⁻¹)	252.0	26.2	9.6	3.1
3~5 岁 /(g·人日⁻¹)	93.0	29.9	4.3	1.5
6~11 岁 /(g·人日⁻¹)	145.3	41.3	7.7	1.7
12~17 岁 /(g·人日⁻¹)	167.4	42.6	10.6	2.3
18~59 岁 /(g·人日⁻¹)	247.5	25.6	9.2	3.1
60 岁及以上 /(g·人日⁻¹)	247.3	17.8	9.4	2.8

数据来源:2015 年中国成人慢性病与营养监测,2016—2017 年中国儿童与乳母营养健康监测。

我国居民蔬菜摄入量总体呈现下降趋势,2002 年以后下降速度趋于平缓。深色蔬菜摄入量低于浅色蔬菜(图 4-5 和图 4-8)。2000—2018 年中国健康与营养调查数据显示,成年人深色蔬菜和浅色蔬菜摄入量均呈下降趋势,分别从 85.2g/d 和 237.2g/d 下降到 55.9g/d 和 193.2g/d,蔬菜消费仍以浅色蔬菜为主(图 4-8)。

我国居民水果摄入量先上升后下降,从水果摄入量变化的长期趋势来看,成年人水果摄入量先呈上升趋势(图 4-6 和图 4-8)。2011 年后,我国居民水果摄入量呈现降低趋势,2018 年成年人水果平均摄入量接近 50g/d,与《中国居民膳食指南(2016)》推荐的水果摄入量相比仍有很大差距(图 4-8)。

我国居民大豆及其制品摄入量先上升后趋于平稳(图 4-7),2000 年以后摄入量呈波动下降趋势。中国健康与营养调查数据显示,成年人大豆及其制品摄入量从 2000 年的 14.5g/d 下降到 2018 年的 12.8g/d(图 4-9)。

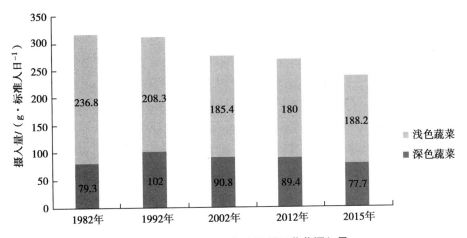

图 4-5　1982—2015 年中国居民蔬菜摄入量

数据来源：1982—2012 年全国营养调查，2015 年中国成人慢性病与营养监测。

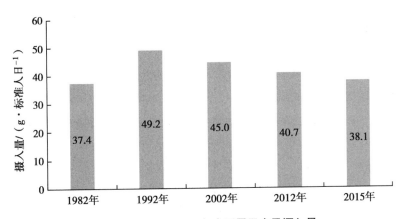

图 4-6　1982—2015 年中国居民水果摄入量

数据来源：1982—2012 年全国营养调查，2015 年中国成人慢性病与营养监测。

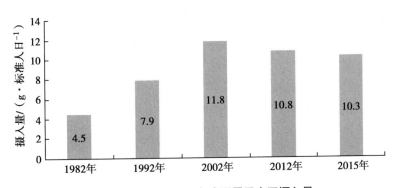

图 4-7　1982—2015 年中国居民大豆摄入量

数据来源：1982—2012 年全国营养调查，2015 年中国成人慢性病与营养监测。

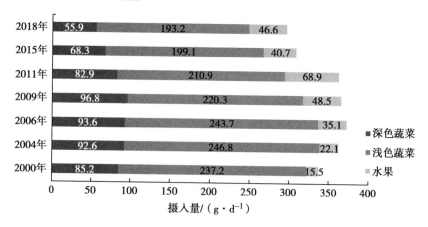

图4-8 成年人蔬菜水果摄入量变化趋势

数据来源：中国健康与营养调查。

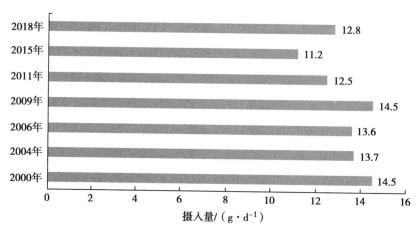

图4-9 成年人大豆及其制品摄入量变化趋势

数据来源：中国健康与营养调查。

二、蔬菜、水果、大豆类摄入水平人群分布

《中国居民膳食指南（2016）》推荐每天摄入蔬菜300~500g、水果200~350g、大豆和坚果25~35g。2018年32%的成年人平均每日蔬菜摄入量大于300g，45~59岁组人群每日蔬菜摄入量达到推荐摄入量的比例最高，为35.2%（图4-10）。2018年5.7%的成年人平均每日水果摄入量大于200g，各年龄组人群每日水果摄入量达到推荐摄入量的比例均较低，比例最高的45~59岁组人群也仅为6.3%（图4-11）。各年龄组均有近70%的人群在膳食调查期间平均每日大豆及其制品摄入量低于15g，达到膳食指南推荐摄入量的人群比例均低于30%（图4-12）。

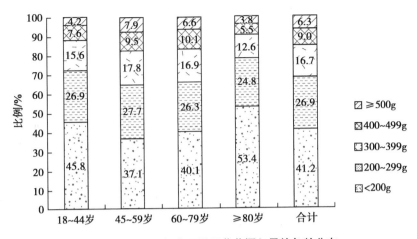

图 4-10　2018 年中国居民蔬菜摄入量的年龄分布

数据来源：中国健康与营养调查。

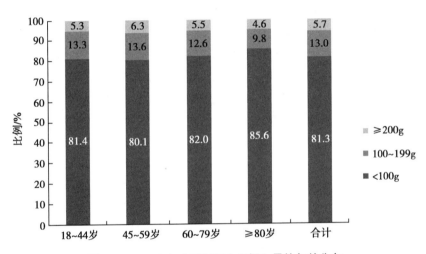

图 4-11　2018 年中国居民水果摄入量的年龄分布

数据来源：中国健康与营养调查。

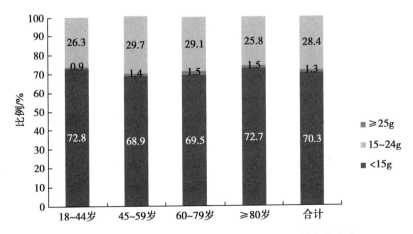

图 4-12　2018 年中国居民大豆及其制品摄入量的年龄分布

数据来源：中国健康与营养调查。

第三节 动物性食物

一、畜禽鱼蛋奶类食物摄入现况及趋势

2015年中国成人慢性病与营养监测数据显示,我国居民每标准人日畜禽肉、鱼虾类、蛋类和奶类的摄入量分别为85.0g、24.3g、23.4g和25.9g。城市居民畜禽肉、鱼虾类、蛋类和奶类的日均摄入量均高于农村居民;6~11岁人群蛋类日均摄入量最高,为33.8g;12~17岁人群畜禽肉和奶类日均摄入量最高,分别为113.1g和75.1g;18~59岁人群鱼虾类日均摄入量最高,为23.8g,蛋类日均摄入量最低,为16.7g;60岁及以上人群蛋类日均摄入量最低,为19.1g(表4-3)。我国城乡居民各年龄组畜禽肉摄入量均高于《中国居民膳食指南(2016)》推荐摄入量;鱼虾类、奶类摄入量均低于推荐摄入量;除6~11岁年龄组,其他人群蛋类摄入量均低于推荐摄入量。从总体趋势来看,我国成年人畜禽肉类、鱼虾类和蛋类摄入量呈上升趋势,其中,畜禽肉类以猪肉为主(图4-13和图4-14)。2018年我国成年人猪肉摄入量占畜禽鱼蛋类食物总摄入量的42.9%。奶类摄入量也呈上升趋势,但仍然较低,2018年成年人日均奶类及其制品摄入量为27.9g,仍不及《中国居民膳食指南(2016)》推荐摄入量的十分之一(图4-15)。

表4-3 中国居民动物性食物摄入量

	畜肉	禽肉	鱼虾类	蛋类	奶类
全国合计 /(g·标准人日$^{-1}$)	72.0	13.0	24.3	23.4	25.9
3~5岁 /(g·人日$^{-1}$)	40.8	7.6	8.7	22.6	56.1
6~11岁 /(g·人日$^{-1}$)	75.3	17.0	15.2	33.8	70.9
12~17岁 /(g·人日$^{-1}$)	88.6	24.5	15.8	32.6	75.1
18~59岁 /(g·人日$^{-1}$)	73.5	13.3	23.8	21.5	16.7
60岁及以上 /(g·人日$^{-1}$)	57.0	9.5	22.1	19.1	23.2
城市 /(g·标准人日$^{-1}$)	79.5	15.5	29.7	30.4	42.2
3~5岁 /(g·人日$^{-1}$)	43.1	10.2	11.0	25.3	82.6
6~11岁 /(g·人日$^{-1}$)	84.7	20.9	20.3	38.6	97.4
12~17岁 /(g·人日$^{-1}$)	97.5	30.3	21.5	35.5	90.6
18~59岁 /(g·人日$^{-1}$)	78.7	15.4	28.2	27.0	26.7
60岁及以上 (g·人日$^{-1}$)	61.0	11.1	26.3	25.6	41.1
农村 /(g·标准人日$^{-1}$)	66.9	11.3	20.6	18.7	14.8
3~5岁 /(g·人日$^{-1}$)	39.6	6.3	7.5	21.2	41.9
6~11岁 /(g·人日$^{-1}$)	66.9	13.4	10.6	29.5	47.3
12~17岁 /(g·人日$^{-1}$)	80.9	19.5	10.8	30.1	61.6
18~59岁 /(g·人日$^{-1}$)	70.1	12.0	20.9	17.8	10.2
60岁及以上 /(g·人日$^{-1}$)	53.9	8.4	18.9	14.3	9.7

数据来源:2015年中国成人慢性病与营养监测,2016—2017年中国儿童与乳母营养健康监测。

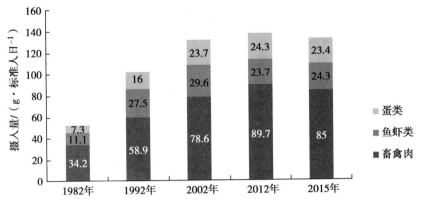

图 4-13　1982—2015 年中国居民畜禽鱼蛋摄入量

数据来源：1982—2012 年全国营养调查，2015 年中国成人慢性病与营养监测。

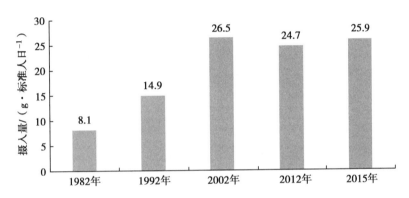

图 4-14　1982—2015 年中国居民奶类摄入量

数据来源：1982—2012 年全国营养调查，2015 年中国成人慢性病与营养监测。

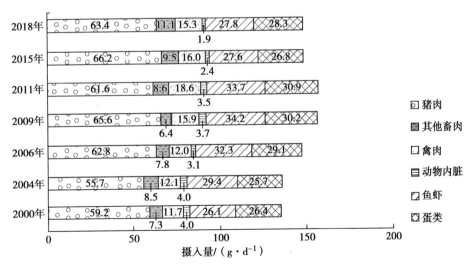

图 4-15　中国成年人畜禽鱼蛋类食物摄入量变化趋势

数据来源：中国健康与营养调查。

二、畜禽肉、鱼虾及蛋类摄入水平人群分布

《中国居民膳食指南(2016)》建议成年人平均每天畜禽肉、鱼虾和蛋类摄入总量为120~200g,2018年约19%的成年人日均畜禽肉、鱼虾及蛋类摄入总量达到120~200g。其中,按年龄分组,18~44岁组人群比例较高,为28.1%;按地区分组,城市居民比例较高,为33.2%。此外,18~44岁组人群和城市居民摄入总量高于200g/d的比例均较高,分别为31.8%和35.6%(图4-16和图4-17)。

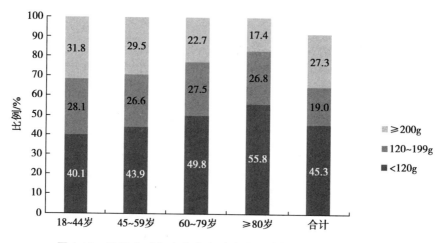

图4-16 2018年成年人畜禽肉、鱼虾和蛋类摄入总量的年龄分布

数据来源:中国健康与营养调查。

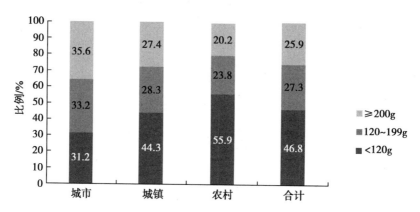

图4-17 2018年成年人畜禽肉、鱼虾和蛋类摄入总量的地区分布

数据来源:中国健康与营养调查。

《中国居民膳食指南（2016）》建议成年人平均每天摄入畜禽肉 40~75g，2018 年 18.3% 的成年人日均畜禽肉摄入量达到了推荐量。其中，按年龄分组，60~79 岁组人群比例较高，为 20.3%；按地区分组，城市居民的比例较高，为 20.1%。此外，18~44 岁组人群和城市居民摄入量 ≥75g/d 的比例均较高，分别为 58.4% 和 59.5%（图 4-18 和图 4-19）。

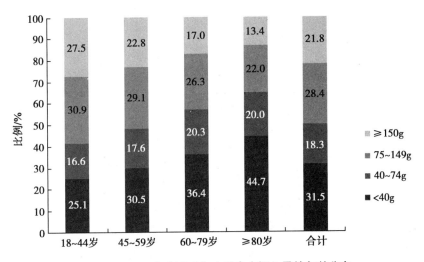

图 4-18　2018 年中国成年人畜禽肉摄入量的年龄分布

数据来源：中国健康与营养调查。

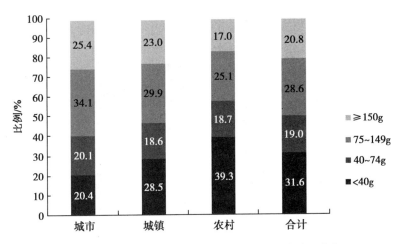

图 4-19　2018 年中国成年人畜禽肉摄入量的地区分布

数据来源：中国健康与营养调查。

　　《中国居民膳食指南（2016）》建议成年人平均每天摄入鱼虾类 40~75g,2018 年 25.6% 的成年人日均鱼虾类摄入量达到或超过了推荐量。其中,按年龄分组,45~59 岁组人群达到或超过推荐量的比例较高,为 25.8%;按地区分组,城市居民达到推荐量的比例较高,为 31.2%。我国成年人各年龄组鱼虾类摄入量低于 40g/d 的人群占比较高,为 74.4%（图 4-20 和图 4-21）。

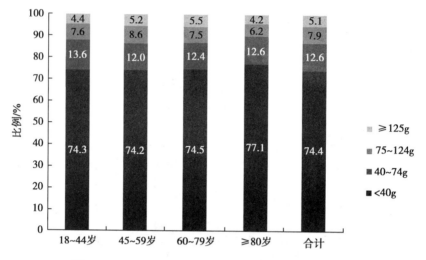

图 4-20　2018 年中国成年人鱼虾类摄入量的年龄分布

数据来源:中国健康与营养调查。

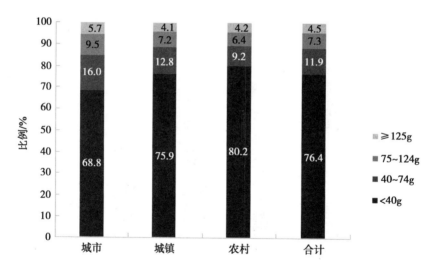

图 4-21　2018 年中国成年人鱼虾类摄入量的人群分布

数据来源:中国健康与营养调查。

　　《中国居民膳食指南（2016）》建议成年人平均每天摄入蛋类 40~50g，2018 年 70.7% 的成年人日均蛋类摄入量未达到推荐量。其中，按年龄分组，80 岁及以上老年人未达到推荐量的比例较低，为 64.2%；按地区分组，城市居民未达到推荐量的比例较低，为 58.1%（图 4-22、图4-23）。

　　奶类摄入量低的状况没有改善，在 3 天膳食调查中，成年人近 80% 未摄入奶类，且只有 4%的居民日均摄入量达到 200g 以上。

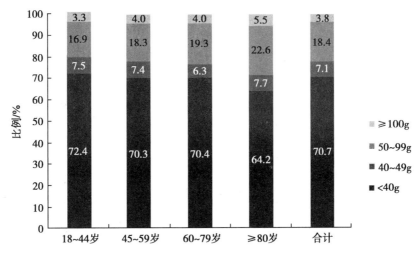

图 4-22　2018 年中国成年人蛋类摄入量的年龄分布
数据来源：中国健康与营养调查。

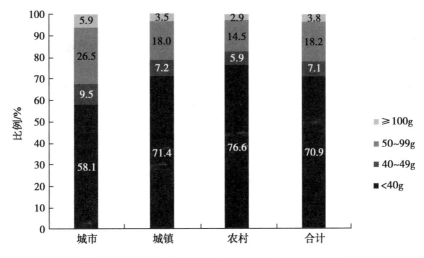

图 4-23　2018 年中国成年人蛋类摄入量的地区分布
数据来源：中国健康与营养调查。

第四节 饮水和油盐糖酒

一、饮水状况

本部分数据结果来自 2011 年北京、上海、成都及广州 4 个城市中小学生饮水情况调查，2016 年全国 27 个城市 4~17 岁儿童青少年饮水情况调查，2009 年北京、上海、成都及广州 4 个城市 18~60 岁城乡居民饮水情况调查，2016 年全国 27 个城市 18~55 岁成年人饮水情况调查，以及 2017 年河北省保定市 156 名 18~23 岁大学生饮水情况调查。

（一）饮水量

1. 儿童饮水量

2011 年 4 个城市调查结果显示，儿童青少年平均每人每天的饮水量为 1 089mL；男生（1 157mL）显著高于女生（1 026mL）；城区儿童（1 185mL）高于郊区（991mL）；不同年龄段学生饮水量由高到低依次是 16~18 岁组（1 185mL，男生 1 332mL，女生 1 067mL）、13~15 岁组（1 141mL，男生 1 243mL，女生 1 043mL）、7~12 岁组（1 000mL，男生 1 011mL，女生 989mL），见表 4-4。

表 4-4 儿童青少年饮水量研究结果

调查时间	年龄	性别	调查人数 / 人	平均饮水量 /mL
2011 年	7~12 岁	男	1 267	1 011
		女	1 300	989
	13~15 岁	男	963	1 243
		女	1 015	1 043
	16~18 岁	男	588	1 332
		女	735	1 067
2016 年	4~9 岁	男	143	981
		女	136	949
	10~17 岁	男	187	1 240
		女	183	1 113

2016 年 27 个城市儿童青少年调查结果显示，4~9 岁儿童平均每日饮水量为 966mL，10~17 岁儿童青少年平均每日每饮水量为 1 177mL；两个年龄段的男生平均每日饮水量（981mL 和 1 240mL）均高于女生（949mL 和 1 113mL），见表 4-4。

2. 成年人饮水量

2016 年 27 个城市成年人调查结果显示，18~55 岁成年人平均每日饮水量为 1 387mL；男性平均每日饮水量（1 442mL）大于女性（1 332mL）。与 2009 年相比，饮水量有所减少（表 4-5）。

2017 年 18~23 岁大学生调查结果显示，大学生平均每日饮水量为 1 135mL；男生人均每日饮水量 1 214mL，女生人均每日饮水量为 958mL，男生显著高于女生（表 4-5）。

（二）饮水不足情况

1. 儿童饮水不足情况

2011 年我国 4 个城市儿童青少年的饮水调查显示，65.4% 的儿童青少年每日饮水量未达

表4-5 成年人饮水量研究结果

调查时间	年龄	性别	城乡	人数	平均饮水量/mL
2009 年	18~60 岁	男	城区	373	1 636
			郊区	365	1 729
		女	城区	374	1 425
			郊区	371	1 293
2016 年	18~55 岁	男	城市	790	1 442
		女	城市	794	1 332
2017 年	18~23 岁	男	城市	80	1 214
		女	城市	76	958

到 1 200mL(《中国居民膳食指南(2007)》饮水推荐量),63.5% 的儿童青少年每日饮水次数少于 6 次。2016 年我国 27 个城市居民的饮水调查显示,56% 的 4~9 岁儿童和 64% 的 10~17 岁儿童青少年日均饮水量未达到我国居民水的适宜摄入量[《中国居民膳食营养素参考摄入量(2013)》关于不同年龄阶段儿童水的适宜摄入量推荐值为 800~1 700mL/d](图4-24)。

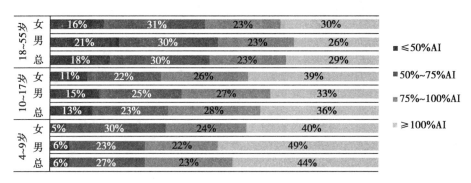

图 4-24 2016 年我国 27 个城市 4~55 岁人群饮水不足情况

2. 成年人饮水不足情况

2016 年我国 27 个城市居民的饮水调查显示,71% 的 18~55 岁成年人日均饮水量未达到我国居民水的适宜摄入量[《中国居民膳食营养素参考摄入量(2013)》成年人水适宜摄入量推荐值为男性 1 700mL、女性 1 500mL](图4-24)。

2017 年河北省保定市大学生人群的饮水调查显示,仅有 18.8% 的大学生日均饮水量达到了中国成年居民水适宜摄入量[《中国居民膳食营养素参考摄入量(2013)》],仅有 19.9% 的调查对象日均总水摄入量达到了适宜摄入量。

(三)饮水类型

1. 儿童青少年饮水类型

2011 年我国 4 个城市儿童青少年的饮水调查显示,调查对象平均每日白水的饮用量为 744mL,占总饮水量的 68.3%;男生白水的饮用量高于女生;城区儿童青少年白水饮用量高于郊区。调查对象平均每日饮用饮料 345mL,占总饮水量的 31.7%;男生和女生饮料饮用量无明显差异;城区儿童青少年饮料饮用量显著高于郊区。各类饮料中,蛋白饮料、非碳酸类含糖饮料(SSD)和碳酸饮料(CSD)的饮用量较高,城区儿童青少年的蛋白饮料饮用量高于郊区,高中生低于初中生和小学生；男生 SSD 和 CSD 的饮用量高于女生，城区高于郊区，初、高中生高于小学生（表 4-6）。

表 4-6　2011 年 4 个城市儿童青少年饮水类型及饮用量

单位：mL

	性别		城乡		学校			平均饮用量
	男生	女生	城区	郊区	小学	初中	高中	
总饮水量	1 157	1 026	1 185	991	1 000	1 141	1 185	1 089
白水	809	683	792	695	672	780	829	744
奶类	166	181	202	146	180	174	162	174
非碳酸类含糖饮料	66	62	75	52	48	70	86	64
碳酸饮料	67	39	49	56	50	62	42	52
热饮	20	30	35	16	19	26	36	25
功能饮料	14	7	12	8	10	10	10	10
冰激凌	3	4	3	4	5	3	2	3
其他	12	18	17	14	16	16	18	17

2016 年我国 27 个城市 4~55 岁居民的饮水调查显示，4~9 岁儿童每日白水饮用量中位数男孩为 400mL、女孩为 403mL；10~17 岁儿童青少年每日白水饮用量中位数男生为 540mL、女生为 477mL；白水占调查对象总饮水量的 50% 以上；儿童青少年奶及奶制品的饮用量较多，各类饮料饮用量未发现明显的性别差异（表 4-7）。

表 4-7　2016 年我国 27 个城市 4~55 岁居民饮水类型及饮用量

	4~9 岁				10~17 岁				18~55 岁			
	男生		女生		男生		女生		男性		女性	
	平均值 /mL	消费率 /%	平均值 /mL	消费率 /%	平均值 /mL	消费率 /%	平均值 /mL	消费率 /%	平均值 /mL	消费率 /%	平均值 /mL	消费率 /%
水	400	98	403	99	540	100	477	100	569	100	632	99
奶及奶制品	239	95	223	96	170	87	157	91	78	75	131	85
热饮	0	19	0	15	0	36	0	35	36	62	36	60
含糖饮料	91	72	68	71	222	86	175	84	229	85	163	83
100% 果汁	38	62	8	52	0	41	7	51	0	37	0	41
无营养甜味饮料	0	5	0	2	0	13	0	7	0	10	0	7
酒精饮料	0	0	0	0	0	11	0	8	0	45	0	21
其他饮料	0	4	0	1	0	2	0	3	0	3	0	4

2. 成年人饮水类型

2016 年我国 27 个城市 4~55 岁居民饮水调查显示，成年人每日白水饮用量为 597mL，白水约占调查对象总饮水量的 50% 以上；成年人含糖饮料的饮用量较多，成年男性含糖饮料每日摄入量中位数为 229mL，高于女性（163mL）；成年女性白水、奶及奶制品饮用量高于男性（表 4-7、图 4-25）。

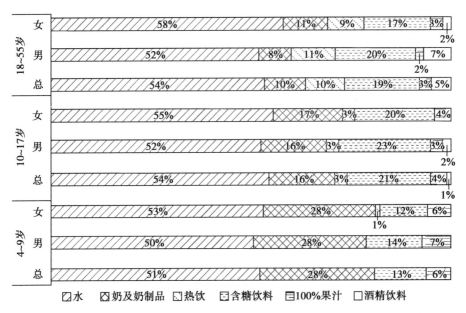

图 4-25　2016 年我国 27 个城市 4~55 岁人群各饮水类型饮用量占饮用量的百分比

2017 年河北省保定市大学生人群的饮水调查显示,调查对象每日白水、牛奶、含糖饮料和其他饮料饮用量的中位数分别为 866mL、43mL、43mL 和 2mL;男生白水、含糖饮料、酒类的饮用量明显高于女生,牛奶饮用量明显低于女生。

二、油盐摄入状况

(一) 食用油和盐摄入量

2015 年中国成人慢性病与营养监测数据显示,每标准人日食用油和盐的摄入量分别为 43.2g 和 9.3g。从食用油和盐摄入量的长期变化趋势来看,1982—2015 年食用油摄入量呈上升趋势,烹调盐呈下降趋势。我国成年人膳食钠摄入量总体呈下降趋势(表 4-8)。

表 4-8　1982—2015 年中国居民食用油、烹调盐及钠摄入量

	1982 年	1992 年	2002 年	2012 年	2015 年
食用油 /(g·标准人日⁻¹)	18.2	29.5	41.6	42.1	43.2
盐 /(g·标准人日⁻¹)	12.7	13.9	12.0	10.4	9.3
钠 /(mg·标准人日⁻¹)		6 671	6 268	5 667	6 046

数据来源:1982—2012 年全国营养调查,2015 年中国成人慢性病与营养监测。

(二) 食用油和盐摄入水平的人群分布

《中国居民膳食指南(2016)》推荐成年人每日食用油摄入量 25~30g,盐摄入量 <6g。2015 年我国成年居民平均每日食用油摄入量小于 30g 的比例为 42.9%,烹调用盐摄入量小于 6g/d 的比例为 35.0%,其中 80 岁以上人群比例最高,食用油和盐分别为 60.7% 和 50.5%;城市居民食用油摄入量小于 30g/d 和烹调用盐摄入量小于 6g/d 的比例分别为 46.6% 和 40.1%,均高于农村居民(图 4-26 和图 4-27)。

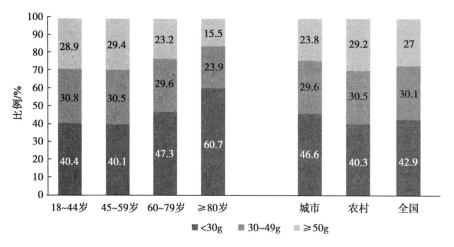

图 4-26　中国成年人烹调油摄入量的人群分布
数据来源：2015 年中国成人慢性病与营养监测。

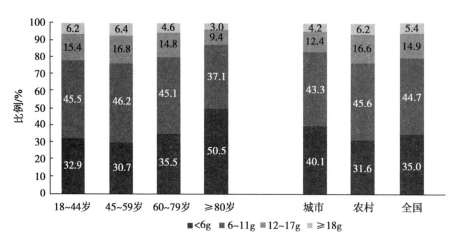

图 4-27　中国成年人烹调盐摄入量的人群分布
数据来源：2015 年中国成人慢性病与营养监测。

三、糖摄入状况

本部分数据结果来自国家食品安全风险评估专家委员会发布的"中国城市居民糖摄入水平及其风险评估"报告。食物消费量数据来源于 2018 年中国居民食物消费量调查，该调查在全国抽取 18 个省（自治区、直辖市）32 个城市共 13 083 名调查对象，采用非连续 3 天 24 小时膳食回顾法收集食物消费量数据。

（一）糖摄入量及其人群分布

3 岁及以上城市居民糖平均摄入量为 9.1g/ 标准人日，各年龄组糖平均摄入量女性普遍高于男性。糖平均摄入量最高的三个年龄组分别为 3~6 岁组（17.1g）、7~12 岁组（13.5g）、13~17 岁组（13.1g），随年龄的增长糖摄入量总体呈下降趋势（图 4-28）。

《中国居民膳食指南（2016）》推荐添加糖摄入量不超过 50g/d，最好控制在 25g/d 以下。我国居民各年龄组添加糖摄入量低于 50g/d 的比例均在 90% 以上，低于 25g/d 的比例均在 70% 以上，且随年龄增加，各年龄组每标准人日糖摄入量 >50g 的人群比例呈下降趋势（图 4-29）。

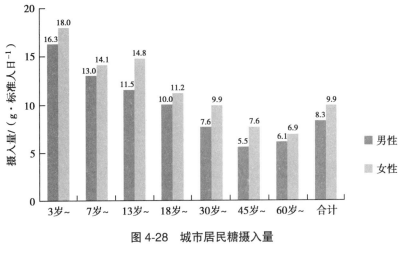

图 4-28　城市居民糖摄入量

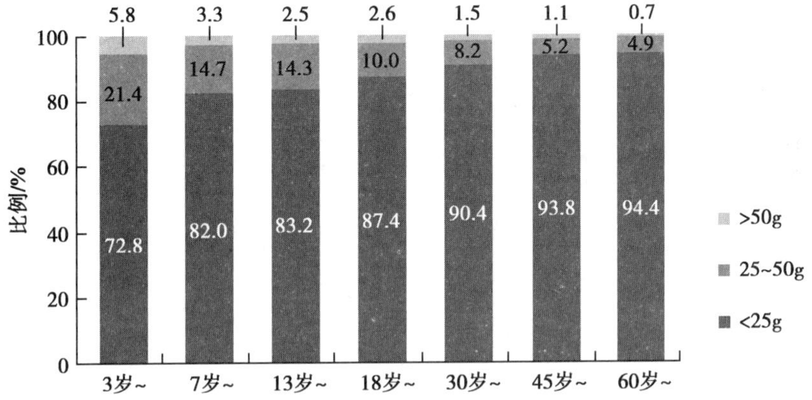

图 4-29　我国居民糖摄入量年龄分布

（二）糖的食物来源分布

我国 3 岁及以上城市居民,糖摄入来源占比最高的四类食物为食糖(28.2%)、含糖乳制品(24.4%,其中含糖酸奶21.9%)、饮料类(17.7%)、焙烤食品类(19.9%)。由于消费量低,含糖量高的糖果蜂蜜类,对糖摄入的贡献率为1.3%;果脯蜜饯类仅为 0.8%(图 4-30)。儿童青少年含糖饮料类的日均摄入量为 189.8g,成年人含糖饮料类的日均摄入量为 174.2g(图4-31)。3~6 岁和 7~12 岁人群的糖摄入来源占比最高的食物为含糖乳制品,分别占糖摄入量的 43.3% 和 34.4%;13~17 岁和 18~29 岁人群的糖摄入来源占比最高食物为焙烤食品类,分别占糖摄入量的 32.8% 和 31.0%;30~44 岁、45~59 岁和 60岁及以上人群的糖摄入来源占比最高食物为食糖,分别占糖摄入量的 30.8%、36.4% 和 40.8%(图 4-32)。

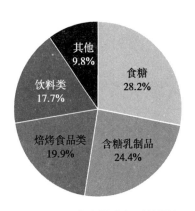

图 4-30　各类含糖食品对糖摄入的贡献率

（三）含糖饮料消费

国家统计局 2000—2019 年饮料销售量统计结果显示,2006—2017 年饮料销售量呈快速增长趋势,平均每年增长 336 万吨;2018 年和 2019 年的数据显示,饮料销售量呈下降趋势

（图 4-33）。

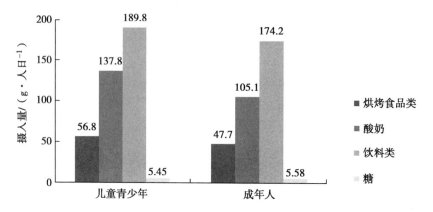

图 4-31　糖贡献高的前 4 类食物消费量

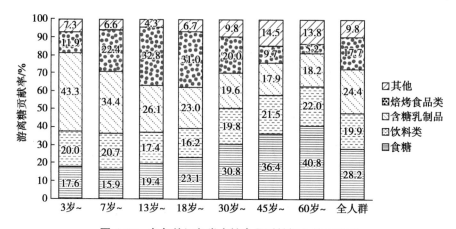

图 4-32　各年龄组各类含糖食品对糖摄入的贡献率

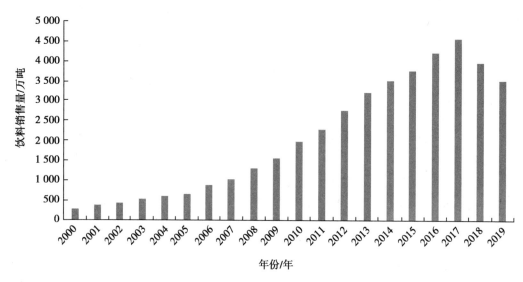

图 4-33　2000—2019 年中国饮料销售量变化情况

数据来源：国家统计局。

2018年中国居民食物消费量调查结果显示,含糖乳饮料的消费者主要集中在3~6岁、7~12岁和13~17岁人群,含糖饮料的消费者主要集中在7~12岁、13~17岁和18~29岁人群(图4-34)。

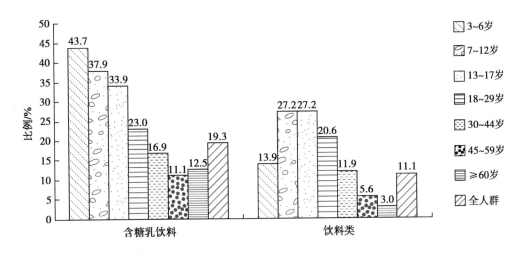

图4-34　各年龄含糖饮料消费者占比

3岁及以上城市居民对糖摄入贡献最高的三种饮料亚类为碳酸饮料、果蔬汁及饮料、茶饮料,贡献率分别为7.1%、3.8%和2.5%;含糖乳饮料对糖摄入贡献率为1.4%,其他含糖饮料合计占2.9%。不同饮料亚类对糖摄入的贡献,3~6岁儿童糖摄入贡献率最高的饮料种类为含糖乳饮料,占3.7%;7~12岁、13~17岁、18~29岁、30~44岁人群糖摄入贡献率最高的饮料种类为碳酸饮料,贡献率分别为8.2%、16.4%、16.3%和7.7%;45~59岁、60岁及以上人群糖摄入贡献率最高的饮料种类为果蔬汁及饮料,贡献率分别为3.2%和1.9%(图4-35)。

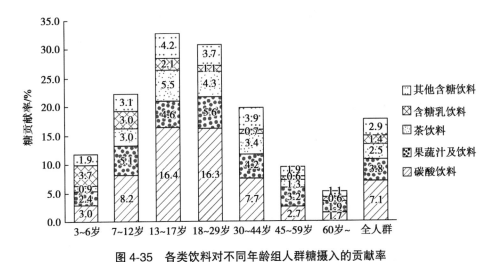

图4-35　各类饮料对不同年龄组人群糖摄入的贡献率

(四)糖摄入供能比的人群分布

2018年中国居民食物消费量调查结果显示,3岁及以上城市居民糖的供能比超过10%的比例为 1.9%,3~6 岁、13~17 岁人群比例最高,分别为 4.8% 和 4.1%。含糖饮料消费者糖供能比超过 10% 的个体比例为 2.0%,3~6 岁、13~17 岁人群最高,分别为 5.0% 和 4.4%(见图 4-36)。

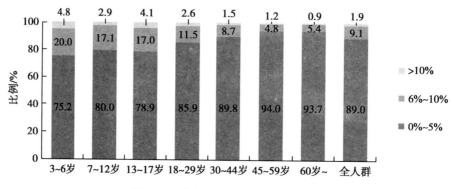

图 4-36　各年龄组人群糖摄入供能比

四、饮酒情况

(一)饮酒率

2015 年调查数据显示,我国成年男性过去 12 个月内饮酒率为 64.5%,女性为 23.1%;城市男性为 65.7%,农村男性为 63.2%;城市女性为 27.3%,农村女性为 18.8%(表 4-9)。

表 4-9　中国成年人饮酒率

单位:%

年龄	全国合计		城市		农村	
	男性	女性	男性	女性	男性	女性
18~44 岁	66.9	25.7	67.4	30.2	66.4	20.3
45~59 岁	67.2	22.3	68.2	26.0	66.1	18.9
60 岁 ~	51.6	16.0	53.9	17.8	49.9	14.7
合计	64.5	23.1	65.7	27.3	63.2	18.8

数据来源:2015 年中国成人慢性病与营养监测。

(二)饮酒量与过量饮酒率

2015 年我国成年居民饮酒者日均酒精摄入量男性为 30.0g、女性为 12.3g。根据《中国居民膳食指南(2016)》,男性饮酒者日均酒精摄入量≥25g、女性饮酒者日均酒精摄入量≥15g 定义为过量饮酒。2015 年我国男性和女性饮酒者过量饮酒率分别为 42.5% 和 27.8%。不同年龄饮酒者过量饮酒率差异较大,男性、女性均以 60 岁及以上组最高,45~59 岁组次之(表 4-10)。

表 4-10　中国成年饮酒者酒精摄入水平不同年龄占比

单位:%

	<5g	5g~	15g~	≥25g
男性	18.6	24.6	14.3	42.5
18~44 岁	24.9	29.6	13.8	31.7
45~59 岁	16.7	23.8	13.2	46.3

续表

	<5g	5g~	15g~	≥25g
60 岁 ~	14.9	20.6	16.2	48.3
女性	40.0	32.2	11.7	16.1
18~44 岁	47.6	32.3	8.6	11.5
45~59 岁	40.9	31.2	12.0	15.9
60 岁 ~	31.9	33.3	14.1	20.7

数据来源:2015 年中国成人慢性病与营养监测。

小　结

我国居民粮谷和杂豆类食物摄入量呈下降趋势,但仍是能量的主要来源;其他谷物和杂豆的摄入量低于《中国居民膳食指南(2016)》推荐摄入量。

各年龄组居民蔬菜、水果、大豆及其制品、坚果类、鱼虾类、蛋类和奶类平均摄入量均低于膳食指南推荐量,但畜禽肉摄入量高于推荐量。城市居民食用油摄入量已经出现下降趋势,但农村仍在上升。烹调盐摄入量有所下降,但膳食钠并没有下降。2015 年,57.1% 的成年居民食用油摄入量大于 30g/d,35.0% 成年人烹调盐摄入量小于 6g/d。

儿童青少年每日饮水量未达标者比例超过 60%,白水占一半多。3~6 岁、7~12 岁、13~17 岁城市儿童青少年糖平均摄入量最高,值得关注。我国各年龄组居民添加糖摄入量低于 50g/d 的比例占 90% 以上,低于 25g/d 者占 70% 以上。碳酸饮料、果蔬汁及饮料、茶饮料消费率较高。含糖食品消费者糖供能比超过 10% 的主要是 3~6 岁和 13~17 岁儿童青少年。

成年人过去 12 个月内饮酒率城市高于农村,男性高于女性;男性和女性饮酒者过量饮酒率分别为 42.5% 和 27.8%。

（何宇纳,于冬梅,王惠君,马冠生,孙长颢,马爱国,杨晓光,杨月欣,丁钢强）

（协助完成:琚腊红,贾小芳,杜文雯,张娜,房玥晖,连怡遥,蔡姝雅）

第五章 膳食营养素摄入状况及趋势

本章报告主要基于 1982—2015 年五次全国营养调查和中国成人慢性病与营养监测、2016—2017 年中国儿童与乳母营养健康监测、2000—2018 年中国健康与营养调查项目七次队列随访数据,膳食调查采用连续 3 天家庭称重调味品和个人 24 小时膳食回顾法,分析我国居民能量及宏量营养素、矿物质及维生素摄入状况及变化趋势。

第一节 能量及宏量营养素摄入状况及趋势

一、能量、蛋白质、脂肪和碳水化合物摄入状况

2015 年中国居民平均每标准人日能量摄入量为 2 007kcal,城市低于农村。平均每标准人日蛋白质摄入量 60.4g,脂肪摄入量 79.1g,碳水化合物摄入量 266.7g(表 5-1)。

表 5-1 2015 年中国居民能量、蛋白质、脂肪和碳水化合物平均每日摄入量

	能量 /kcal	蛋白质 /g	脂肪 /g	碳水化合物 /g
全国合计(每标准人日)	2 007	60.4	79.1	266.7
3~5 岁	1 263	35.6	48.0	175.3
6~11 岁	1 591	50.0	69.6	196.3
12~17 岁	1 995	61.4	84.5	253.8
18~59 岁	1 928	58.2	77.6	251.8
60 岁及以上	1 774	52.9	67.2	241.2
城市(每标准人日)	1 940	62.7	80.4	245.5
3~5 岁	1 149	34.9	50.2	142.6
6~11 岁	1 635	55.2	71.5	198.2
12~17 岁	2 007	66.2	84.6	251.7
18~59 岁	1 807	58.4	76.1	225.8
60 岁及以上	1 684	54.3	66.9	219.3
农村(每标准人日)	2 054	58.7	78.1	281.5
3~5 岁	1 324	36.0	46.8	193.0
6~11 岁	1 552	45.4	67.9	194.7

续表

	能量 /kcal	蛋白质 /g	脂肪 /g	碳水化合物 /g
12~17 岁	1 983	57.1	84.4	255.7
18~59 岁	2 009	58.1	78.6	269.4
60 岁及以上	1 844	51.8	67.4	258.3

数据来源:2015 年中国成人慢性病与营养监测,2016—2017 年中国儿童与乳母营养健康监测。

二、能量及宏量营养素摄入变化趋势

城市和农村居民能量、碳水化合物摄入量均呈下降趋势;蛋白质摄入水平基本稳定;脂肪摄入量 1982—2002 年呈快速增长趋势,其后逐渐进入平台期,脂肪摄入增速减缓,城市居民脂肪摄入量 2002—2015 年呈缓慢下降趋势。农村居民 1982—2002 年脂肪摄入量增幅最大,从 1982 年每标准人日 39.6g 增加到 2002 年每标准人日 72.7g,2002—2015 年脂肪摄入量增速减缓(图 5-1 至图 5-4)。

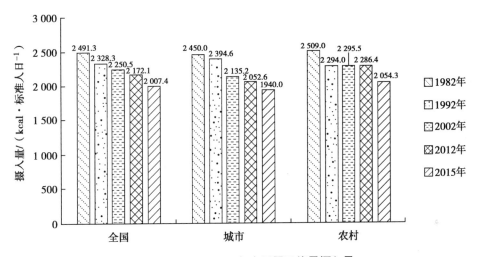

图 5-1　1982—2015 年中国居民能量摄入量

数据来源:1982—2012 年全国营养调查,2015 年中国成人慢性病与营养监测。

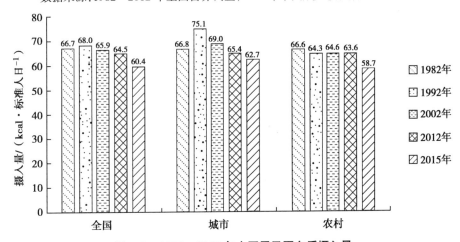

图 5-2　1982—2015 年中国居民蛋白质摄入量

数据来源:1982—2012 年全国营养调查,2015 年中国成人慢性病与营养监测。

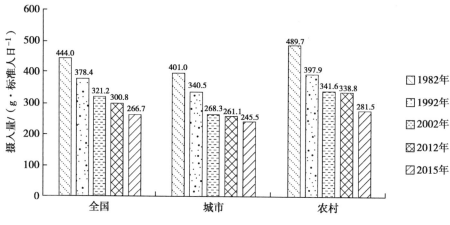

图 5-3　1982—2015 年中国居民碳水化合物摄入量

数据来源：1982—2012 年全国营养调查，2015 年中国成人慢性病与营养监测。

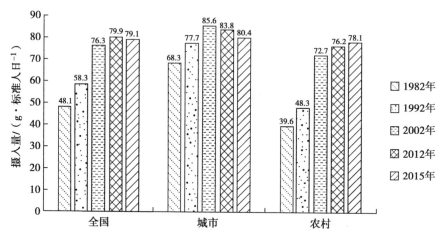

图 5-4　1982—2015 年中国居民脂肪摄入量

数据来源：1982—2012 年全国营养调查，2015 年中国成人慢性病与营养监测。

第二节　主要矿物质和维生素摄入状况及趋势

一、主要矿物质摄入状况及趋势

2015 年我国居民平均每标准人日钙的摄入量为 356.3mg，城市显著高于农村，各年龄组中 12~17 岁人群平均每人日钙的摄入量最高，为 342.8mg（表 5-2）；1982—2015 年居民钙摄入总体呈下降趋势（图 5-5）。2015 年我国居民平均每标准人日铁的摄入量为 21.0mg，城市和农村无显著性差异；1992 年以来铁的摄入量基本稳定。2015 年我国居民平均每标准人日锌的平均摄入量为 10.3mg，城市和农村无显著性差异；自 1992 年以来，锌的摄入量略有下降。

二、主要维生素摄入状况及趋势

2015—2017 年我国居民每标准人日膳食维生素 A 视黄醇当量平均摄入量为 432.9μgRE，

表 5-2　2015—2017 年中国居民膳食钙、铁、锌平均每日摄入量

	钙 /mg	铁 /mg	锌 /mg
全国合计（每标准人日）	356.3	21.0	10.3
3~5 岁	216.7	11.9	6.3
6~11 岁	293.9	15.5	8.0
12~17 岁	342.8	19.2	9.8
18~59 岁	328.3	20.2	9.9
60 岁及以上	333.2	18.7	9.0
城市（每标准人日）	398.7	21.1	10.1
3~5 岁	250.8	11.4	5.7
6~11 岁	338.8	16.3	8.5
12~17 岁	378.4	20.1	10.2
18~59 岁	350.1	19.5	9.4
60 岁及以上	370.9	18.7	8.7
农村（每标准人日）	326.8	21.0	10.5
3~5 岁	198.4	12.2	6.6
6~11 岁	253.7	14.8	7.5
12~17 岁	311.9	18.5	9.4
18~59 岁	313.7	20.7	10.3
60 岁及以上	303.8	18.8	9.3

数据来源：2015 年中国成人慢性病与营养监测，2016—2017 年中国儿童与乳母营养健康监测。

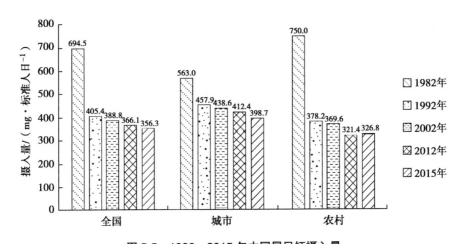

图 5-5　1982—2015 年中国居民钙摄入量

数据来源：1982—2012 年全国营养调查，2015 年中国成人慢性病与营养监测。

城市（486.7μgRE）高于农村（395.4μgRE），维生素 A 摄入水平略有下降，城市人群下降较为明显。2015 年我国居民平均每标准人日膳食维生素 B_1 和维生素 B_2 的摄入量分别为 0.8mg 和 0.7mg，城乡无明显差异。平均每标准人日维生素 C 摄入量为 80.3mg，城市高于农村，城乡居民维生素 C 摄入水平趋于稳定（表 5-3 和图 5-6）。

表5-3 2015—2017年中国居民膳食主要维生素平均每日摄入量

	维生素 A/μgRE	维生素 B_1/mg	维生素 B_2/mg	维生素 C/mg
全国合计（每标准人日）	432.9	0.8	0.7	80.3
3~5 岁	244.8	0.5	0.5	34.4
6~11 岁	336.4	0.7	0.7	51.5
12~17 岁	356.8	0.8	0.8	60.5
18~59 岁	406.8	0.8	0.7	75.5
60 岁及以上	396.6	0.7	0.6	76.1
城市（每标准人日）	486.7	0.8	0.8	86.9
3~5 岁	288.7	0.5	0.5	37.3
6~11 岁	402.8	0.7	0.8	55.0
12~17 岁	414.2	0.8	0.8	64.5
18~59 岁	443.5	0.8	0.7	78.8
60 岁及以上	431.5	0.7	0.7	80.8
农村（每标准人日）	395.4	0.8	0.7	75.7
3~5 岁	221.1	0.5	0.5	32.8
6~11 岁	276.9	0.6	0.6	48.4
12~17 岁	306.8	0.8	0.7	57.0
18~59 岁	382.1	0.8	0.7	73.2
60 岁及以上	369.3	0.7	0.6	72.4

数据来源：2015 年中国成人慢性病与营养监测，2016—2017 中国儿童与乳母营养健康监测。

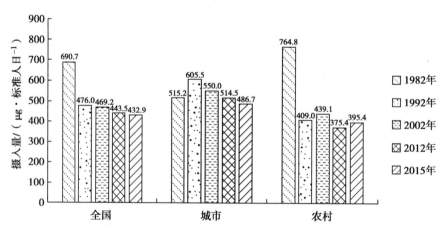

图 5-6 1982—2015 年中国居民维生素 A 视黄醇当量摄入量

数据来源：1982—2012 年全国营养调查，2015 年中国成人慢性病与营养监测。

第三节 膳 食 结 构

一、膳食结构特点

2015年我国城乡居民蛋白质、脂肪、碳水化合物三大营养素供能充足,其中碳水化合物供能比有所下降,脂肪供能比上升,蛋白质摄入持平,优质蛋白质摄入增加。我国居民能量的主要食物来源中,谷类食物占51.5%,动物性食物占17.2%,其中畜类食物占比最高为11.6%。城市和农村能量食物来源差异明显,城市居民能量来源于谷类的比例较低,来源于动物性食物的比例较高。2015年中国居民蛋白质食物来源主要为谷类和动物性食物,分别占46.9%和35.2%;动物性食物中畜类食物占比最高,为18.3%;大豆类仅占5.9%。优质蛋白质比例城市(46.9%)高于农村(37.0%)。中国居民脂肪的主要来源为食用油,占53.4%;动物性食物提供的脂肪占总脂肪的31.8%,城市居民来自动物性食物的脂肪占比高于农村居民(表5-4)。

表5-4 2015年中国城乡居民的膳食构成

单位:%

	全国合计	城市	农村
能量的食物来源占比			
谷类	51.5	47.0	54.6
大豆类	1.9	2.2	1.7
薯类杂豆类	2.4	2.2	2.5
动物性食物	17.2	20.3	15.0
食用油	18.4	18.3	18.5
糖	0.5	0.6	0.5
酒	0.6	0.5	0.7
其他	7.5	8.9	6.5
能量的营养素来源占比			
碳水化合物	53.4	50.6	55.3
脂肪	34.6	36.4	33.2
蛋白质	12.1	12.9	11.5
蛋白质的食物来源占比			
谷类	46.9	40.2	51.5
大豆类	5.9	6.4	5.6
动物性食物	35.2	40.5	31.4
其他	12.0	12.8	11.5
脂肪的食物来源占比			
动物性食物	31.8	35.2	29.5
植物性食物	14.9	14.7	14.9
食用油	53.4	50.1	55.6

二、宏量营养素供能比的变化趋势

1992—2015 年全国营养调查数据显示,我国不同地区成年人脂肪供能比呈上升趋势,而碳水化合物供能比呈下降趋势,尤其是农村居民脂肪供能比显著升高(图 5-7 和图 5-8)。

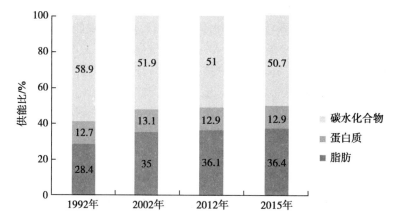

图 5-7　中国城市居民宏量营养素供能比的变化趋势

数据来源:1992—2012 年全国营养调查,2015 年中国成人慢性病与营养监测。

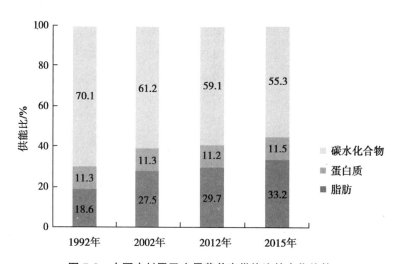

图 5-8　中国农村居民宏量营养素供能比的变化趋势

数据来源:1992—2012 年全国营养调查,2015 年中国成人慢性病与营养监测。

我国成年人膳食脂肪的主要来源是食用油和动物性食物,随着动物性食物摄入量增加,来自食用油的脂肪占比逐年下降。2000—2018 年动物性食物所提供的脂肪比例从 2000 年的 29.4% 增加到 2018 年的 36.6%,呈持续增长趋势。同时食用油提供的脂肪比例从 2000 年的 53.7% 降低到 2018 年的 43.1%,呈持续下降趋势(图 5-9)。

三、膳食脂肪供能比切点的建议

中国健康与营养调查显示,2018 年碳水化合物供能比达到 50%~60% 的成年人占 30.4%,一半以上的城市居民(51.6%)碳水化合物供能比低于 50%(图 5-10)。24.9% 的成年人脂肪供能比达到推荐的适宜脂肪供能比（20%~30%），城镇居民达到适宜脂肪供能比的比例最高（25.4%），67.5% 的城市居民脂肪供能比超过 30%（图 5-11）。

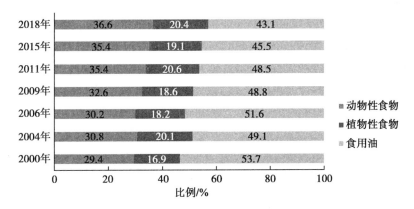

图 5-9　中国成年人膳食脂肪来源的变化趋势

数据来源：中国健康与营养调查。

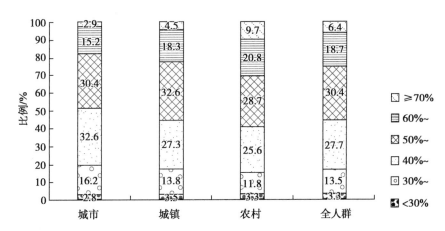

图 5-10　2018 年不同地区成年人碳水化合物供能比人群分布

数据来源：中国健康与营养调查。

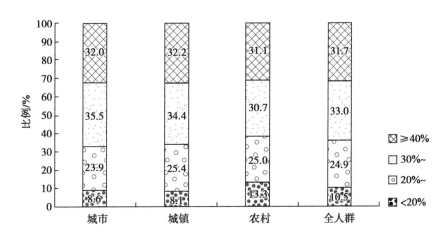

图 5-11　2018 年不同地区成年人脂肪供能比人群分布

数据来源：中国健康与营养调查。

中国健康与营养调查 1991—2018 年 10 轮队列随访调查中,选择参加 2 轮及以上随访的调查对象作为研究对象,且研究对象进入队列时未患超重肥胖或高血压。利用重复测量数据的 ROC 曲线分析方法,结合广义线性混合效应模型,探讨膳食脂肪供能比的适宜切点。

以超重 / 肥胖为结局变量,我国成年男性和女性膳食脂肪供能比较适宜的切点值分别为 27%(男性:ROC 曲线下面积 =0.668,敏感度 =61.9%,特异度 =60.3%)和 26%(女性:ROC 曲线下面积 =0.666,敏感度 =56.4%,特异度 =67.5%)(表 5-5);以高血压为结局变量,我国成年男性和女性膳食脂肪供能比较适宜的切点值分别为 26%(男性:ROC 曲线下面积 =0.722,敏感度 =65.7%,特异度 =66.6%)和 25%(女性:ROC 曲线下面积 =0.777,敏感度 =70.5%,特异度 =70.6%)(表 5-6)。

表 5-5 18~64 岁成年人膳食脂肪供能比适宜切点值判定(以超重 / 肥胖为结局变量)

脂肪供能比 /%	男性			女性		
	敏感度 /%	特异度 /%	约登指数 /%	敏感度 /%	特异度 /%	约登指数 /%
20	0	100	0	0	100	0
21	0	100	0	0	100	0
22	14.9	98.5	13.4	9.3	99.0	8.3
23	24.0	94.9	20.9	22.5	95.0	17.5
24	36.9	86.8	23.7	35.9	87.0	22.9
25	43.3	83.1	24.5	45.8	78.4	24.2
26	54.0	68.6	22.7	**56.4**	**67.5**	**23.9**
27	**61.9**	**60.3**	**22.2**	66.3	55.8	22.1
28	69.9	49.3	19.2	73.5	46.3	19.8
29	78.3	38.2	16.5	80.5	35.6	16.1
30	82.3	33.7	16.0	86.1	26.0	12.1
31	85.9	28.4	14.3	89.9	19.8	9.7
32	91.3	18.9	10.2	93.5	12.9	6.4
33	94.9	11.3	6.2	96.1	8.0	4.1
34	98.3	2.8	1.1	97.7	4.5	2.2
35	99.9	0.1	0.0	98.8	2.0	0.8

数据来源:中国健康与营养调查。

表 5-6 18~64 岁成年人膳食脂肪供能比适宜切点值判定(以高血压为结局变量)

脂肪供能比 /%	男性			女性		
	敏感度 /%	特异度 /%	约登指数 /%	敏感度 /%	特异度 /%	约登指数 /%
20	0	100	0	0	100	0
21	5.1	99.6	4.7	20.7	98.6	19.3
22	19.0	97.4	16.5	38.7	93.3	32.0
23	34.0	91.2	25.2	53.4	85.5	38.9
24	47.0	83.4	30.4	64.0	77.5	41.5
25	56.3	76.2	32.5	**70.5**	**70.6**	**41.1**

续表

脂肪供能比 /%	男性			女性		
	敏感度 /%	特异度 /%	约登指数 /%	敏感度 /%	特异度 /%	约登指数 /%
26	**65.7**	**66.6**	**32.3**	76.9	62.0	38.9
27	72.9	57.7	30.6	81.7	53.7	35.4
28	78.1	50.1	28.2	85.3	47.3	32.6
29	83.2	41.6	24.8	88.4	40.7	29.2
30	87.7	33.4	21.1	91.1	34.9	26.0
31	90.7	27.2	18.0	92.9	30.4	23.3
32	93.4	21.3	14.7	94.6	25.2	19.8
33	95.5	15.3	10.8	96.1	20.2	16.3
34	96.9	11.5	8.4	97.1	16.8	13.9
35	98.1	7.5	5.6	97.9	13.2	11.1

数据来源:中国健康与营养调查。

四、膳食总体质量

(一)食物种类与多样性

食物多样是平衡膳食的基本原则,中国居民膳食指南建议平均每天 12 种以上,每周达到 25 种。1992 年、2002 年和 2010—2012 年中国营养调查结果显示,我国居民膳食种类有了明显增加,3 天膳食调查期间,食物种类中位数从 1992 年的 8 种,到 2002 年为 11 种,2012 年为 15 种,其中谷薯杂豆 3 种、蔬菜水果 6 种、畜禽鱼蛋 3 种、奶豆坚果 1 种。约 19.5% 的人群 3 日食物种类达到 15 种以上(图 5-12)。

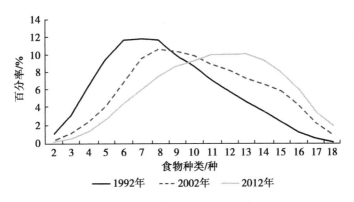

图 5-12　3 日膳食食物种类分布的变化

(二)总体膳食质量

中国居民膳食指南提出的平衡膳食模式所推荐的食物种类和比例能最大限度满足中国不同年龄、不同能量需要水平的健康人群的营养与健康需求。依据《中国居民膳食指南(2016)》核心条目及关键推荐建立的中国健康膳食指数(China health diet index,CHDI)评价我国成年人膳食质量的结果显示,我国 18 岁及以上人群 CHDI 的平均得分为 49 分(满分 100 分),60 分以上的比例为 17.7%。米面类摄入量、饱和脂肪供能比、纯能量食物供能比达到推荐量的比例较高,分别为 83.9%、81.0% 和 64.2%;钠、食物种类、水果类和奶类达标率较低,分别为 9.9%、5.3%、4.7% 和 4.3%,因此钠摄入过高、水果和奶类摄入水平低、食物种类不足是我国居民膳食质量存在的主要问题(图 5-13)。

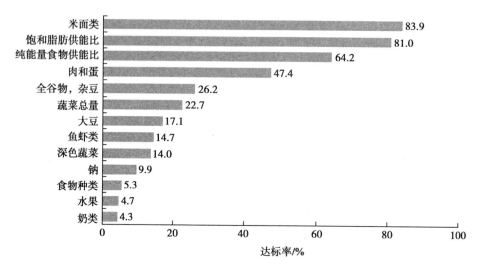

图 5-13 中国健康膳食指数(CHDI)各指标达标率

利用中国学龄前儿童平衡膳食指数(DBI_child)评价我国学龄前儿童膳食质量的结果显示,学龄前儿童膳食失衡问题主要表现在蔬菜水果、大豆类和奶类摄入不足,农村儿童存在动物性食物摄入不足的状况。

(三)中国不同地区膳食模式分析

中国地域辽阔,受经济发展、传统饮食文化的影响,膳食模式和总体膳食质量差异较大,从不同省份膳食总体质量达标率来看,以 CHDI 达到 60 分及以上为标准,浙江、上海、江苏、福建、广东的达标率比较高,这些地区的膳食特点是食物多样化程度高;饮食较为清淡;新鲜蔬菜水果摄入量充足;与其他地区相比,鱼虾类摄入量相对较高,猪肉摄入量较低;更接近平衡膳食模式。

利用 2002 年中国居民营养与健康状况调查数据分析我国人群膳食模式的研究结果显示,具有上述特点膳食模式的地区(图中以江南水乡为代表)超重/肥胖、高血压、血脂异常和糖尿病等疾病的患病率较低(图 5-14)。

《中国居民营养与慢性病状况(2015)》从全国 31 个省(自治区、直辖市)全人群慢性病死亡率和心脑血管疾病死亡率分布也可以看出,各省慢性病死亡水平存在差异,呈西部高于中部,中部高于东部的特征。心脑血管疾病死亡水平东南沿海地区较低。另外期望寿命等指标分析也具有相似的特点。

以平衡膳食为基本原则,具有食物多样、谷类为主、清淡少盐、充足的蔬菜水果、更为丰富的水产品摄入特点的东南沿海一带的膳食模式是我国健康膳食模式的代表。

小 结

1. 2015 年我国居民平均每标准人日能量摄入量为 2 007kcal。能量摄入量呈下降趋势,1982—2015 年城市和农村居民平均每标准人日能量摄入量分别下降了 510kcal 和 455kcal。

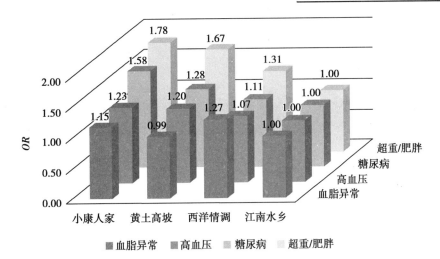

图 5-14 不同膳食模式人群慢性病的发生风险比较

2. 2015 年我国居民平均每标准人日蛋白质摄入量为 60.4g,脂肪摄入量为 79.1g,碳水化合物摄入量为 266.7g。1982—2015 年我国居民蛋白质摄入水平基本稳定,优质蛋白质摄入增加;碳水化合物摄入量呈下降趋势;脂肪摄入量 1982—2002 年呈快速增长趋势,其后增速减缓,逐渐进入平台期。城市和农村居民平均每标准人日脂肪摄入量分别增加了 12.1g 和 38.5g。

3. 2015 年我国城乡居民蛋白质、脂肪、碳水化合物三大营养素供能充足,但部分人群膳食结构不合理的问题越来越突出。城市居民蛋白质、脂肪、碳水化合物供能比分别为 12.9%、36.4%、50.7%;农村居民分别为 11.5%、33.2%、55.3%。1992—2015 年蛋白质供能比基本持平;城市和农村居民碳水化合物供能比分别下降了 8.2% 和 14.8%;城市和农村居民脂肪供能比分别上升了 8% 和 14.6%。2018 年中国健康与营养调查结果显示,64.7% 的成年人脂肪供能比大于 30%。

4. 依据 1991—2018 年中国健康与营养调查自然人群队列 10 次追访数据分析,成年男性和女性预防超重肥胖的膳食脂肪供能比较适宜的切点值分别为 27% 和 26%;预防高血压的适宜切点值分别为 26% 和 25%。

5. 2015 年我国居民钙、铁和锌的平均每标准人日摄入量分别为 356.3mg、21.0mg 和 10.3mg。1992—2015 年居民钙和锌的摄入总体呈下降趋势,铁的摄入量基本稳定。

6. 2015 年我国居民维生素 A、维生素 B_1、维生素 B_2 和维生素 C 的平均每标准人日摄入量分别为 432.9μgRE、0.8mg、0.7mg 和 80.3mg。1992—2015 年居民维生素 A 的摄入量略有下降,维生素 C 的摄入量基本稳定。

(何宇纳,王惠君,于冬梅,孙长颢,马爱国,杨晓光,杨月欣,丁钢强)
(协助完成:贾小芳,杜文雯,苏畅,琚腊红,房玥晖,连怡遥)

第六章 身体活动与饮食行为

中国健康与营养调查以问卷方式分别收集了儿童青少年和成年人身体活动的内容和时间信息。儿童青少年分家务性、交通性和休闲性三类身体活动。成年人分职业性、家务性、交通性和休闲性四类身体活动。依据各种身体活动的能量消耗和持续时间推算其身体活动量和静坐时间。

第一节 身体活动和静坐时间

一、儿童青少年身体活动和静坐时间变化趋势

7~17岁儿童青少年家务性、交通性和休闲性身体活动总量在 30~40MET·h/周范围内波动。不同地区 7~17岁儿童青少年家务性身体活动量逐年降低;交通性身体活动量曲折上升,城市地区增幅最大;休闲性身体活动量逐年增加,城市儿童青少年休闲性身体活动量最高,农村儿童青少年休闲性身体活动量最低;城市和城镇儿童青少年闲暇静坐时间维持在 30h/周的水平,农村儿童青少年闲暇静坐时间逐年增加,2018 年达到了 28.3h/周。视屏时间为青少年闲暇静坐时间的重要组成部分,农村、城镇和城市儿童青少年视屏时间分别为 15.7h/周、13.6h/周和 11.3h/周,分别占闲暇静坐总时间的 55.3%、48.2% 和 38.2%(表6-1)。

表6-1 不同地区儿童青少年身体活动和闲暇静坐时间的变化趋势

	身体活动类型	2000 年	2004 年	2006 年	2009 年	2011 年	2015 年	2018 年
城市	样本量/人	314	208	162	144	483	503	429
	家务性身体活动/(MET·h·周⁻¹)	1.5	9.7	9.9	4.4	3.3	1.5	3.3
	交通性身体活动/(MET·h·周⁻¹)	10.6	8.9	8.7	9.0	7.6	7.8	14.4
	休闲性身体活动/(MET·h·周⁻¹)	15.5	30.7	22.1	22.2	25.8	25.9	38.2
	闲暇静坐时间/(h·周⁻¹)	17.2	29.1	30.5	29.7	29.6	29.7	29.6
城镇	样本量/人	1 083	681	615	551	746	1 017	1 086
	家务性身体活动/(MET·h·周⁻¹)	2.8	10.9	16.2	5.4	5.8	2.3	2.6

	身体活动类型	2000 年	2004 年	2006 年	2009 年	2011 年	2015 年	2018 年
	交通性身体活动 /（MET·h·周$^{-1}$）	9.7	8.7	9.2	8.8	8.6	8.6	9.3
	休闲性身体活动 /（MET·h·周$^{-1}$）	12.6	17.9	14.7	17.4	16.7	21.1	25.8
	闲暇静坐时间 /（h·周$^{-1}$）	13.3	25.0	25.4	25.7	28.8	31.0	28.2
农村	样本量 / 人	1 999	1 239	1 014	973	1 066	1 699	1 991
	家务性身体活动 /（MET·h·周$^{-1}$）	2.8	14.0	15.1	7.6	7.1	2.9	3.1
	交通性身体活动 /（MET·h·周$^{-1}$）	8.1	8.8	8.6	8.2	9.5	8.8	13.7
	休闲性身体活动 /（MET·h·周$^{-1}$）	10.6	13.2	11.7	14.1	11.7	18.8	24.2
	闲暇静坐时间 /（h·周$^{-1}$）	13.5	21.7	23.5	24.3	24.0	29.4	28.3

数据来源：中国健康与营养调查。

二、成年人身体活动和静坐时间变化趋势

成年男性总身体活动量逐年减少，从 2000 年的 303.1MET·h/ 周下降到 2018 年的 135.0MET·h/ 周；平均下降 9.3MET·h/ 周，即日均能量消耗减少 79.7kcal/d。男性四类身体活动中，职业性身体活动占比超过 90%，其他三类身体活动约各占 3%。职业性身体活动量降幅最大，从 2000 年到 2018 年下降了 152.8MET·h/ 周；家务性身体活动量和交通性身体活动量变化不大；休闲性身体活动量逐年增加，2018 年达到 16.3MET·h/ 周；休闲性身体活动增量远小于职业性身体活动的减少量，是导致男性身体活动总量逐渐减少的原因。2000—2015 年男性闲暇静坐时间逐年增加，2015 年达到 27.4h/ 周，2018 年略有下降，为 23.6h/ 周，其中闲暇视屏时间占 92.8%，达到 21.9h/ 周，平均每天闲暇视屏时间为 3.1 小时（图 6-1）。

成年女性总身体活动量逐年减少，从 2000 年的 309.4MET·h/ 周下降到 2018 年的 161.9MET·h/ 周。身体活动总量平均下降 8.2MET·h/ 周，即日均能量消耗减少 64.7kcal/d。四类身体活动中，职业性身体活动占比最高，约为 70%；家务性身体活动占比排在第二位，约为 23%。四类身体活动中，职业性身体活动量降幅最大，从 2000 年到 2018 年下降了 167.4MET·h/ 周。家务性身体活动量从 2000 年到 2011 年逐年增加，然后缓慢下降。交通性身体活动量从 2000 年到 2006 年逐年下降，然后缓慢增加。休闲性身体活动量逐年增加，2018 年达到 16.0MET·h/ 周。职业性和家务性身体活动的减少量远大于休闲性和交通性身体活动的增加量，是导致女性身体活动总量逐渐减少的原因。2000—2015 年女性闲暇静坐时间逐年增加，2015 年达到 23.8h/ 周。2018 年女性闲暇静坐时间略有下降，为 20.2h/ 周，其中闲暇视屏时间占 93.1%，达到 18.8h/ 周，平均每天闲暇视屏时间为 2.7 小时（图 6-2）。

国家体育总局国家国民体质监测中心 2000—2014 年数据显示，中国成年人休闲性身体活动量达到 WHO 推荐量的比例逐年增加，从 2000 年的 17.2% 增加到 2014 年的 22.2%。2018 年

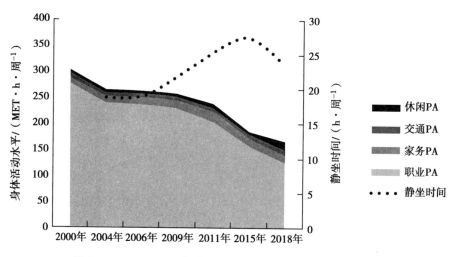

图 6-1　2000—2018 年中国成年男性身体活动水平变化趋势

数据来源:中国健康与营养调查

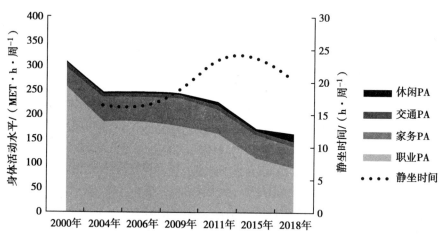

图 6-2　2000—2018 年中国成年女性身体活动变化趋势

数据来源:中国健康与营养调查。

中国健康与营养调查数据显示,中国成年人休闲性身体活动量达到 WHO 推荐量的比例为 39.2%,其中男性为 36.6%,女性为 41.4%。

第二节　饮　食　行　为

一、餐次分配

(一)餐次规律的人群比例变化趋势

　　3 天膳食调查期间每日三餐都吃,即被认为餐次规律。2000—2018 年 2 岁及以上居民每日三餐餐次规律的人群比例有所下降,从 2000 年的 84.3% 下降到 2018 年的 80.4%。餐次规律的人群比例存在明显的地区差异,城市高于城镇和农村。与 2000 年相比,2018 年城市居民餐次规律的比例从 86.1% 略增到 88.4%,城镇居民基本维持在 81% 左右,而农村居民从 86.1% 下降到 75.9%(图 6-3)。

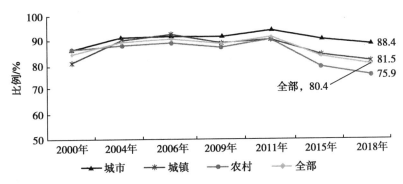

图 6-3　2000—2018 年成年人餐次规律人群比例变化趋势

数据来源:中国健康与营养调查。

1. 不吃早餐的人群比例变化趋势　3 天膳食调查期间,任意一天不吃早餐即定义为"不吃早餐"。2000—2018 年 2 岁及以上调查人群中不吃早餐的比例维持在 11% 左右,但存在明显的地区差异。其中,城市居民不吃早餐的比例降幅明显,从 2000 年的 11.2% 下降到 6.4%;城镇居民略有下降,从 15.4% 降至 11.1%;而农村居民不吃早餐的比例显著增加,从 8.3% 上升到 13.1%。不吃早餐在农村居民中更为常见,约为城市居民的 2 倍(图 6-4)。

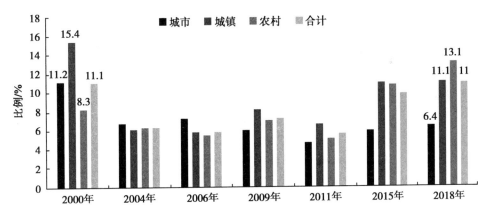

图 6-4　2000—2018 年成年人不吃早餐的比例变化趋势

数据来源:中国健康与营养调查。

2. 不吃午餐的人群比例变化趋势　3 天膳食调查期间,任意一天不吃午餐即定义为"不吃午餐"。2000—2018 年 2 岁及以上调查人群中不吃午餐的比例略有增加,从 5.2% 上升到 6.9%。城市居民不吃午餐的比例有所下降,从 2000 年的 4.2% 略降至 2018 年的 3.5%;城镇居民维持在 5% 左右;而农村居民从 5.6% 上升到 9.3%。不吃午餐在农村居民中更为普遍,约为城市居民的 2.7 倍(图 6-5)。

3. 不吃晚餐的人群比例变化趋势　3 天膳食调查期间,任意一天不吃晚餐即定义为"不

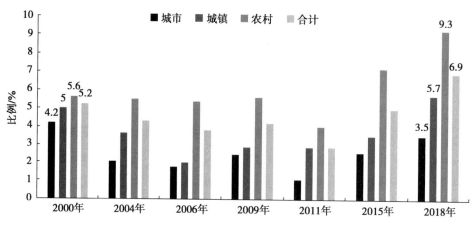

图 6-5　2000—2018 年成年人不吃午餐的比例变化趋势
数据来源：中国健康与营养调查。

吃晚餐"。2018 年 2 岁及以上调查人群中不吃晚餐的比例为 5%，约为 2000 年的 3 倍。不同地区居民中，不吃晚餐的人群比例均有所增加，农村居民增幅最大。城市居民不吃晚餐的比例从 2000 年的 2.2% 增加到 2018 年的 3.6%，城镇居民从 1.8% 增加到 4.7%，而农村居民从 1.5% 增加到 5.8%（图 6-6）。

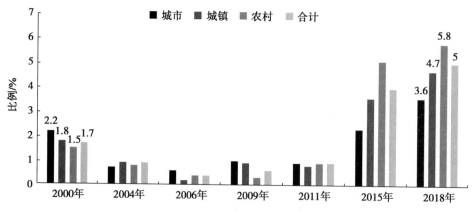

图 6-6　2000—2018 年成年人不吃晚餐的比例变化趋势
数据来源：中国健康与营养调查。

（二）零食消费率变化趋势

3 天膳食调查期间，在上午、下午、晚上正餐以外时段有食物消费，即定义为"零食"消费。2000—2018 年零食消费率呈现大幅增加趋势，从 10.4% 增加到 52.1%。其中，城市居民零食消费率从 2000 年的 20.7% 增加到 2018 年的 67%，城镇居民从 11.2% 增加到 52%，农村居民从 7% 增加到 45.3%。农村、城镇居民零食消费率增幅大于城市居民（图 6-7）。

（三）三餐及零食供能比变化趋势

2000 年调查人群供能比主要以三餐为主，早餐、午餐、晚餐的供能比分别为 26.1%、36.1% 和 37.1%，零食供能仅占总能量摄入的 0.6%。2018 年早餐和零食的供能比有所增加，午餐和晚餐的供能比呈现下降趋势，零食供能占总能量摄入的 3.8%，早餐、午餐、晚餐供能分别占总

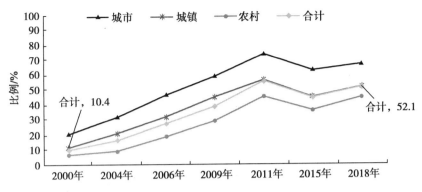

图 6-7　2000—2018 年成年人零食消费率变化趋势

数据来源：中国健康与营养调查。

能量摄入的 27.9%、34.1% 和 34.1%（图 6-8）。

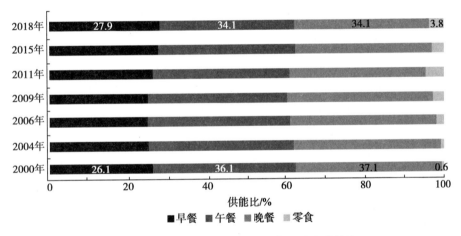

图 6-8　2000—2018 年成年人三餐及零食供能比

数据来源：中国健康与营养调查。

二、在外就餐

3 天膳食调查期间，早、中、晚三餐有在外就餐食物（制作地点为家庭以外）消费，即定义为"在外就餐"。总体来看，2000—2018 年调查人群在外就餐率从 46.0% 增加到 57.6%。其中城市居民在外就餐率呈现下降趋势，从 76.9% 降至 71.6%；城镇居民在外就餐率从 56.8% 增加到 61.9%；农村居民增幅明显，从 30.2% 增加到 47.8%。城市居民在外就餐率显著高于城镇和农村居民，但农村居民增幅最大（图 6-9）。

以在外就餐食物（包括食用油）占总能量摄入的比例，定义在外就餐供能比。其中在外就餐的食用油摄入量，根据食物重量权重，以家庭食用油用量为依据进行 1∶1 配比。总体来看，2 岁及以上调查人群在外就餐供能比从 2000 年的 9.7% 增加到 16.1%，约占总能量摄入的 1/6。在外就餐人群的在外就餐食物供能比从 21.2% 增加到 27.9%，约占总能量摄入的 1/4（图 6-10）。

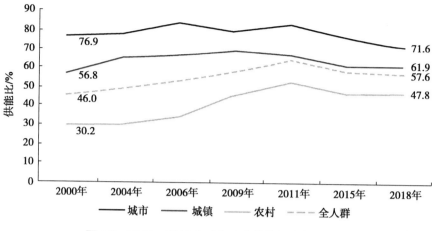

图6-9 2000—2018年成年人在外就餐率变化趋势
数据来源:中国健康与营养调查。

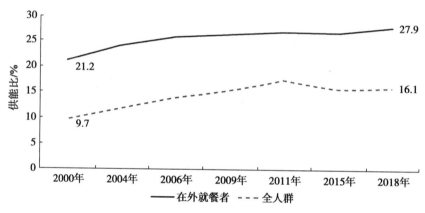

图6-10 2000—2018年成年人在外就餐供能比变化趋势
数据来源:中国健康与营养调查。

三、互联网餐饮

全球互联网餐饮行业数据显示,营收排名前五位的国家分别为:中国、美国、印度、英国、德国。其中,中国在线点餐营业额遥遥领先,达到329.08亿美元,外卖营收占全球总营收的40%。近年来,互联网餐饮外卖交易规模保持20%以上增速。2018年本地生活服务市场规模达15 620亿元,互联网餐饮交易规模为4 450亿元,占比28.5%,外卖市场交易规模同比增速超过一倍。通过对2018年"饿了么"外卖平台数据进行分析,将各时间段排名前50餐品汇总分析表明,西式快餐占40%、中餐占56%、饮料占4%;油炸食品占20%、辣味食品占15%、肉菜占28%、蔬菜类仅占5%、鱼类等水产品仅占1%(图6-11)。

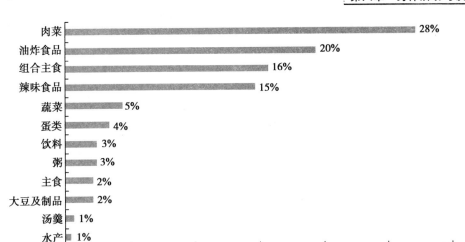

图 6-11 互联网餐饮外卖全天消费餐品分类

第三节 食 物 浪 费

不同国家、机构和学者对食物损耗和浪费给出了不同的概念阐释其定义,并不统一。综合考虑食物损失产生原因及目前各国的定义,本报告采纳中科院地理科学与资源研究所的定义:食物损失可分为食物损耗和食物浪费。食物损耗是指食物(或原料)在储运、加工、流通环节中,因为技术、设备等非主观行为因素造成的食物(或原料)的损失;食物浪费是由于人们不合理的消费目的和行为,以及由于缺乏节约精神等主观意识,造成的在现有条件下本可以避免的一类食物损失。

一、浪费总量的估算

中国对食物损耗和浪费的研究起步较晚,在统计与研究方面方法众多,各研究机构对食物损耗和浪费的统计结果差异较大。但总体可以看出,发生在中国的食物损耗与浪费已经不容忽视。一项中国城市固体废物的研究中发现,食物浪费可占城市固体废物的 50%~70%。2010 年中国城市固体废物达到 3.52 亿吨,且以每年 8%~10% 的趋势增长。另一项研究估算 2012 年中国的食物损耗和浪费总量达到 1.95 亿吨。

二、不同环节浪费量的估算

与欧盟国家相比,中国在消费环节前的食物损耗与浪费量较高。2014 年刘刚在 OECD 发布的报告指出,粮食收获后,平均有 4%~6% 在处理阶段损失,5.7%~8.6% 在储存阶段损失。加工和配送阶段的平均损失比例分别是 2.2%~3.3% 和 1%~1.5%。每年粮食储藏、运输、加工环节损失量达 700 亿斤以上。

与此同时,消费环节产生的食物浪费也不容忽视。中国作为全球最大经济体,随着人民生活水平不断提升,城市地区和餐饮行业消费端食物浪费日益凸显。根据中国科学院地理科学与资源研究所 2018 年发布的调查报告,2013—2015 年中国每年仅餐桌上的食物浪费量就高达 1 700 万~1 800 万吨,相当于 3 000 万~5 000 万人一年的口粮。不科学的消费心理和方式、精细化管理程度不够、缺乏节俭意识是造成餐饮浪费的主要原因。据中国农业科学院估算,粮食全产业链总损耗率约 12%。

三、不同类别食物浪费量的估算

通过对中国不同类别食物的损耗与浪费研究发现,果蔬、粮食和肉类的损耗与浪费量最高。由于专业化程度、果蔬加工转化率、冷链物流发展等原因制约,水果在物流环节的平均损耗率为 20%~30%,蔬菜损耗率为 30%~40%,每年有超过 1 亿吨果蔬腐烂损失,造成经济损失高达 1 000 亿元。然而,一些发达国家果蔬采摘后损失率不高于 5%。

稻谷加工损耗率,指稻谷初次、二次加工过程中的损耗率,初加工指稻谷加工成大米的过程;二次加工指大米加工成米线、米粉、米饼等食品的过程。二次加工一般以籼米加工为主,从调研情况来看,约有 50% 的籼米做二次加工处理。

通过对稻谷加工企业进行调研发现,加工过程中稻谷实际损耗率为 1.84%,其中初级加工为 1.17%,二次加工为 0.67%。大米初加工过程中的加权损耗率为 1.17%。稻谷初加工的损耗,一方面是消费者对"精、细、白"大米的需求偏好,导致大米过度加工,抛光次数过多造成;另一方面是加工设备的精细化作业程度有待提高。二次加工主要以籼米为主,籼米的二次加工损耗率通常不超过 2%,这部分损耗量约占稻谷总加工量的 1/3。大米的加权损耗率为 0.67%,损耗主要由于生产过程中出现次品造成。

以 2019 年我国稻谷产量进行估算,加工环节造成的损耗约为 385.69 万吨,其中初次加工损耗量为 245.25 万吨,二次加工损耗量为 140.44 万吨。

减少加工环节的损耗浪费应加大宣传引导,扭转大众对大米"亮、白、精"的错误消费观念,降低由于过度加工造成的损失。另外,要着重提升水稻加工装备技术水平,降低由于设备加工精度不够造成的损耗。

中国水稻全产业链损耗处于较高水平。2016—2019 年农业农村部食物与营养发展研究所对中国稻谷主产区(四省八县)进行全产业链实地调研后发现,从全产业链来看,水稻损耗率和浪费率合计为 13.64%,其中损耗率为 8.42%(收割、收获后处理、贮藏、加工、流通各环节的标准化损耗率分别为 2.84%、1.85%、1.21%、1.73%、0.79%),消费端浪费率为 5.22%。

通过与粮食局有关专家访谈发现,与发达国家相比,中国粮食在运输和仓储环节损耗量较大。中国每年在陆运和水运过程中的粮食损耗量约为 80 万吨。由于仓储设施不完善、烘干能力不足等限制,农民仓储导致的粮食损耗约占 10%,而发达国家农民仓储损耗仅为 3%。研究显示,水稻的损耗率和浪费率每降低 1%,就可分别满足 145.5 万人和 90.4 万人一年的大米需求。

猪肉是中国肉类产品消费的重要组成部分,约占肉类总量的 64%。2015 年农业部食物与营养发展研究所对中国猪肉不同环节损耗占比的数据调研结果显示,在猪肉的全产业链损耗中,零售环节占比最大(30.48%),其次是预冷排酸(25.26%)、分割(20.67%)、冷冻储藏(18.59%)和运输(5.01%)。此外,中国猪肉产品消费端的损耗与浪费严重,在外消费浪费高于家庭消费浪费,2014 年中国猪肉在外消费浪费量达到 124.6 万吨,约为家庭消费浪费的 2 倍。

四、餐饮业食物浪费

(一)食物浪费数量和结构

2015 年中国科学院地理科学与资源研究所对北京、上海、成都和拉萨 195 家餐饮机构中的 3 557 桌消费者的调查结果显示:四个城市餐饮人均浪费量为 93.3g/(人·餐),食物浪费率为 11.7%。其中成都人均浪费量最高,为 103.2g/(人·餐);北京人均浪费量最低,为 76.6g/(人·餐)。根据人均食物浪费量推算,中国城市餐饮每年食物浪费总量为 1 700 万~1 800 万吨。

从浪费的食物结构来看,蔬菜类人均浪费量最高,约为 27.0g/(人·餐),占总浪费量的 28.9%。其次为粮谷类,约为 23.2g/(人·餐),占总浪费量的 24.9%,其中大米和面粉浪费量较高,分别占总浪费量的 13.8% 和 9.8%;玉米和粗粮浪费量相对较低,约占 1.3%。肉食类人均浪费量约为 16.3g/(人·餐),占总浪费量的 17.5%,其中以猪肉和禽肉浪费为主,分别占总浪费量的 8.4% 和 6.0%。浪费比例最低的是水果和奶类,只占浪费总量的 1.1% 和 0.2%。

(二)餐饮业食物浪费特点

1. 游客与当地居民食物浪费量存在明显差异　调查发现,游客人均食物浪费量为 102.9g/(人·餐),明显高于当地居民食物浪费量 88.2g/(人·餐)。四个调研城市各有特点,具体来看,北京和成都相比呈现相反的趋势,游客浪费量反而略低于当地居民食物浪费量;上海游客食物浪费量略高于当地居民食物浪费量,分别为 95.9g/(人·餐)和 90.6g/(人·餐);拉萨作为典型高原旅游城市,当地饮食具有明显民族特色,游客食物浪费量明显高于当地居民食物浪费量,分别为 144.4g/(人·餐)和 86.1g/(人·餐)。

2. 大型餐馆人均食物浪费量最高　不同类型餐馆的食物浪费程度差异显著。大型餐馆的人均食物浪费量最高,为 132.0g/(人·餐),明显高于整体平均水平 93.3g/(人·餐);小型餐馆人均食物浪费量相对较少,为 68.8g/(人·餐);快餐的人均食物浪费量不足整体平均水平的一半,仅为 38.3g/(人·餐)。

3. 晚餐食物浪费比午餐更严重　从消费时间来看,晚餐食物浪费量明显高于午餐。晚餐人均食物浪费量为 103.8g/(人·餐),午餐人均食物浪费量为 88.6g/(人·餐),晚餐人均食物浪费量是午餐的 1.17 倍。

4. 朋友聚会和公务/商务消费食物浪费量较高　朋友聚会和公务/商务消费食物浪费量明显高于其他形式,人均浪费量分别为 106.7g/(人·餐)和 101.5g/(人·餐);其次为家庭聚会,人均食物浪费量为 95.1g/(人·餐);无特定目的就餐食物浪费量最低,仅为 67.4g/(人·餐)。

五、校园食物浪费

(一)校园食物浪费情况

2014 年通过问卷、访谈和实地称重等方式对北京市 8 所中小学、998 名学生和 2 家营养餐公司开展了进一步实地调查。通过测算,北京市中小学生人均食物浪费量约为 129.5g/(人·餐),浪费率为 22%。浪费食物构成方面,主食和蔬菜为主要浪费品种,分别占浪费总量的 45% 和 30%;肉类和汤水分别占 15% 和 10%。中小学生的食物浪费数量已明显高于城市餐饮的平均水平。以此为基础推算,北京市中小学生每学年校园餐饮的浪费总量约达 7 780 吨,折合经济损失 1.6 亿元,而浪费掉的这些食物所占用的耕地面积约为 28 万公顷。

(二)校园食物浪费原因

1. 校园餐饮满意度低是学生浪费食物的重要原因

校园餐饮质量与学生浪费行为密不可分。校园餐饮满意度调查发现,目前只有 14% 的学生对校园餐饮表示满意,53% 的学生认为有待提高,33% 的学生表示失望。

与校园就餐相比,52% 的学生更倾向于校外就餐,用餐场所主要集中在大众餐馆(48%)、西式快餐店(37%)、中式快餐店(21%)、便利店(13%)和路边摊(9%)。

食物选择种类过少（39%）以及口味风格欠佳（30%）是校园餐饮管理存在的主要问题。此外，食物价格（10%）、卫生情况（7%）、菜量大小（7%）、就餐氛围（4%）以及餐具状况（1%）均对校园食物浪费产生一定影响。

学生就餐满意度的降低，不仅直接增加了学生的食物浪费数量，更促使部分学生倾向于校外就餐，导致其饮食行为不能得到有效监督，更带来食品安全等一系列风险。

2. 供餐方式以盒饭浪费最为严重

北京市中小学校园餐饮供应分为盒饭、自助餐和组合套餐三大类型。由于在菜品数量、选择种类等方面的不同，食物浪费数量存在显著差异。其中，盒饭浪费最为严重，浪费量高达216.4g/人，约占食物供应量的1/3；组合套餐的浪费量相对较低，约为109.4g/人；自助型餐饮的浪费量最低，仅为63.0g/人，不足盒饭浪费量的1/3。作为校园营养餐的主要供应方式，盒饭的巨大浪费与以改善学生体质为目标的校园营养餐计划相背离。

3. 浪费根源是不良的饮食习惯和食育的缺失

随着家庭生活水平的不断提高以及独生子女比例的不断升高，一些家长对子女过分溺爱，盲目满足和迁就子女在饮食口味上的需求和偏好，而缺乏健康饮食习惯培养和营养知识教育，造成青少年在食物选择上缺乏合理的判断标准。从调查学生的饮食行为发现，44%的学生存在挑食偏食问题。其中，女生偏食率高于男生，分别为48%和39%。

学校作为青少年接受教育的主要场所，对升学率过分看重，对青少年品德培养和国情认知重视程度不足，往往导致教育方式上的照本宣科和德育教育的有形无实。在问及食物来源等问题时，仅27%的学生了解食物从田间到餐桌的主要过程，57%的学生部分了解，16%的学生对此一无所知。

4. 食物浪费"知行脱节"

在对我国食物是否短缺的认知上，86%的学生认为我国存在食物短缺问题，14%的学生认为并不存在。82%的学生认为我国食物浪费问题严重，12%的学生认为一般，6%的学生表示不清楚或认为不严重。而从行动上看，仅有19%的学生具有打包习惯，30%的学生经常打包，40%的学生偶尔打包，11%的学生从来没有对剩菜剩饭打包的习惯，即能够经常通过行为减少浪费的人数不足半数。

小　结

1. 儿童青少年家务性、交通性和休闲性身体活动总量在30~40MET·h/周范围内波动。家务性身体活动量逐年降低，交通性身体活动量曲折上升，休闲性身体活动量逐年增加。

2. 儿童青少年闲暇静坐时间维持在28~30h/周。农村、城镇和城市儿童青少年视屏时间分别占闲暇静坐总时间的55.3%、48.2%和38.2%。

3. 成年居民职业性、家务性、交通性和休闲性身体活动总量逐年减少。2000—2018年，职业相关身体活动量大幅下降导致成年男性身体活动总量平均每年下降9.3MET·h/周，相当于每天身体活动能量消耗减少了79.7kcal。成年女性休闲性和交通性身体活动增量远小于职业性和家务性身体活动的减少量，因此导致女性身体活动总量平均每年下降8.2MET·h/周，相当于每天身体活动能量消耗减少了64.7kcal。

4. 电视、手机等各种视屏时间是成年人最主要的闲暇静坐行为。2018年男性闲暇静坐时间为23.6h/周，其中视屏时间占92.8%；女性闲暇静坐时间为20.2h/周，其中视屏时间占93.1%。

5. 3 天膳食调查期间,每日三餐餐次规律的人群比例有所下降。其中,不吃早餐的人群比例维持在 11%,不吃早餐在农村居民中更为常见,约为城市居民的 2 倍。不吃午餐和不吃晚餐的人群比例均有所增加。

6. 零食消费率和在外就餐率增加。3 天膳食调查期间,零食消费率从 2000 年的 10.4% 增加到 2018 年的 52.1%。在外就餐率从 2000 年的 46% 增加到 2018 年的 57.6%。农村居民零食消费率和在外就餐率均快速增长。

7. 食物损耗和食物浪费严重。我国不仅在消费环节前的食物损耗与浪费量较高,而且消费环节产生的食物浪费也不容忽视。根据餐馆人均食物浪费量推算,中国城市餐饮每年食物浪费总量为 1 700 万 ~1 800 万吨。蔬菜类的人均浪费量最高,其次为大米和面粉。根据北京的实地调查推算,北京市中小学生每学年校园餐饮的浪费总量约达 7 780 吨,折合经济损失 1.6 亿元。

（王惠君,何宇纳,孙长颢,马爱国,杨晓光,杨月欣,丁钢强）
（协助完成:欧阳一非,张晓帆,刘晓洁,卢士军,房玥晖,连怡遥）

第七章　中国人群营养健康状况

第一节　体质状况与变化趋势

一、身高、体重、腰围、体重指数

（一）6~17 岁儿童青少年身高、体重、体质指数

1982—2017 年的 35 年间，我国儿童青少年身高显著增加，平均每 10 年增加 3cm，农村儿童身高增长幅度男生为 4cm、女生为 3cm，大于城市儿童身高增长幅度男生为 3cm、女生为 2cm（图 7-1）。儿童青少年体重平均每 10 年增加 2.7kg，城市男生体重增长 3.6kg，高于农村男生体重增长幅度 3.1kg，但农村女生体重增长 2.3kg，高于城市女生体重增长水平 2.0kg（图 7-2）。体质指数平均每 10 年增加 0.45kg/m²，城市男生体质指数平均增长 0.7kg/m²，女生增长 0.3kg/m²；农村男生体质指数平均增长 0.5kg/m²，女生增长 0.3kg/m²。儿童青少年体质指数男生增长水平城

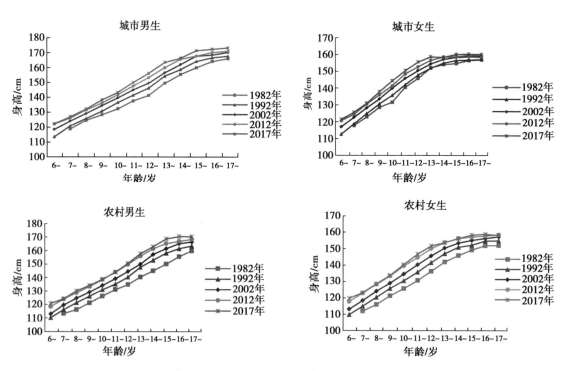

图 7-1　中国 6~17 岁儿童青少年身高变化

市高于农村,女生增长水平城市和农村相等(图7-3)。

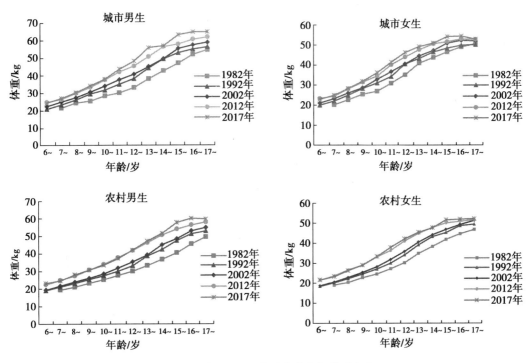

图 7-2　中国 6~17 岁儿童青少年体重变化

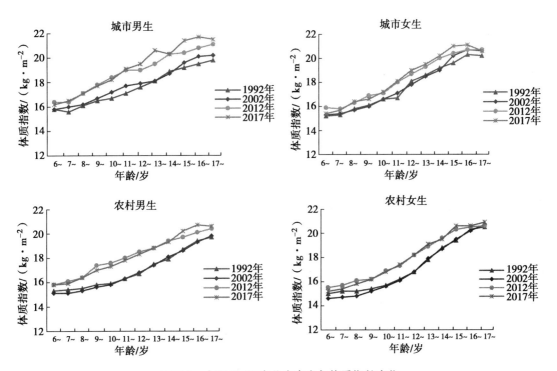

图 7-3　中国 6~17 岁儿童青少年体质指数变化

（二）成年人身高、体重、腰围、体质指数

成年人平均身高略有增加，为 0.6cm（图 7-4）。体重明显增加，平均每 10 年体重增加 2.7kg，农村成年人体重增幅（男性 4.0kg、女性 3.1kg）高于城市人群（男性 2.5kg、女性 1.5kg）（图 7-5）。

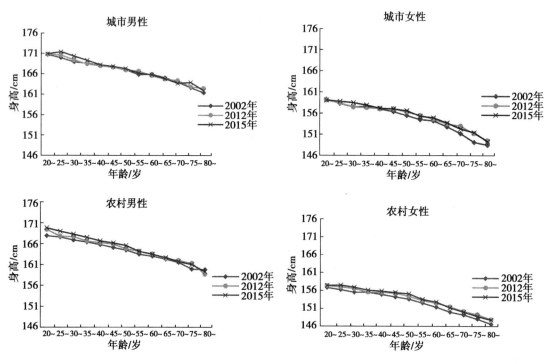

图 7-4　中国成年人身高变化

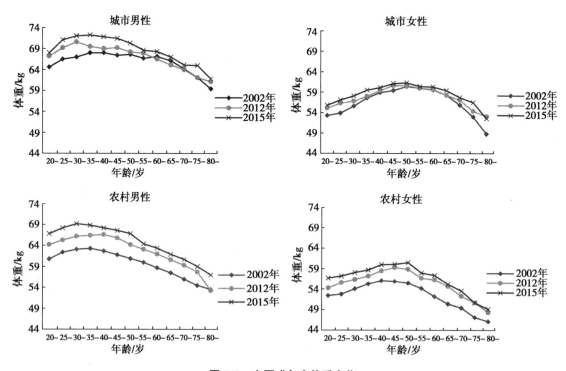

图 7-5　中国成年人体重变化

农村人群腰围增幅也高于城市人群,平均每 10 年增加 3cm(图 7-6)。农村人群体质指数的增幅大于城市人群(图 7-7)。

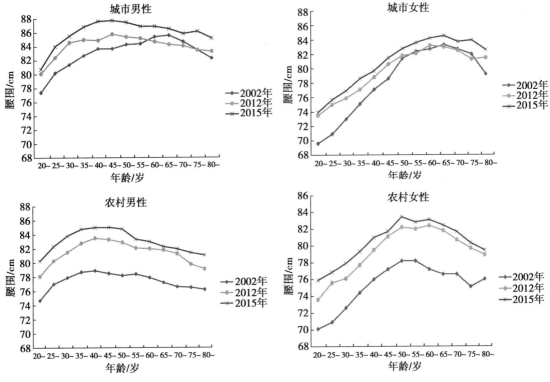

图 7-6　中国成年人腰围变化

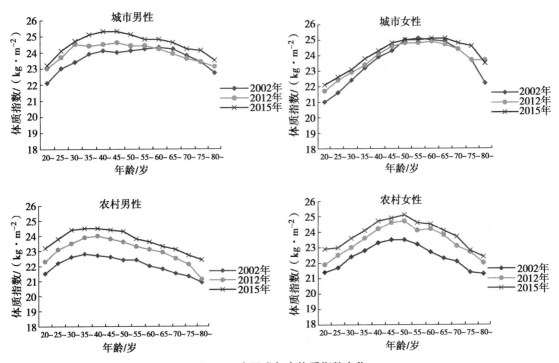

图 7-7　中国成年人体质指数变化

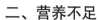

二、营养不足

（一）0~5 岁儿童

2017 年中国 6 岁以下儿童的生长迟缓率为 4.8%,其中男孩为 5.4%,女孩为 4.2%;城乡分别为 3.5% 和 5.8%。6 岁以下儿童的低体重率为 2.0%,其中男孩为 2.1%,女孩为 1.9%;城乡分别为 1.5% 和 2.4%。6 岁以下儿童的消瘦率为 2.0%,男孩和女孩均为 2.0%,城乡分别为 1.7% 和 2.2%(表 7-1)。

表 7-1　2015—2017 年中国居民营养不良状况

单位:%

年龄组和指标	合计	城乡		性别	
		城市	农村	男性	女性
0~5 岁					
生长迟缓率	4.8	3.5	5.8	5.4	4.2
低体重率	2.0	1.5	2.4	2.1	1.9
消瘦率	2.0	1.7	2.2	2.0	2.0
6~17 岁					
生长迟缓率	1.7	1.0	2.2	1.5	1.9
消瘦率	8.7	8.1	9.3	10.2	7.0
18 岁及以上成年人低体重率	4.5	4.5	4.6	4.1	5.0
18~44 岁	5.7	6.0	5.3	5.0	6.5
45~59 岁	1.8	1.6	2.1	1.7	2.0
60 岁及以上	4.8	3.2	6.1	4.8	4.8

数据来源:2015 年中国成人慢性病与营养监测,2016—2017 年中国儿童与乳母营养健康监测。

（二）6~17 岁儿童青少年

2017 年中国 6~17 岁儿童青少年的生长迟缓率为 1.7%,其中男生为 1.5%,女生为 1.9%;城乡分别为 1.0% 和 2.2%。6~17 岁儿童青少年的消瘦率为 8.7%,其中男生为 10.2%,女生为 7.0%;城乡分别为 8.1% 和 9.3%(表 7-1)。

（三）成年人

2015 年中国 18 岁及以上成年人低体重率为 4.5%,男性为 4.1%,女性为 5.0%;农村与城市差别不大,分别为 4.5% 和 4.6%(表 7-1)。

三、超重肥胖

《中国居民营养与慢性病状况报告(2020 年)》显示,中国城乡各年龄组居民超重率、肥胖率继续上升,有超过一半的成年居民超重或肥胖,6~17 岁儿童青少年、6 岁以下儿童超重肥胖率分别达到 19% 和 10.4%。

（一）0~5 岁儿童

2017 年中国 6 岁以下儿童超重率和肥胖率分别为 6.8% 和 3.6%,其中男孩分别为 8.0% 和 4.2%,女孩分别为 5.4% 和 2.7%。城市 6 岁以下儿童超重率和肥胖率分别为 6.9% 和 3.4%,

农村 6 岁以下儿童超重率和肥胖率分别为 6.7% 和 3.7%,城乡差异不显著(表 7-2)。

表 7-2　2015—2017 年中国居民超重肥胖状况

单位:%

年龄组	合计	城乡		性别	
		城市	农村	男性	女性
0~5 岁					
超重率	6.8	6.9	6.7	8.0	5.4
肥胖率	3.6	3.4	3.7	4.2	2.7
6~17 岁					
超重率	11.1	12.9	9.5	12.7	9.3
肥胖率	7.9	10.3	5.9	10.0	5.6
18 岁及以上成年人					
超重率	33.3	33.7	32.8	35.3	31.2
18~44 岁	29.7	29.1	30.5	33.1	26.3
45~59 岁	40.3	42.1	38.5	40.8	39.7
60~79 岁	35.1	39.2	31.8	34.7	35.5
80 岁及以上	27.2	31.3	24.0	28.9	25.9
肥胖率	14.1	15.0	13.1	14.8	13.3
18~44 岁	13.4	13.6	13.2	16.0	10.8
45~59 岁	16.1	17.4	14.9	15.0	17.3
60~79 岁	13.6	17.1	10.9	11.1	16.1
80 岁及以上	7.1	9.0	5.6	7.1	7.1

数据来源:2015 年中国成人慢性病与营养监测,2016—2017 年中国儿童与乳母营养健康监测。

(二) 6~17 岁儿童青少年

2017 年中国 6~17 岁儿童青少年超重率和肥胖率分别为 11.1% 和 7.9%,其中男生分别为 12.7% 和 10.0%,女生分别为 9.3% 和 5.6%。城市 6~17 岁儿童青少年超重率和肥胖率分别为 12.9% 和 10.3%,农村 6~17 岁儿童青少年超重率和肥胖率分别为 9.5% 和 5.9%,城市显著高于农村(表 7-2)。

(三) 成年人

2015 年中国 18 岁及以上成年人超重率为 33.3%,肥胖率为 14.1%,其中男性超重率、肥胖率分别为 35.3% 和 14.8%,女性分别为 31.2% 和 13.3%。城市男性和女性超重率、肥胖率均高于农村(表 7-2)。《中国居民营养与慢性病状况报告(2020 年)》显示,我国 18 岁及以上成年人超重率和肥胖率分别达到 34.3% 和 16.4%。

2000—2018 年中国健康与营养调查结果显示,18 岁以上不同性别成年人超重率和肥胖率逐年增加。男性超重率和肥胖率增幅均大于女性。2018 年男性超重率为 37.6%,女性为 33.2%;男性肥胖率为 16.1%,女性为 14.9%(图 7-8)。中国 18 岁以上不同性别成年人向心性肥胖率逐年增加,男性增幅均大于女性。2018 年男性向心性肥胖率为 42.1%,女性为 40.6%(图 7-9)。

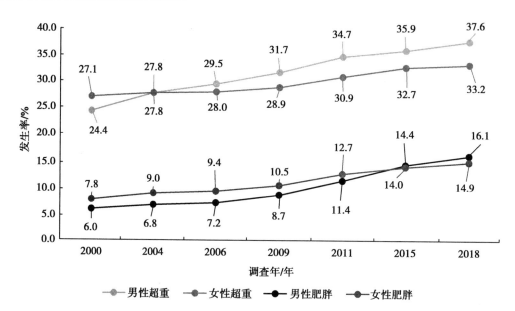

图 7-8 2000—2018 年中国不同性别成年人超重率和肥胖率变化趋势

数据来源：中国健康与营养调查。

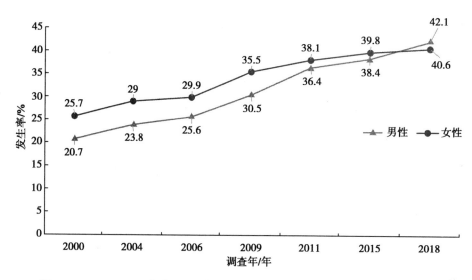

图 7-9 2000—2018 年中国 18 岁以上不同性别成年人向心性肥胖率变化趋势

数据来源：中国健康与营养调查。

第二节 人群微量营养素缺乏状况

一、贫血

居民贫血问题持续改善，成年人、6~17 岁儿童青少年、孕妇的贫血率均有不同程度下降。2017 年 6~17 岁儿童青少年贫血率为 6.1%，男生为 4.2%，女生为 8.2%；城市为 4.8%，农村为 7.2%。2015 年 18 岁及以上成年人贫血率为 8.3%，男性为 5.9%，女性为 10.8%；城市为

7.7%,农村为9.0%;育龄妇女(18~44岁)贫血率最高为11.5%,60岁及以上老年人贫血率也较高为10.0%(表7-3)。对比2010—2012年,不同性别和地区的成年人贫血率下降,2010—2012年18岁及以上成年人贫血率为10.4%,男性为7.3%,女性为13.6%;城市为10.4%,农村为10.3%。

表7-3　2015年中国18岁及以上成年人贫血率

单位:%

性别	年龄组	合计	城市	农村
成年人	小计	8.3	7.7	9.0
	18~44岁	8.0	7.6	8.5
	45~59岁	7.9	7.3	8.5
	60岁及以上	10.0	8.8	10.9
男性	小计	5.9	5.2	6.7
	18~44岁	4.6	4.3	4.9
	45~59岁	6.1	5.3	6.9
	60岁及以上	10.2	8.5	11.4
女性	小计	10.8	10.3	11.2
	18~44岁	11.5	10.9	12.1
	45~59岁	9.8	9.5	10.1
	60岁及以上	9.8	9.1	10.4

数据来源:2015年中国成人慢性病与营养监测。

二、维生素A营养状况

(一)6~17岁儿童青少年

2016—2017年6~17岁儿童青少年维生素A缺乏率包括边缘缺乏为15.7%,城市为11.6%,农村为19.4%(图7-10)。对比2010—2012年调查数据,该人群维生素A缺乏率有显著改善,2010年6~17岁儿童青少年维生素A缺乏率为25.1%,城市为26.3%,农村为24.3%。

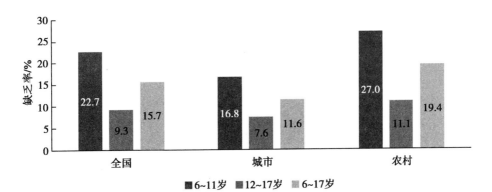

图7-10　2016—2017年6~17岁儿童青少年血清维生素A缺乏率

注:维生素A缺乏率判定标准:血清(浆)中视黄醇含量<1.05μmol/L。

数据来源:2016—2017中国儿童与乳母营养健康监测。

（二）成年人

以血清中视黄醇浓度 <1.05μmoL/L 判定为维生素 A 缺乏率。2015 年 18 岁及以上成年人维生素 A 缺乏率为 4.6%，其中男性为 2.8%，女性为 6.5%；城市为 4.6%，农村为 4.7%。对比 2010—2012 年调查数据，该人群维生素 A 缺乏率有显著改善，2010 年 18 岁及以上成年人维生素 A 缺乏率为 10.8%，其中男性为 8.7%，女性为 12.7%；城市为 8.0%，农村为 13.0%。

（三）孕妇

2015 年孕妇维生素 A 缺乏率为 9.7%，其中城市为 8.3%，农村为 11.7%。与 2010 年孕妇维生素 A 缺乏率为 11.7%（城市 7.4%，农村 16.3%）相比，也有一定程度的改善。

三、维生素 D 营养状况

（一）6~17 岁儿童青少年

2016—2017 年 6~17 岁儿童青少年血清维生素 D 缺乏率为 18.6%，其中男生为 15.0%，女生为 22.7%；城市为 18.7%，农村为 18.5%（表 7-4）。

表 7-4　2016—2017 年中国 6~17 岁儿童青少年血清维生素 D 缺乏率

单位：%

分组		合计	城市	农村
合计		18.6	18.7	18.5
年龄	6~11 岁	11.5	11.0	11.8
	12~17 岁	25.2	24.6	25.8
性别	男生	15.0	14.9	15.1
	女生	22.7	23.0	22.5

注：维生素 D 缺乏率判定标准：血清（浆）中 25 羟基维生素 D 浓度 <12ng/mL。
数据来源：2016—2017 中国儿童与乳母营养健康监测。

（二）成年人

2015 年 18 岁及以上成年人维生素 D 缺乏率为 21.4%，其中男性为 16.1%，女性为 26.8%；城市为 24.7%，农村为 17.8%（表 7-5）。

表 7-5　2015 年中国 18 岁及以上成年人血清维生素 D 缺乏率

单位：%

分组		合计	城市	农村
合计		21.4	24.7	17.8
年龄组	18~44 岁	22.4	26.1	17.8
	45~59 岁	18.7	21.4	16.0
	≥60 岁	22.2	24.4	20.4
性别	男性	16.1	18.9	13.1
	女性	26.8	30.7	22.6

注：维生素 D 缺乏率判定标准：血清（浆）中 25 羟基维生素 D 浓度 <12ng/mL。
数据来源：2015 年中国成人慢性病与营养监测。

（三）孕妇

2015 年孕妇血清维生素 D 浓度中位数为 13.0ng/mL，城市中位数为 12.9ng/mL，农村中位数为 13.2ng/mL；孕妇维生素 D 缺乏率（<12ng/mL）为 42.0%，城市为 43.0%，农村为 40.4%。

四、锌营养状况

（一）6~17 岁儿童青少年

2016—2017 年 6~17 岁儿童青少年血清锌缺乏率为 3.8%，其中男生 4.3%，女生为 3.1%；城市为 2.8%，农村为 4.6%（表 7-6）。

表 7-6　2016—2017 年中国 6~17 岁儿童青少年血清锌缺乏率

单位：%

分组		合计	城市	农村
年龄	合计	3.8	2.8	4.6
	6~11 岁	2.8	1.8	3.5
	12~17 岁	4.6	3.5	5.8
性别	男生	4.3	3.1	5.5
	女生	3.1	2.5	3.6

注：判定标准：10 岁以下儿童女生血清锌 <64μg/dL、男生血清锌 <65μg/dL 为缺乏；10 岁及以上儿童：女生血清锌 <70μg/dL、男生血清锌 <74μg/dL 为缺乏。
数据来源：2016—2017 中国儿童与乳母营养健康监测。

（二）成年人

2015 年 18 岁及以上成年人血清锌缺乏率为 6.0%，其中男性为 6.8%，女性为 5.2%；城市为 5.1%，农村为 7.0%（表 7-7）。

表 7-7　2015 年中国 18 岁及以上成年人血清锌缺乏率

单位：%

分组		合计	城市	农村
年龄	合计	6.0	5.1	7.0
	18~44 岁	5.4	4.5	6.6
	45~59 岁	5.6	5.2	5.9
	60 及以上	8.7	7.3	9.7
性别	男性	6.8	6.4	7.3
	女性	5.2	3.7	6.7

注：判定标准：18 岁及以上成年女性血清锌 <700μg/L 为缺乏；18~65 岁男性血清锌 <740μg/L 为缺乏；65 岁以上男性血清锌 <720μg/L 为缺乏。
数据来源：2015 年中国成人慢性病与营养监测。

（三）孕妇

2015 年孕妇血清锌缺乏率为 3.5%（孕早期 <56μg/dL，孕中、晚期 <50μg/dL），城市为 4.0%，农村为 2.9%。

第三节 营养相关慢性病

一、高血压

随着我国经济社会发展和卫生健康服务水平不断提高,居民人均预期寿命不断增长,因慢性病死亡的比例将持续增加,2019 年我国因慢性病导致的死亡占总死亡的 88.5%,其中因心脑血管疾病、癌症和慢性呼吸系统疾病死亡的占比为 80.7%。随着慢性病患者生存期的不断延长,加之人口老龄化、城镇化、工业化进程加快和行为危险因素对慢性病发病的影响,我国慢性病患者基数仍将不断扩大。《中国居民营养与慢性病状况报告(2020 年)》显示,中国成年人高血压、糖尿病、高胆固醇血症、慢性阻塞性肺疾病患病率和癌症发病率与 2015 年相比有所上升。

《中国居民营养与慢性病状况报告(2020 年)》显示,中国 18 岁及以上居民高血压患病率为 27.5%;中国高血压调查(2012—2015 年)发现,中国 18 岁以上居民高血压患病粗率为 27.9%(加权率为 23.2%)(图 7-11)。青年人群(18~35 岁)高血压患病率为 5.2%,75 岁及以上人群患病率为 59.8%。对比全国高血压抽样调查(1991 年)、中国营养与健康状况调查(2002 年)、中国居民营养与健康状况监测(2012 年)和中国高血压调查(2012—2015 年),高血压知晓率、治疗率和控制率有了明显提高。2017 年中国归因于高收缩压的死亡人数为 254 万,其中 95.7%(95.6%~96.4%)死于心血管疾病。如果治疗所有高血压患者,每年将减少 80.3 万例心血管病事件(脑卒中减少 69.0 万例,心肌梗死减少 11.3 万例),获得 120 万健康生命年(图 7-12)。

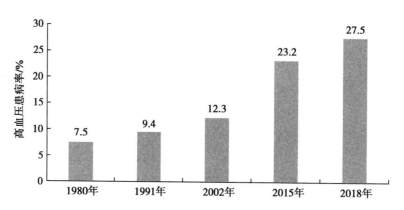

图 7-11 中国人群高血压患病率

注:本图为年龄标化患病率。

各次调查高血压诊断标准不同,1979—1980 年为 SBP≥141mmHg 和 / 或 DBP≥91mmHg,且未考虑两周内服药情况;1991 年、2002 年、2015、2018 年为 SBP≥140mmHg 和 / 或 DBP≥90mmHg。

调查人群:1980 年、1991 年、2002 年为≥15 岁居民,2015 年和 2018 年为≥18 岁居民。

数据来源:1980 年、1991 年、2002 年患病率数据来自《中国居民营养与健康状况调查报告之一 2002 综合报告》;2015 年患病率数据来自:WANG Z,CHEN Z,ZHANG L,et al. Status of hypertension in China:results from the China Hypertension Survey,2012—2015 [J]. Circulation,2018,137(22):2344-2356;2018 年患病率数据来自《中国居民营养与慢性病状况报告(2020)》。

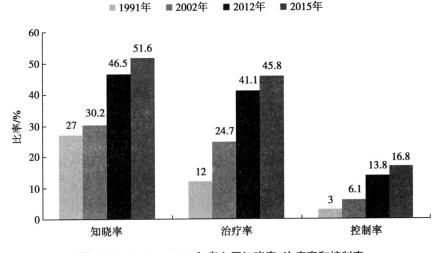

图 7-12　1991—2015 年高血压知晓率、治疗率和控制率

数据来源：1991 年全国高血压抽样调查；2002 年中国居民营养与健康状况调查；2012 年中国居民营养与健康状况监测；2015 年中国高血压调查。

二、糖尿病

《中国居民营养与慢性病状况报告（2020 年）》显示，中国 18 岁及以上居民糖尿病患病率为 11.9%（图 7-13）。2013 年中国慢性病及其危险因素监测（31 个省级行政区 171 760 人）报告显示，按照 WHO 糖尿病诊断标准（1999），中国成年人糖尿病患病率为 10.4%；糖尿病知晓率为 38.6%，治疗率 35.6%，治疗控制率 33.0%。

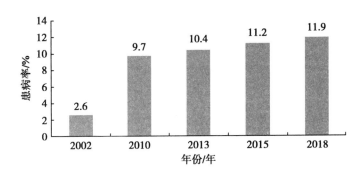

图 7-13　中国 18 岁及以上成年人糖尿病患病率

数据来源：2010、2013 年患病率数据来自中国慢性病及危险因素监测报告。

2015 年（2015—2017 年）患病率数据来自：LI Y Z，TENG D，SHI X G，et al. Prevalence of diabetes recorded in mainland China using 2018 diagnostic criteria from the American Diabetes Association：national cross sectional study［J］. BMJ，2020（369）：m997.

2018 年患病率数据来自《中国居民营养与慢性病状况报告（2020）》。

2015—2017 年糖尿病流行病学调查（31 个省级行政区 75 880 人）结果显示，按照 WHO 诊断标准，中国成年人糖尿病患病率为 11.2%，糖尿病前期流行率为 35.2%。糖尿病患病率从 2007 年到 2017 年增长了 1.5 个百分点。

2016 年中国糖尿病患病人数为 8 978.31 万例,患病率为 6.6%,标化患病率为 5.4%。与 1990 年相比,患病人数增加了 116.3%,患病率增加了 78.4%,标化患病率增加了 17.4%。中国在 1990—2016 年糖尿病患病率呈明显上升趋势。2016 年中国疾病失能寿命损失年(YLD)为 554.01 万人年,YLD 率为 405.3/10 万,标化 YLD 率为 355.2/10 万。与 1990 年相比,因糖尿病导致的 YLD 增加了 119.4%,YLD 率增加了 82.3%,标化 YLD 率增加了 25.4%。1990—2016 年因糖尿病导致的伤残增加速度很快。

三、血脂异常

《中国居民营养与慢性病状况报告(2020 年)》显示,中国 18 岁及以上居民高胆固醇血症患病率为 8.3%。与 2002 年中国居民营养与健康状况调查(n=49 233)相比,我国居民的总胆固醇(TC)、甘油三酯(TG)和低密度脂蛋白胆固醇(LDL-C)水平明显升高。2013—2014 年第 4 次 CCDRFS 项目与 2015 年 CANCDS 项目数据均显示,我国高胆固醇血症患病率较 2010 年升高 2~4 倍;如果按胆固醇边缘升高为切点(TC≥5.2mmol/L、LDL-C≥3.4mmol/L),则 TC 升高和 LDL-C 升高的患病率分别高达 28.5% 和 26.3%,我国居民血脂异常主要类型正在向高胆固醇血症发展(图 7-14 和图 7-15)。

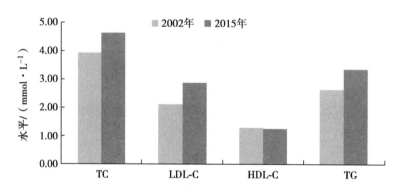

图 7-14　中国成年居民总胆固醇、甘油三酯、低密度脂蛋白胆固醇水平
注:TC:总胆固醇;TG:甘油三酯;LDL-C:低密度脂蛋白胆固醇;HDL-C:高密度脂蛋白胆固醇。

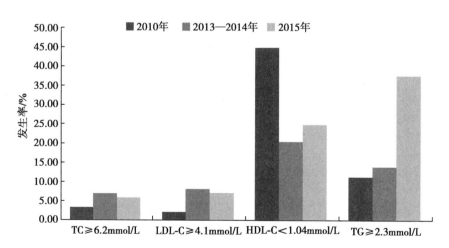

图 7-15　中国成年居民血脂异常主要类型变化
注:TC:总胆固醇;TG:甘油三酯;LDL-C:低密度脂蛋白胆固醇;HDL-C:高密度脂蛋白胆固醇。

小 结

1. 儿童青少年生长发育水平持续改善,6~17岁男孩和女孩各年龄组身高均增加,6岁以下儿童生长迟缓率降至7%以下,低体重率降至5%以下,均已实现2020年国家规划目标,特别是农村儿童生长迟缓问题已经得到根本改善。

2. 居民贫血问题持续改善,6~17岁儿童青少年贫血率为6.1%,孕妇贫血率为13.6%,18岁及以上居民贫血率为8.7%,均有不同程度的下降。

3. 居民超重肥胖问题不断凸显。城乡各年龄组居民超重肥胖率继续上升,18岁及以上居民超重率和肥胖率分别为34.3%和16.4%,6~17岁儿童青少年超重率和肥胖率分别为11.1%和7.9%,6岁以下儿童超重率和肥胖率分别为6.8%和3.6%。

4. 慢性病患病/发病仍呈上升趋势。18岁及以上居民高血压患病率为27.5%,糖尿病患病率为11.9%,高胆固醇血症患病率为8.2%,均有所上升。

(何宇纳,于冬梅,王惠君,杨丽琛,孙长颢,马爱国,杨晓光,杨月欣,丁钢强)

(协助完成:房红芸,欧阳一非,胡贻椿,李淑娟,房玥晖,连怡遥,蔡姝雅)

参 考 文 献

[1] 中国心血管健康与疾病报告编写组.中国心血管健康与疾病报告2019概要[J].中国循环杂志,2020,35(9):22.

[2] 刘敏,刘世炜,王黎君,等.1990—2016年中国糖尿病患病和伤残导致负担分析[J].中国慢性病预防与控制,2018,26(12):881-884,889.

[3] LI Y Z,TENG D,SHI X G,et al. Prevalence of diabetes recorded in mainland China using 2018 diagnostic criteria from the American Diabetes Association:national cross sectional study [J].BMJ,2020(369):m997.

第八章 重点人群的营养状况

第一节 5岁以下儿童营养状况

儿童是人类的希望,是社会可持续发展的基础。儿童期是生长和发育的关键时期。儿童营养是儿童生存、生长、发育的基石和成年健康的基础。5岁以下儿童营养不良不仅影响儿童近期体格生长、智力发育和生存能力,还会增加远期慢性病如肥胖、高血压、糖尿病等的发生风险,从而增加个人和社会的疾病负担,降低社会生产力。2019年WHO报告全球约45%的5岁以下儿童死亡可归因于营养不良。

一、5岁以下儿童营养健康状况

(一)身高体重显著增加

过去40年,中国儿童身高(长)大幅增长,城乡儿童身高差异变小。2013年全国6月龄男童、女童身长平均为68.9cm和67.8cm。1975—2015年40年间,城区5~6岁男童、女童身高分别增长了7.0cm和6.6cm,郊区5~6岁男童、女童身高分别增长9.8cm和10.1cm。

过去40年,中国儿童体重增加突出,城乡差异缩小。2013年全国足月产新生儿男童平均体重为3 352g,女童为3 273g。1975—2015年40年间,中国9个城市城区5~6岁男童、女童体重分别增长3.77kg和3.29kg,郊区5~6岁男童、女童体重分别增长4.18kg和3.81kg。

(二)营养不足显著降低

1990—2013年,中国5岁以下儿童生长迟缓率持续下降。全国5岁以下儿童生长迟缓率由33.1%降至8.1%,城市儿童由11.4%降至4.3%,农村儿童由40.3%降至11.2%,农村降幅大于城市。1990—2013年,儿童生长迟缓率的年均降幅是同期全球年均降幅的1.7倍(图8-1)。

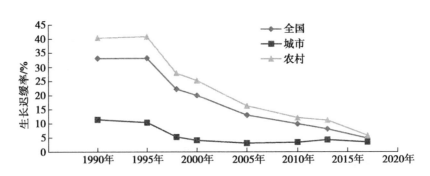

图8-1 1990—2017年中国5岁以下儿童生长迟缓率变化趋势

1990—2013 年,全国 5 岁以下儿童低体重率呈下降趋势。2017 年全国 5 岁以下儿童低体重率为 2.0%,其中城市为 1.5%,农村为 2.4%;全国 5 岁以下儿童消瘦率已降至 <2.5% 的极低水平。另外,1997—2017 年中国低出生体重率维持在 2.2%~2.9%,保持低水平状态(图 8-2)。

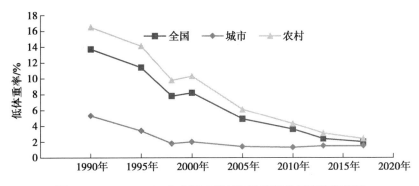

图 8-2　1990—2017 年中国 5 岁以下儿童低体重率变化趋势

(三) 微量营养素缺乏明显改善

1992—2013 年 5 岁以下儿童贫血状况控制良好,贫血率保持持续下降趋势,从 16.5% 下降到 11.8%,降幅达到 28.5%,其中城市下降 19%,农村下降 29.5%。农村儿童贫血改善显著,城乡差异缩小。已实现国家儿童发展纲要(2011—2020 年)控制在 12% 以下的目标,贫血属于轻度流行(图 8-3)。

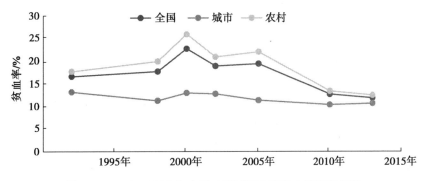

图 8-3　1992—2013 年中国 5 岁以下儿童贫血率变化趋势

近年来,中国 6 岁以下儿童维生素 A 营养水平提高。2000 年全国 6 岁以下儿童维生素 A 缺乏率为 11.7%,城市为 5.2%,农村为 15.0%。2002 年全国 3~5 岁儿童维生素 A 缺乏率为 10.0%~11.6%。2006 年 5 岁以下儿童维生素 A 缺乏率为 9.1%。2013 年全国 3~5 岁儿童维生素 A 缺乏率为 1.5%,其中城市为 0.9%,农村为 2.0%,贫困农村为 3.0%,城乡差异不明显。

(四) 超重肥胖快速上升

营养改善一方面带来 0~6 岁儿童消瘦率下降,另一方面儿童超重肥胖问题快速增加。2000—2013 年中国 5 岁以下儿童超重率从 3.4% 增加到 6.9%,增加了 1 倍;肥胖率从 0.7% 增加到 2.2%,增加了 2 倍;农村儿童的超重率和肥胖率增幅均大于城市,城乡差距均由显著差异变为不明显(图 8-4)。

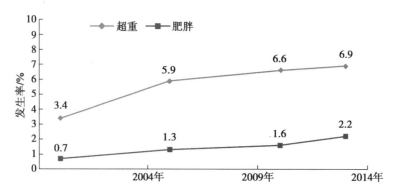

图 8-4　2000—2013 年中国 5 岁以下儿童超重率和肥胖率变化趋势

二、5 岁以下儿童营养问题与挑战

虽然近年来我国儿童营养状况显著改善,但随着社会快速发展、生活方式和食物供给的变迁、儿童营养改善的脆弱性,我国 5 岁以下儿童营养还面临诸多问题和挑战,超重肥胖的上升趋势亟待遏制,微量营养素缺乏仍需高度关注,特别是一些易缺乏微量营养素。

(一)纯母乳喂养率低

2013 年 6 月龄内婴儿纯母乳喂养率仅为 20.8%,2017 年一项调查显示 6 月龄内婴儿母乳喂养率为 29.2%,均低于全球平均水平(41%)。研究表明,全球范围 6 月龄内婴儿纯母乳喂养率与国家人均 GDP 水平呈负相关;人均 GDP 每增加一倍,12 月龄内母乳喂养率下降 10 个百分点。虽然采取爱婴医院、产假、哺乳假、哺乳室、母乳喂养宣传周等措施促进了纯母乳喂养率的提高,但目前母乳喂养水平与国民营养计划 2020 年超过 50% 的目标还有较大距离,仍需不断强化促进母乳喂养环境(爱婴医院、爱婴社区)建设,通过膳食指南普及加强母乳喂养的宣传教育,开展专业的母乳喂养指导。

(二)辅食添加欠科学

2002—2013 年我国婴幼儿辅食添加状况整体得到提高。6~23 月龄婴幼儿辅食添加达到最低膳食多样性和最低膳食频次要求的比例分别为 53.7% 和 69.1%。然而,2 岁以下儿童的辅食喂养情况不理想,辅食添加种类单一,辅食添加种类和频次城乡差异明显,2010—2013 年仅 27.4% 的婴幼儿辅食喂养达到了 WHO(2010 年)推荐的最基本可接受膳食要求。婴幼儿家长在喂养和辅食添加知识和具体操作上还存在诸多问题和误区,仍需通过膳食指南的推广普及,增加辅食种类和添加频次,及时引导和干预儿童不良膳食行为。

(三)膳食质量有待提高

中国 2~5 岁儿童膳食结构也有待改善。盐、脂肪和含糖饮料摄入过多,蔬菜、水果和蛋类摄入不足,饮奶量也没有达到推荐标准。偏食、挑食、饮食偏甜或偏咸、油腻食物摄入过度等不良膳食行为没有得到及时引导和干预。需要提升家长和社会对儿童营养的认识和实践能力,及时干预学龄前儿童膳食营养行为。

(四)欠发达农村地区儿童的营养问题

欠发达农村地区 5 岁以下儿童低体重率和生长迟缓率仍高于其他地区。5 岁以下儿童贫血也有类似的趋势。同时,低龄儿童、欠发达地区和家庭经济收入低的儿童,维生素 A 缺乏风险高。需要有针对性地开展膳食营养干预,制定地区特异性的膳食指南。

第二节　孕妇和乳母营养状况

一、孕妇乳母膳食摄入状况

2010—2013 年孕妇和乳母每日膳食能量摄入基本充足,分别为 2 072.5kcal 和 1 892.7kcal。脂肪摄入分别为 78.6g 和 85.9g,脂肪供能比较高。膳食中含钙丰富的奶类摄入严重不足,孕晚期蛋白质和铁摄入不足。

二、孕妇乳母体质和健康状况

2010—2013 年中国孕妇和乳母的体重管理不理想,仅有约 1/3 的孕妇孕期增重适宜,孕期增重过多问题严重,增重不足同样需要关注。乳母产后高体重滞留率较高。乳母孕期平均体重增长为 14.1kg,城市高于农村,城市和农村分别为 14.6kg 和 13.6kg。产后 1 年以上的乳母低体重和适宜体重的比例显著降低,而超重和肥胖的比例显著升高。2013—2016 年武汉市孕妇孕期平均增重达 16.2kg,呈上升趋势。

2015 年孕妇贫血患病率为 13.6%,其中城市和农村均为 13.6%。与 2002 年相比,孕妇贫血患病率下降 15.3%;与 2012 年相比,孕妇贫血患病率下降 3.6%。2012 年孕妇轻度贫血占 80.9%,重度贫血占 1.2%。其中,贫困农村孕妇的重度贫血达到 3.1%,高于其他地区。2013 年,乳母的血红蛋白水平为 136.1g/L,贫血率为 10.5%,城乡贫血率分别为 9.2% 和 11.5%(图 8-5)。

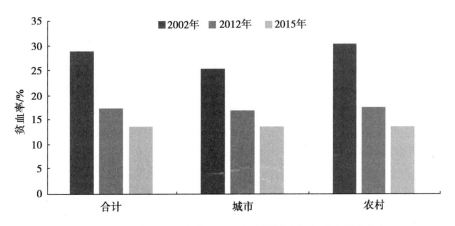

图 8-5　2002 年、2012 年和 2015 年中国城乡孕妇贫血率的比较

2013 年中国乳母叶酸状况总体良好。乳母血清叶酸中位数为 5.9ng/mL,城市和农村分别为 6.2ng/mL 和 5.2ng/mL,城市高于农村。乳母叶酸缺乏率为 3.0%。2015 年中国孕妇维生素 A 缺乏率达到 9.7%,处于轻度流行。其中,城市为 8.3%,农村为 11.7%。乳母维生素 A 营养状况适宜。孕妇维生素 D 缺乏率(按 <12ng/mL 或 30nmol/L 计)达到 42.0%,其中城市为 43.0%,农村为 40.4%。

妊娠期糖尿病呈逐年上升趋势。2013—2017 年北京通州地区妊娠期糖尿病发病率增加了 31%。2009—2018 年浙江省杭州市 15~49 岁妇女妊娠期糖尿病发病率呈逐年上升趋势。

妊娠期糖尿病是我国孕妇面临的重要营养与健康问题。

中国孕妇乳母营养改善取得了显著成效,孕妇乳母的能量摄入基本充足;贫血状况得到显著改善,由中度流行转为轻度流行;碘营养状况总体适宜;孕妇维生素 A 缺乏处于轻度流行,乳母维生素 A 营养状况适宜;乳母叶酸营养状况总体良好。然而,孕妇乳母人群营养状况依然存在问题,包括膳食结构不合理,脂肪供能比较高,膳食钙摄入严重不足;体重管理不理想,孕期增重适宜的人群占比偏少;产后体重滞留过多。孕晚期妇女处于中度贫血,农村地区孕妇和乳母的贫血率依然较高;孕妇乳母的维生素 D 缺乏率和不足率较高,尤其是大城市和贫困农村;妊娠期糖尿病呈逐年上升趋势,须落实孕期血糖控制和预防。

第三节　老年人营养状况

WHO 定义一个国家或地区 60 岁及以上的人口比例超过 10%,65 岁及以上人口比例超过 7%,即被称为老龄化社会。1999 年中国 60 岁以上人口比例首次超过 10%,因此中国进入老龄化社会已有 20 余年。预计到 2025 年,中国老年人口将突破 3 亿,2033 年突破 4 亿,2053 年达到 4.87 亿,占亚洲老年人口的五分之二,全球老年人口的四分之一。中国人口老龄化进程超前经济发展,"未富先老",面临的风险挑战更加严峻。

营养是老年人健康的物质基础,合理营养是健康老龄化的关键。然而,中国老年人营养与健康状况并不乐观,在经济发展滞后和公共卫生服务水平低下的农村地区尤为严重。现有资料显示,贫困地区老年人群的贫血率、低体重率是各类人群中最高的。即使在城市,老年人也会面临慢性病和营养不良的双重风险。很多老年人处于"带病生存"的状态。

一、老年人营养现状及主要问题

由于生理原因,老年人身体消化吸收和代谢功能下降,营养素的需求得不到满足。2010—2013 年中国居民营养与健康状况监测数据显示,中国老年人群粮谷类(包括米、面、薯类和杂豆类)摄入水平已达到中国居民膳食指南推荐量;但 69.4% 的老年人未达到蔬菜推荐摄入量;水果摄入量平均为 39g/d,不足膳食指南推荐量的 1/5;约 50% 的老年人肉类摄入量达到指南推荐量,但仍以猪肉为主;水产品、奶类和豆类的摄入量依然很低;食用油和食盐的摄入量均远高于膳食指南的推荐摄入量。

从能量及营养素摄入水平来看,2015 年老年人能量摄入为 1 774kcal/d,一部分老年人存在能量、蛋白质摄入不足。与此同时,近 60% 的老人脂肪供能比超过 30%。老年人 B 族维生素尤其是维生素 B_1、维生素 B_2 和叶酸摄入不足的比例均超过 80%。超过 95% 的老年人都存在钙摄入不足问题,而 90% 的老年人钠摄入超过预防非传染性慢性病的建议摄入量。

二、老年人体质与健康状况

老年人群存在一定程度的营养不良,农村和高龄老人的营养不良率更为严重。2015 年中国居民营养与健康状况监测结果显示,60 岁及以上老年人低体重率(BMI<18.5kg/m²)为 4.8%,农村高于城市,分别为 6.1% 和 3.2%。80 岁及以上老年人低体重率为 8.3%(图 8-6)。老年人贫血率为 10.0%(图 8-7)。另一方面,老年人肥胖以及营养相关慢性病问题依然严峻。按照 BMI>28.0kg/m² 标准判断,老年人肥胖率为 13.0%(图 8-8)。老年人高血压患病率近 60%,糖尿病患病率近 15%。

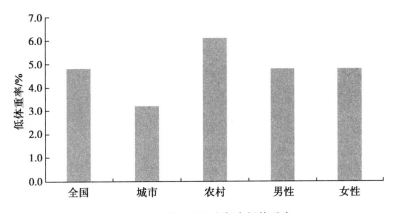

图 8-6　60 岁及以上老年人低体重率

数据来源:2015 年中国成人慢性病与营养监测。

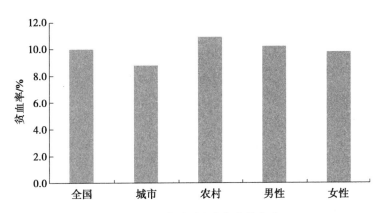

图 8-7　60 岁及以上老年人贫血率

数据来源:2015 年中国成人慢性病与营养监测。

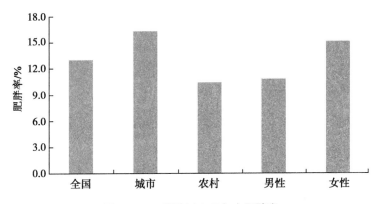

图 8-8　60 岁及以上老年人肥胖率

数据来源:2015 年中国成人慢性病与营养监测。

综上所述,随着社会经济的发展,虽然中国老年人的营养状况得到了较大改善,但依然存在一定程度的营养问题。老年人的营养问题在城乡、性别和年龄等方面存在较大差异。老年人主要的营养问题依然呈现"双重负担"的特点。一方面,城乡老年人食用油摄入量偏高,脂肪供能比偏高,从而造成超重、肥胖以及慢性病患病率高;另一方面,由于膳食结构不合理,老年人存在营养素如蛋白质、B族维生素和钙缺乏,低体重和贫血患病率较高。

（何宇纳,杨振宇,张坚,于冬梅,孙长颢,马爱国,杨晓光,杨月欣,丁钢强）

（协助完成:张环美,宋鹏坤,房玥晖,连怡遥）

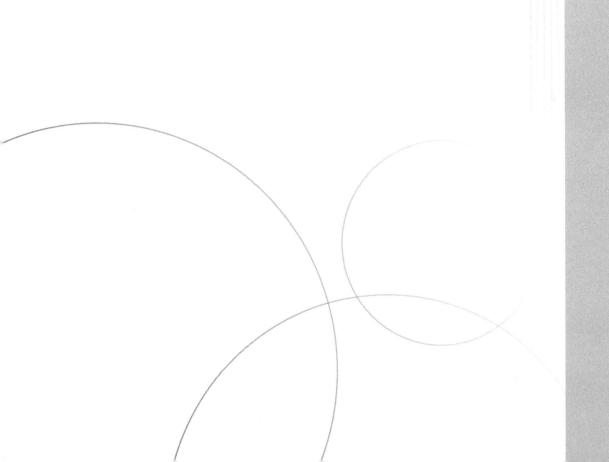

第三部分

食物、身体活动与健康

近年来,我国居民的饮食习惯及膳食结构发生了显著变化,食物消费由单一型向多元化方向发展。膳食与健康的关系已从单一营养素或单一食物转向膳食模式与整体健康状况或疾病风险关联的研究。因此,合理的膳食结构、科学的生活方式、适量的身体活动也越来越受到重视。

食物适宜摄入量可维持人体正常的生理功能,促进生长发育和健康长寿;但不足或过量均可导致新的健康问题。我国居民的膳食结构近年来已发生明显变化,植物性食物摄入量呈下降趋势而动物性食物和油脂的摄入量却不断上升。我国居民慢性病负担的前三位不健康膳食因素分别是钠摄入量过高、全谷物摄入量过低和水果摄入量过低。此外,适当的身体活动也有益于健康,可以有效预防慢性病和过早死亡的发生。

综上所述,本部分分别从不同膳食因素(各种食物)摄入过多或过少可能对机体健康带来的有益影响或不良风险,膳食供能模式、合理膳食模式及特殊膳食模式与健康风险的关联,身体活动与常见健康问题研究三个方面阐述食物、身体活动与健康的科学研究证据,以期为我国居民全面、正确了解食物、膳食模式、身体活动与健康的关系,为中国居民膳食指南及膳食宝塔的修订提供参考。

第九章 食物与健康

"民以食为天",食物适宜摄入量可维持人体正常的生理功能,促进生长发育和健康长寿;但不足或过量均可导致新的健康问题。人类需要的基本食物可分为五大类,即谷薯类、蔬菜水果类、动物性食物、大豆坚果类、油脂类。膳食中各类食物的数量及其所占比例是否合适、膳食中所供给的能量或营养素与机体的需要是否保持平衡等膳食因素与慢性非传染性疾病负担有密切关系。此外,特殊人群膳食(母乳喂养、婴幼儿辅食添加)也是膳食生活方式的重要组成部分,与健康有着密不可分的关联。

随着社会经济的发展和居民膳食模式、生活方式的明显改变,与膳食风险因素显著关联的慢性非传染性疾病已成为我国公共卫生领域的新挑战。不同膳食因素可产生不同的疾病负担,但食物过多或过少摄入可能对机体健康带来哪些具体有益影响或不良风险,仍然需要综合国内外最新的权威研究,通过系统综合评价获得大量食物与健康的科学结论,为居民合理膳食营养、降低各种慢性病的发病风险提供科学指导。

本章内容在《食物与健康——科学证据共识》的基础上进行了证据更新,选择 27 种常见食物,囊括了五大类食物,较 2016 版食物种类新增了菌藻类蔬菜、饮用水,分析评价了各类食物摄入与心血管疾病、脑卒中、糖尿病、高血脂、癌症、认知功能障碍等疾病的关系;并紧密结合我国居民关注的全因死亡和肥胖问题详细阐述食物摄入与两者之间的关联。本章内容的编写收集了大量国内外的科学研究文献(1997—2020 年的国内文献和 2002—2020 年的国外文献),参照WHO 指南制定证据评价要求和证据评价及结论推荐方法,组织了数十位营养学和流行病学专家进行学习和讨论,提出了我国食物与健康证据评价方法和结论推荐意见。本章综合评价和推荐了 160 余条食物与健康关系科学结论。食物与健康科学证据的得出对我国居民全面了解食物与健康的关系,解除社会流传的一些偏见和误解,具有一定的帮助和积极的指导作用。

第一节 食物与全因死亡

全因死亡率(all-cause mortality)是指一定时期内各种原因导致的总死亡人数与该人群人口数之比。根据 WHO 发布的《2020 世界卫生统计报告》(*World Health Statistics 2020*),2000—2016 年,全球人均预期寿命增加了 5.5 年,从 66.5 岁增长到 72.0 岁。2016 年估计有 4 100 万人死于非传染性疾病,占总死亡人数的 71%,主要为四大类疾病所致:心脑血管病(1 790 万)、癌症(900 万)、慢性呼吸系统疾病(380 万)、糖尿病(160 万)。越来越多的数据显示全因死亡与生活方式密切相关,因此,人们开始关注如何通过改变生活方式,特别是膳食营养因素来降低全因死亡的发生。

关于膳食与全因死亡之间的关联已有较多研究证据。流行病学研究显示某些食物摄入得过多或过少确实会影响全因死亡的发生。一项研究指出,我国居民摄入高钠食物,全谷物、豆类、水果消费量低,红肉、反式脂肪酸摄入量高,低膳食纤维等是导致全因死亡风险升高的主要膳食因子。

本章就各种食物摄入与全因死亡风险的关联,通过检索查阅国内(1997—2020年)、国外(2002—2020年)的相关文献进行综合分析评价。共纳入文献49篇,全谷物8篇、坚果和种子10篇、畜肉6篇、鸡蛋8篇、鱼肉9篇、食盐4篇、咖啡4篇,其中41篇文献作为主要证据。综合评价分析各种食物与全因死亡的关系,主要结果如下:

一、粮谷薯类食物

增加全谷物摄入可降低全因死亡的发生风险　基于19项队列研究的meta分析结果表明,与低摄入人群相比,全谷物高摄入人群全因死亡风险下降12%,RR(95% CI)为0.88(0.84,0.92);且呈明显的剂量-反应关系,每增加30g/d全谷物摄入,可降低8%全因死亡风险;摄入量达到100g/d左右时,全因死亡风险降低25%,见图9-1。

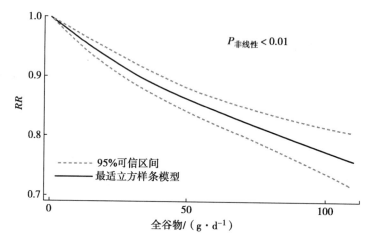

图9-1　每日全谷物摄入水平与全因死亡风险的非线性剂量-反应关系
注:全谷物摄入与全因死亡风险存在明确的剂量-反应关系,每增加30g/d全谷物摄入与死亡风险呈负相关,RR(95%CI)为0.92(0.89,0.95);摄入量达到100g/d左右时,全因死亡风险降低25%。图中横坐标为每日全谷物摄入量,纵坐标为全因死亡风险。
数据来源:SCHWINGSHACKL L,SCHWEDHELM C,HOFFMANN G,et al. Food groups and risk of all-cause mortality:a systematic review and meta-analysis of prospective studies [J]. Am J Clin Nutr,2017,105(6):1462-1473.

一篇纳入11个队列研究的meta分析,包括西班牙、美国、挪威人群,样本量为816 599人,采用随机效应meta分析,调整性别、年龄、种族等因素,结果显示,多摄入全谷物的人群全因死亡风险下降13%,见图9-2。

二、大豆、坚果类

适量增加坚果摄入可降低全因死亡风险　一篇纳入15项队列研究(美国、欧洲、亚洲、澳

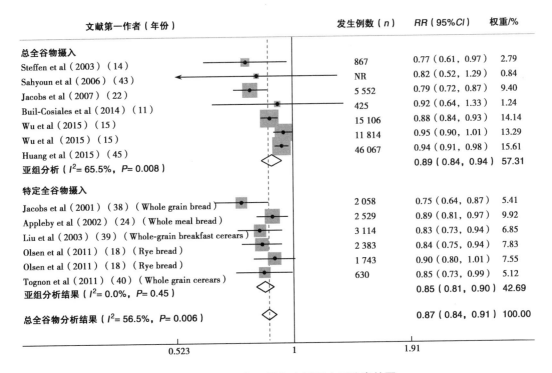

图9-2 全谷物摄入量与全因死亡风险森林图

注：与不摄入谷类相比，多摄入全谷物人群全因死亡风险降低13%，RR（95% CI）为0.87（0.84，0.91）；摄入特殊全谷类食品，全因死亡风险降低15% RR（95% CI）为0.85（0.81，0.90）

数据来源：WEI H，GAO Z，LIANG R，et al. Whole-grain consumption and the risk of all-cause，CVD and cancer mortality：a meta-analysis of prospective cohort studies［J］．Br J Nutr，2016，116（3）：514-525.

大利亚人群等）的meta分析，样本量为819 448人，其中死亡85 870人，剂量-反应关系结果显示每日摄入坚果每增加28g，全因死亡发生风险下降22%，RR（95%CI）为0.78（0.72，0.84）。系统评价显示，每日坚果总摄入量为0~52g的范围内，与摄入最低组比较，坚果摄入最高组全因死亡风险下降20%。如图9-3所示，每天增加坚果摄入量15~20g，全因死亡风险下降17%左右，但增加摄入量超过该范围后产生效益无显著增加。

三、动物性食物（畜禽鱼蛋奶类）

增加畜肉摄入可增加男性全因死亡的风险 7项队列研究（包括美国、欧洲、英国、中国、孟加拉国、日本、韩国和中国台湾人群等）的meta分析研究结果显示，未发现畜肉摄入量与全人群全因死亡的关联，但性别分层结果发现畜肉可导致男性全因死亡风险增加17%，RR（95% CI）为1.17（1.04，1.32）。剂量-反应分析结果显示，每天增加100g畜肉摄入，可导致男性全因死亡风险增加21%，RR（95% CI）为1.21（1.15，1.26）。

增加鱼肉摄入可降低成年人全因死亡的发病风险 一篇纳入12项队列研究（美国、亚洲、欧洲人群）的meta分析，样本量为672 389人，与最低摄入量相比，最高鱼类摄入量可使全因死亡风险降低约6%，RR（95% CI）为0.94（0.90，0.98）。剂量-反应分析结果表明，与从未食用过鱼类的人群相比，每天食用60克鱼的人群总死亡风险降低了12%，RR（95% CI）为0.88（0.83，0.93）。

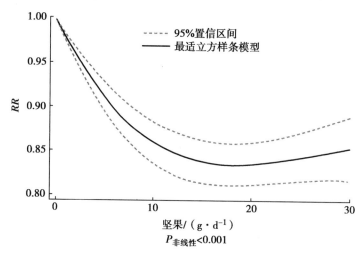

图 9-3　每日坚果摄入水平与全因死亡风险的非线性剂量 - 反应关系

注：坚果摄入与全因死亡风险存在明确的剂量 - 反应关系，每天增加 15~20g 坚果，全因死亡风险下降最为显著，达 17% 左右。图中横坐标为每日坚果摄入量，纵坐标为全因死亡风险。

数据来源：SCHWINGSHACKL L, SCHWEDHELM C, HOFFMANN G, et al. Food groups and risk of all-cause mortality: a systematic review and meta-analysis of prospective studies [J]. Am J Clin Nutr, 2017, 105 (6): 1462-1473.

鸡蛋摄入与全因死亡无关　包括广州生物库队列（中国人群队列）在内的 meta 分析结果显示，鸡蛋摄入与全因死亡没有显著关联，与每周摄入少于 1 个鸡蛋相比，每周摄入 7 个及以上鸡蛋时合并 HR （95%CI）为 1.09（0.99，1.20）。

四、食盐

高盐（钠）摄入可增加全因死亡风险　23 项队列研究和 2 项临床随机对照试验的 meta 分析结果显示，与低钠饮食相比，正常饮食使全因死亡风险降低 9%，HR （95% CI）为 0.91（0.82，0.99）；而与正常饮食相比，高钠饮食可使全因死亡风险增加 16%，HR （95% CI）为 1.16（1.03，1.30）。

五、饮料类

适量饮用咖啡可降低全因死亡风险　纳入 40 项队列研究（来自美国、欧洲、澳大利亚、日本和新加坡等国家和地区的人群）的 meta 分析结果显示，3.5 杯 /d 咖啡摄入，全因死亡的相对风险可降低 15%，OR （95% CI）为 0.85（0.82，0.89）。

第二节　食物与肥胖

肥胖（obesity）是许多疾病的危险因素。自 2000 年以来，全球成年人（18 岁及以上）的年龄标准化肥胖率增加了 1.5 倍，儿童青少年（5~19 岁）的粗肥胖率在 2016 年增加了一倍多（从 2.9% 增加到 6.8%）。全球范围内，2019 年估计全球人口的 5.6%，约 3 830 万 5 岁以下儿童超重，而 2000 年约为 3 030 万。2016 年的调查数据显示，我国儿童和青少年（5~19 岁）肥胖患病率为 11.7%,成年人(18 岁以上)的年龄标准化肥胖率为 6.2%,5 岁以下儿童超重的比例为 9.1%。由于越来越多的数据显示,超重和肥胖的发生发展与生活方式密切相关,因此人们越来越关注如何通过改变生活方式,特别是膳食营养因素来降低超重和肥胖的发生。

流行病学研究已经证实,膳食因素对肥胖和超重的发生风险有一定影响,合理饮食、增加全谷物、蔬菜水果的摄入量,减少畜肉的摄入量,对于肥胖和超重的发生可能具有重大意义,但某些膳食元素与超重和肥胖风险之间的相关性仍然存在不确定性。

本节通过检索查阅国内(1997—2020 年)、国外(2002—2020 年)的相关文献,就各种食物摄入与肥胖或超重发生风险的关联进行综合分析评价。共纳入文献 143 篇,全谷物 10 篇、薯类 11 篇、水果 10 篇、蔬菜和水果 4 篇、大豆及其制品 4 篇、畜肉 9 篇、饮水 11 篇、油脂 5 篇、添加糖 6 篇、含糖饮料 17 篇、母乳喂养 11 篇、母乳喂养与子代体重 18 篇、辅食添加与儿童超重或肥胖 17 篇等相关文献,其中 133 篇文献作为主要证据。综合评价分析各种食物与肥胖或超重的关系,证据结果如下:

一、粮谷薯类食物

全谷物摄入有助于维持正常体重,延缓体重增长 以欧美成年人为主的队列研究和横断面研究(119 829 例)meta 分析发现,全谷物摄入量 ≥48g/d 人群比摄入量 <8g/d 人群的 BMI 低 0.630kg/m^2(95% CI 为 0.460~0.800kg/m^2),腰围低 2.7cm($95\%CI$ 为 0.2~5.2cm),腰臀比低 0.023($95\%CI$ 为 0.016~0.030)。13 岁及以上青少年和成年人,增加全谷物摄入会使体重增长的风险降低 17%,RR(95% CI)为 0.83(0.70,0.97)。

增加薯类摄入可降低肥胖的发病风险 针对中国台湾白领人群的 RCT 研究显示,持续 8 周摄入 132g 甘薯代餐粉能够显著降低受试者的体重、体脂和 BMI($P<0.05$)。

过多摄入油炸薯片和薯条可增加肥胖的发病风险 针对美国 3 个成年人群队列(分别为 50 422 例、47 898 例、22 557 例)的研究表明,在 4 年期间,研究对象体重平均增加 3.35 磅,与 4 年体重关系最密切的食物为油炸薯片(1.69 磅)。对伊朗 216 例 6~12 岁儿童进行的油炸薯片与肥胖发生风险的病例对照研究发现,肥胖与油炸薯片的摄入频率有关,增加油炸薯片的摄入频率可使患肥胖的风险增加 14.3%,OR(95% CI)为 1.143(1.024,1.276)。

二、蔬菜和水果

增加水果摄入可降低成年人肥胖的发病风险 2015 年纳入 17 项队列研究(包括美国、欧洲和澳洲人群等)的系统评价,样本含量为 563 277 人,其结果显示每增加 100g 水果摄入,体重下降 13.68g/ 年(95% CI 为 −22.97~−4.40g/ 年)。

蔬菜和水果联合摄入可以降低肥胖的发病风险 欧洲的队列研究结果显示,每摄入 100g 水果和蔬菜,体重增加 0.5~1.0kg/ 年的风险可降低 3%,OR(95% CI)为 0.97(0.95,0.98);体重增加 ≥1kg/ 年的风险可降低 6%,OR(95% CI)为 0.94(0.92,0.96);体重增加 ≥0.5kg/ 年的风险可降低 3%,OR(95% CI)为 0.97(0.95,0.99)。

三、大豆坚果类

增加大豆及其制品摄入可以减轻体重以改善肥胖 meta 分析及随机对照研究显示,增加大豆及其制品摄入可以改善肥胖,有助于降低超重和高胆固醇血症的亚洲人群的体重、BMI、腰围等(大豆 25.5g/d,大豆异黄酮 60~135mg/d,豆制品 240~720mL/d,大豆苷元 80mg/d)。

四、动物性食物（畜禽鱼蛋奶类）

过多摄入畜肉可能增加肥胖的发病风险 汇总多项研究的 meta 分析发现，在调整 BMI 和能量摄入等因素后，过多摄入畜肉可使肥胖的发生风险增加 40%，HR（95% CI）为 1.40（1.07，1.73）。一项对 16 822 例中国人群的病例对照研究结果显示，与每天摄入畜肉 33.3g 人群相比，每天摄入 75g、116.7g、191.7g 畜肉人群的肥胖（BMI>24kg/m²）患病风险分别增加 9%、14% 和 27%，OR（95% CI）分别为 1.09（0.94，1.26）、1.14（0.98，1.33）和 1.27（1.07，1.49）。

五、油脂和添加糖

高脂肪摄入可增加肥胖风险，减少总脂肪摄入有助于减少体重 一篇纳入 37 项 RCT 研究（来自中国、澳大利亚、北美、欧洲、新西兰人群等）的 meta 分析，样本量为 57 079 人，结果显示减少脂肪摄入有利于降低体重（−1.4kg，95% CI 为 −1.7~−1.1kg）、BMI（−0.5kg/m²，95% CI 为 −0.6~−0.3kg/m²）、腰围（−0.5cm，95%CI 为 −0.7~−0.2cm）。

糖摄入可能增加肥胖发生风险，其关联与是否控制总能量有关 不控制能量摄入情况下，减少糖的摄入能减少体重的增加；控制总能量时，减少糖的摄入，未见对体重的影响。WHO 对糖摄入与体重影响进行了系统评价，纳入 30 项随机对照试验和 38 项队列研究，结果发现不对饮食进行严格控制时，糖摄入减少与体重下降相关（−0.80kg，95%CI 为 −1.21~−0.39）；10 项研究的荟萃分析表明，受试者糖摄入量增加（主要是含糖饮料），其体重也增加（0.75kg，95%CI 为 0.30~1.19）。而在另外 11 项研究中，受试者摄入糖与其他碳水化合物进行了等能量交换，荟萃分析结果表明体重没有变化（0.04kg，95%CI 为 −0.04~0.13kg）。

过多摄入含糖饮料可增加儿童、成年人肥胖或体重增加的发生风险 meta 分析结果（n=216 307）显示，每天每增加 1 份（12 盎司，335~350mL）含糖饮料摄入，可以使儿童 BMI 在 1 年内增加 0.03kg/m²，使成年人体重 4 年内增加 2.01kg。

六、母乳喂养

母乳喂养可降低母亲产后体重滞留风险 2017 年纳入队列研究（来自美国、巴西、中国、克罗地亚、尼日利亚）的系统评价，样本量为 54 909 人。研究结果显示，与人工喂养相比较，母乳喂养的母亲产后体重明显降低 0.38kg（95%CI 为 0.64~−0.11）。

母乳喂养可降低子代肥胖的发生风险 2017 年发表的系统评价共包含 13 项中国人群队列研究，样本量为 49 561 例。结果表明，与人工喂养相比较，母乳喂养可使中国儿童肥胖的发生风险降低 33.3%，OR（95% CI）为 0.667（0.588，0.756）；亚组分析显示，母乳喂养持续时间≥6 个月与 <6 个月相比较，可使中国 0~6 岁儿童肥胖的发生风险降低 25.6%，OR（95% CI）为 0.744（0.600，0.923）。

七、辅食添加

早于 4 月龄添加辅食可增加儿童（尤其是 6 岁以下儿童）发生超重或肥胖的风险 纳入 10 个队列研究的 meta 分析结果发现，早于 4 月龄添加辅食可使儿童（尤其是 6 岁以下儿童）超重的发生风险增加 18%，RR（95% CI）为 1.18（1.06~1.31），也可使儿童肥胖的发生风险增加 33%，RR（95% CI）为 1.33（1.07~1.64）。

八、饮水

饮水可能帮助超重人群减轻或维持体重、降低肥胖的发病风险　3 项队列研究的 meta 分析,样本量为 124 988 人,结果显示四年内每天增加一杯水摄入与体重增加呈负相关,增加水的摄入可以降低长期体重增加趋势,估计每四年内,每天 1 杯水代替 1 份含糖饮料可降低体重 0.49kg(95%CI 为 0.32~0.65kg)。

第三节　食物与健康

一、粮谷类、薯类食物与健康

1. 全谷物与健康

全谷物指未经精细加工或虽经碾磨/粉碎/压片等处理仍保留了完整谷粒所具备的胚乳、胚芽、麸皮组成及天然营养成分的谷物。和精制谷物相比,全谷物含有更丰富的膳食纤维、脂肪、维生素、矿物质、多酚及其他植物化学物,对人体有更好的健康益处。

全谷物摄入与健康的证据收集,查阅检索了国内外(1997—2020 年)相关文献,共纳入 52 篇文献作为主要证据,综合分析评价结果显示:增加全谷物摄入可降低冠心病的发病和死亡风险,降低 2 型糖尿病发病风险,降低结直肠癌发病风险。

增加全谷物摄入可降低心血管疾病(CVD)的发病风险　系统评价结果表明,与不吃或少吃全谷物(食品)人群相比,每天摄入 3 份全谷物食品或 48~80g 全谷物,CVD 发病相对风险可降低 21%。

增加全谷物摄入可降低 2 型糖尿病发病风险　系统评价结果表明,全谷物摄入与 2 型糖尿病发病存在非线性相关,每天摄入全谷物 2 份(相当于 60g)以上,可以获得较大的健康效益;和很少食用全谷物的人群相比,摄入 48~80g/d 全谷物可使 2 型糖尿病发病风险降低 26%。

全谷物摄入可降低结直肠癌发病风险　四项队列研究的系统评价结果显示,与全谷物摄入水平较低的人群相比,摄入水平高的人群结直肠癌发病风险下降 21%。剂量–反应关系显示,每增加 90g/d 全谷物食品,结肠癌风险降低 17%。

2. 燕麦、荞麦、小米与健康

谷物按加工精度可分为精制谷物和全谷物。精制谷物包括精白米和精白面等,全谷物包括糙米、燕麦、荞麦、小米、大麦、玉米等。全谷物在改善血糖、血脂、血压,降低心血管疾病以及控制体重、预防肠道疾病等方面,均可发挥较好的作用。综合评价分析燕麦、荞麦、小米与多种疾病关系,证据表明增加燕麦摄入可改善血脂异常和血糖,可能具有改善血压的作用;增加荞麦摄入可改善血脂异常,可能具有改善血糖的作用。小米的研究文献较少,尚无结论。

增加燕麦摄入可能具有改善血糖的作用　一篇纳入 14 项随机对照研究的 meta 分析,包括加拿大、美国、欧洲人群,样本量为 608 人,调整性别、年龄等因素,结果显示,与精制谷物组相比,每天摄入燕麦持续 3~10 周可降低空腹血糖(MD=−0.39mmol/L,95% CI:−0.58~−0.19mmol/L)及糖化血红蛋白(MD=−0.42%,95%CI:−0.61%~−0.23%)。

增加荞麦摄入可能具有改善血脂异常的作用　2018 年 Li 等纳入 12 项随机对照研究(来自中国、印度、瑞典人群)的系统评价显示,与基线值或对照组相比,荞麦摄入可明显降低 TC〔−0.5mmol/L,95%CI 为(−0.8~−0.2)mmol/L〕及 TG〔−0.25mmol/L,95%CI 为(−0.49~

–0.02）mmol/L]。

3. 薯类与健康

薯类（tubers）包括马铃薯、甘薯、木薯等，在全球 100 多个国家都有广泛种植。中国薯类产量居世界第一位，居民食用的薯类主要是马铃薯和甘薯。薯类除了提供丰富的碳水化合物、膳食纤维，还含有较多的矿物质、B 族维生素，与人类健康密切相关。

综合评价分析薯类与多种疾病关系，证据表明增加薯类摄入可降低便秘的发病风险，而过多摄入非油炸薯类可增加 2 型糖尿病的发病风险。此外，过多摄入油炸薯类可增加肥胖的发病风险，增加非油炸薯类摄入却可能降低肥胖的发病风险。薯类摄入与结直肠癌、胃癌的发病风险可能无关。

增加薯类摄入可降低便秘的发生风险　王姣红等在中国对 18~39 岁产妇进行的薯类与便秘关系的 RCT 显示，与对照组每天摄入普通饮食相比，每天进食熟甘薯 200g 左右能显著提前产妇产后首次排便时间（P<0.001），降低大便干硬、排便困难的发生率（P=0.001）。

二、蔬果、豆类、坚果类与健康

1. 蔬菜与健康

蔬菜是指部分草本植物中适合做菜的可食部分，如根、茎、叶、花和 / 或植物的果实，可以直接食用或经过烹调等多种方式加工后食用。蔬菜是膳食中维生素 C 和 β 胡萝卜素的重要来源，含有较丰富的膳食纤维、多种植物化学物以及一定量钾、钙、镁等元素，是人类膳食的重要组成部分，与人类健康密切相关。

蔬菜摄入与健康的证据收集，检索查阅国内外（2015—2020 年）共 70 篇相关文献。综合评价显示，蔬菜摄入总量增加可降低全因死亡率、CVD 发病和死亡风险和部分癌症（肺癌、食管癌、结肠癌、肝癌、鼻咽癌）的发病风险；但与糖尿病、胃癌、直肠癌和乳腺癌发病风险及癌症总死亡风险无关；在蔬菜亚类中，绿色叶菜降低糖尿病及肺癌的发病风险，增加十字花科摄入量可降低肺癌、胃癌和乳腺癌的发病风险，提示该类蔬菜对癌症的预防作用优于其他蔬菜；此外，葱类蔬菜可降低胃癌风险。蔬菜对骨折、减肥、血压和便秘的作用尚需进一步研究验证。

增加蔬菜摄入量可降低心血管疾病的发病和死亡风险　一篇纳入 47 项前瞻性队列研究的 meta 分析，包括中国、日本、欧美人群，样本量为 1 498 909 人（心血管疾病死亡 44 013 人），调整性别、年龄等因素，结果显示，每天增加摄入 1 份蔬菜，因心血管疾病死亡的风险降低 13%，这与《中国居民膳食指南（2016）》的相关证据一致。其他研究也表明，每增加 1 份（约 80g）蔬菜摄入，心血管疾病死亡风险减低 10%（RR =0.90，95%CI：0.87~0.93），脑卒中的死亡风险降低 13%（RR=0.87，95%CI：0.79~0.96），冠心病（CHD）的死亡风险降低 16%（RR=0.84，95%CI：0.79~0.90）。上海 13.48 万中老年居民的随访研究发现，当男性蔬菜摄入量从 144g/d 增加到 583g/d，女性从 124g/d 增加到 506g/d 时，其心血管疾病死亡风险分别降低 36% 和 16%。在不同种类的蔬菜中，十字花科蔬菜的作用最为显著。

增加蔬菜摄入总量及十字花科蔬菜和绿色叶菜摄入量可降低肺癌的发病风险　纳入 27 项前瞻性队列研究的 meta 分析发现，蔬菜总摄入量最高组肺癌发病风险较最低组下降 8%，十字花科蔬菜摄入量最高组肺癌发病风险较最低组下降 13%（RR=0.87，95% CI：0.79~0.97），绿叶蔬菜摄入量最高组肺癌发病风险较最低组下降 15%（RR=0.85，95% CI：075~0.96）。

增加蔬菜摄入量对预防食管鳞（腺）癌具有保护作用　增加蔬菜摄入量对食管鳞癌和食

管腺癌均具有保护作用。增加蔬菜摄入总量与胃癌发病风险无关,但葱类蔬菜和十字花科蔬菜对预防胃癌具有保护作用,增加蔬菜摄入总量可降低结肠癌的发病风险,与直肠癌的发病风险无关。

十字花科蔬菜摄入量增加可降低乳腺癌的发病风险　汇总多项研究的 meta 分析发现,十字花科蔬菜最高摄入组的乳腺癌发病风险显著降低 10%($RR=0.90,95\% \ CI:0.85\sim0.96$)。

增加绿叶蔬菜、黄色蔬菜摄入量可降低 2 型糖尿病发病风险　系统综述分析显示,绿色叶菜可使 2 型糖尿病的发病风险降低 3%($HR=0.97,95\% \ CI:0.94\sim1.00$),黄色蔬菜可使糖尿病的发病风险降低 38%($HR=0.62,95\%CI:0.52\sim0.73$)。

2. 水果与健康

水果主要分为仁果类(苹果、梨等)、核果类(桃、李、杏、樱桃等)、浆果类(草莓、猕猴桃、葡萄等)、柑橘类(橙、橘、柠檬等)、瓜果类(西瓜、甜瓜等)以及热带及亚热带水果类(香蕉、菠萝、荔枝、椰子等),水果富含膳食纤维、维生素、矿物质和各类生物活性物质,与人体健康密切相关。

水果摄入与健康的研究证据,经检索收集了 2014 年 7 月至 2020 年 12 月的国内外相关文献 122 篇。综合评价分析水果摄入与多种疾病关系,目前有足够的证据表明,增加水果摄入可降低心血管疾病、2 型糖尿病、肥胖和主要消化道癌症的发病风险。此外,尚有不充足的证据表明,水果摄入与代谢综合征、乳腺癌和胰腺癌等疾病发生有一定关联,但尚未进行综合评价分析。

增加水果摄入量可降低心血管疾病的发病风险　一项涵盖 67 211 名中国女性和 55 474 名男性的前瞻性队列研究显示,水果摄入量每增加 80g/d,心血管疾病风险下降 12%。此外,用特定水果或果汁(高黄酮类水果、猕猴桃、蓝莓、蓝莓粉和蓝莓汁、橙汁、酸樱桃汁、多酚的浆果汁、蔓越莓汁、红葡萄汁、石榴汁)干预的随机对照试验研究结果表明,增加水果或果汁的摄入可有效调节血压水平,对心血管疾病具有保护作用。

增加水果摄入可降低结直肠癌、食管癌、胃癌的发病风险　纳入 5 项队列研究和 17 项病例对照研究的 meta 分析结果显示,水果摄入量与降低结直肠癌的发病风险显著相关,水果摄入每增加 100g/d,结直肠癌发病风险降低 6%。

3. 蔬菜和水果的综合作用与健康

综合评价分析蔬菜和水果的联合摄入与多种疾病关系,证据表明,蔬菜和水果联合摄入可降低心血管疾病的死亡风险,降低肺癌、乳腺癌、糖尿病和肥胖等疾病的发病风险。

蔬菜和水果联合摄入可降低心血管疾病的发生风险和死亡风险　系统综述(总人数为 469 551 人)结果显示,每天每增加 1 份水果和蔬菜(1 份水果 80g,1 份蔬菜 77g)可降低 4% 的心血管疾病死亡率。meta 分析结果显示,不论是蔬菜和水果合并评价,还是蔬菜、水果亚组分析,蔬菜水果的高摄入均能降低心血管疾病风险、冠心病和脑卒中的发生率和死亡率。而且水果中的柑橘和苹果以及蔬菜中的葱类、胡萝卜、十字花科和绿叶蔬菜具有更好的效果。

增加蔬菜和水果摄入可能降低乳腺癌的发病风险　一篇纳入 20 项队列研究的系统综述(来自欧美和日本),剂量 – 反应关系结果显示,每天增加 300g 蔬菜和水果摄入,雌激素受体阴性乳腺癌发生率降低 6%($RR=0.94,95\%CI:0.91\sim0.98$)。

4. 藻类与健康

藻类又称为悬浮植物,主要以水生为主,涵盖了原核生物、原生生物和植物界。我国的大型海藻主要分为红藻门、褐藻门、蓝藻门和绿藻门。藻类,尤其海带是膳食中碘等矿物质的重要来源,碳水化合物是藻类含量最丰富的成分,同时,藻类还富含藻蓝蛋白、藻甾醇、间二苯酚、虾青素、藻黄质等,使其具有特殊的生物活性。

综合评价分析藻类与多种疾病关系,证据表明增加藻类摄入可降低心血管疾病和抑郁症的发病风险;可降低 2 型糖尿病患者的血糖水平;同时,对超重和肥胖患者的 BMI、体重、腰围、体脂和食欲都有改善。但藻类摄入可能增加甲状腺疾病的发病风险。

藻类摄入可改善血脂异常　一篇纳入 19 个随机对照试验的 meta 分析,包括日本、韩国、伊朗人群,样本量为 697 人,调整性别、年龄等因素,结果显示,螺旋藻干预可以降低被研究者的总胆固醇[$WMD=-38.88mg/dL$,95% CI :($-56.05~-21.72$)mg/dL, $P=0.000\ 1$]、低密度脂蛋白胆固醇[$WMD=-35.06mg/dL$,95% CI :($-54.30~-15.82$)mg/dL, $P=0.000\ 4$]和甘油三酯[$WMD=-40.65mg/dL$,95% CI :($-55.82~-25.49$)mg/dL, $P=0.000\ 1$]水平,升高高密度脂蛋白胆固醇[$WMD=6.66mg/dL$,95% CI :($0.22~13.11$)mg/dL, $P=0.04$]水平,同时极低密度脂蛋白胆固醇[$WMD=-8.02mg/dL$,95% CI :($-8.77~-7.26$)mg/dL, $P=0.000\ 1$]和纤维蛋白原[$WMD=-5.01mg/dL$,95% CI :($-9.78~-0.24$)mg/dL, $P=0.04$]水平的降低也有统计学意义。

5. 菌类与健康

菌类是一大类不含叶绿素、不能进行光合作用的异养生物。现在,已知的菌类有 12 万余种。菌类可分为细菌门、黏菌门和真菌门三类。其中食用菌的特点为高蛋白、无胆固醇、无淀粉、低脂肪、低糖、多膳食纤维、多氨基酸、多维生素、多矿物质等。据测定,菌类所含的蛋白质约占干重的 30%~45%,是大白菜、白萝卜、番茄等普通蔬菜的 3~6 倍。野山菌不仅蛋白质总量高,组成蛋白质的氨基酸种类也十分齐全,尤其是人类必需的 8 种氨基酸,几乎都可以在野山菌中找到。

综合评价分析菌类摄入与多种疾病关系,证据表明增加菌类摄入量可能降低过敏症状的发生,提高机体免疫功能;降低糖尿病患者的血糖水平;还可能与认知功能的改善有关。

6. 大豆及其制品与健康

豆类泛指所有能产生豆荚的豆科植物。豆类主要有大豆、蚕豆、绿豆、豌豆、赤豆、黑豆等。豆类及豆制品蛋白质含量很高,以大豆含量最高,高达 35%~40%。大豆蛋白质的氨基酸模式较好,具有较高的营养价值,属于优质蛋白质;脂肪含量约为 15%~20%,以黄豆和黑豆较高;碳水化合物 25%~30%;还含有丰富的钙、铁、维生素 B_1 、维生素 B_2 、维生素 E。其他豆类蛋白质含量低于大豆,一般为 20% 左右;脂肪含量极少,为 1%~2%;碳水化合物占 50%~60%,主要以淀粉的形式存在。除营养物质之外,大豆还含有多种有益健康的物质,如大豆异黄酮、大豆皂苷、大豆甾醇、大豆卵磷脂、大豆低聚糖等。

大豆及其制品摄入与健康的研究证据,检索国内外(2017—2020 年)的相关文献,共纳入 38 篇文献作为主要证据。综合评价分析大豆及其制品摄入与多种疾病关系,大豆及其制品的摄入可降低骨质疏松、肥胖、高血压、高血脂、糖尿病和冠心病的发病风险。

适量大豆及其制品摄入可降低绝经前和绝经后女性乳腺癌的发生风险　meta 分析结果发现,大豆异黄酮每增加 10mg/d,可降低 3% 乳腺癌发生风险,大豆及其制品的食用(大豆摄入量≥1.62g/d,或豆腐摄入量≥14.4g/d,或大豆异黄酮 26.3mg/d)可降低女性(尤其是绝经后女性)乳腺癌的发病风险。

适量大豆及其制品的摄入可降低围绝经期女性骨质疏松的发病风险　系统综述分析结果显示,大豆异黄酮可以减少骨吸收,增加骨密度,预防骨质疏松,高剂量(≥90mg/d)有益于髋关节和腰椎的骨密度。

适量大豆及其制品摄入可降低冠心病发病风险　美国大型前瞻性队列研究认为,大豆异黄酮以及豆腐的摄入可使冠心病发病风险下降。大豆异黄酮摄入量(0.11~4.24mg/d)与冠心病(CHD)发病风险呈线性反比关系;此外,与几乎不摄入豆腐的人群(<1 份／月)相比,每周食用≥1 份豆腐的人群,其冠心病发病风险可下降 12%;每周≥1 份豆腐的摄入,还可使未使用激素的绝经女性冠心病发病风险降低 49%。

适量大豆及其制品摄入可降低血脂异常发生风险　一项随机对照试验发现,患代谢综合征风险较高的人群,在适度高蛋白饮食的形式下用大豆(含 30g/d 大豆蛋白的大豆类似物和大豆坚果)部分代替肉类可显著降低总胆固醇以及 LDL 胆固醇水平。

7. 坚果和种子与健康

坚果通常指富含油脂的种子类食物,是人类膳食的重要组成部分,含有丰富的不饱和脂肪、一定量的植物固醇、大量的蛋白质、丰富的膳食纤维和微量营养素,与人类健康密切相关。

坚果和种子摄入与健康的证据收集,检索查阅国内外(1997—2020 年)相关文献,共 68 篇文献作为主要证据。综合评价分析坚果和种子摄入与多种疾病关系,结果表明,增加坚果摄入可降低冠心病的发病和死亡风险、癌症的死亡风险、全因死亡率;坚果干预可改善血脂、胰岛素抵抗和空腹胰岛素水平;增加坚果摄入可能会降低癌症、代谢综合征的发生风险以及脑卒中的死亡风险,与非酒精性脂肪肝等疾病发生有一定关联,但仍需深入研究。

适量摄入坚果可降低心血管疾病发病及死亡风险　一篇纳入 1 415 个队列研究的 meta分析,包括美国、澳大利亚、意大利、巴西、中国、伊朗、荷兰人群,样本量为 413 727 人(心血管疾病死亡 14 475 人),调整性别、年龄等因素,结果显示,与坚果最低摄入量组相比,坚果类摄入量高者心血管疾病死亡风险降低 23%,(RR=0.77,95%CI:0.72~0.82);关于坚果类型,仅对花生进行了有关心血管疾病死亡率的研究,结果显示,与最低花生摄入量组相比,花生摄入量高者心血管疾病死亡风险降低 23%,见图 9-4。

适量增加坚果摄入可改善成年人血脂水平　61 项随机对照干预研究的 meta 分析,样本量为 2 582 人,剂量 – 效应关系结果显示,每天 28g 坚果干预,各项血脂指标均显著下降。

三、动物性食物（畜禽鱼蛋奶）与健康

1. 畜肉与健康

畜肉是指宰杀后的猪、牛、羊等哺乳动物适合人类食用的部分,人们通常所说的畜肉是这些动物中含有不等量脂肪的骨骼肌肉,其颜色暗红,纹理较深,常称作红肉(red meat)。畜肉营养丰富,是人体优质蛋白、锌、铁等矿物质和维生素 B_6、B_{12} 等的重要来源。另一方面,畜肉中饱和脂肪酸、胆固醇等含量较高,过多摄入畜肉可能与 2 型糖尿病、肥胖、结直肠癌等慢性病发生风险增高有关。本部分内容探讨的是新鲜畜肉(unprocessed red meat),不包括内脏(如肝脏、肾脏)及加工过的畜肉。

畜肉摄入与健康的证据收集,检索查阅国内外(1997—2020 年)相关文献,共纳入 56 篇文献作为主要证据。综合评价分析结果显示,过多畜肉摄入可增加全因死亡风险,心血管疾病的发病和死亡风险,2 型糖尿病、结直肠癌、肥胖的发生风险;但相反,增加畜肉摄入可降低贫血的发生风险;畜肉摄入与痴呆之间关联的证据尚非常有限。此外,有不充足的证据表明,畜肉摄入与儿童生长发育、老年人少肌症之间有一些关联,但证据不足尚未进行综合评价分析。

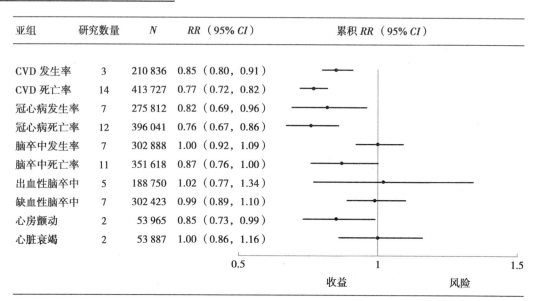

亚组	研究数量	*N*	*RR*（95% *CI*）	累积 *RR*（95% *CI*）
CVD 发生率	3	210 836	0.85（0.80，0.91）	
CVD 死亡率	14	413 727	0.77（0.72，0.82）	
冠心病发生率	7	275 812	0.82（0.69，0.96）	
冠心病死亡率	12	396 041	0.76（0.67，0.86）	
脑卒中发生率	7	302 888	1.00（0.92，1.09）	
脑卒中死亡率	11	351 618	0.87（0.76，1.00）	
出血性脑卒中	5	188 750	1.02（0.77，1.34）	
缺血性脑卒中	7	302 423	0.99（0.89，1.10）	
心房颤动	2	53 965	0.85（0.73，0.99）	
心脏衰竭	2	53 887	1.00（0.86，1.16）	

图 9-4 坚果摄入量与心血管疾病关系的森林图

注:综合包含 40 多万人(14 475 人死亡)的 14 项前瞻性队列研究,结果发现多摄入坚果人群的心血管疾病死亡风险下降 23%(RR=0.77,95%CI:0.70~0.82)。

数据来源:BECERRA-TOMAS N,PAZ-GRANIEL I,KENDALL W C,et al. Nut consumption and incidence of cardiovascular diseases and cardiovascular disease mortality:a meta-analysis of prospective cohort studies［J］. Nutr Rev,2019,77(10):691-709.

过多摄入畜肉可能增加结直肠癌的发病风险　一篇纳入 16 项病例对照研究、5 项队列 / 巢式病例对照研究的 meta 分析,包括欧洲(8 项)和美国(13 项)人群,样本量为 92 054 人,使用随机效应模型的方法计算汇总相对风险和 95% 可信区间,最高水平与最低水平的红肉和加工肉摄入量与结直肠癌的风险以及线性剂量 - 反应关系分析发现,每天增加畜肉摄入 100g,结直肠癌发病风险增加 36%,畜肉摄入量为 429.6g/d 时,结直肠癌发病风险增加 24%,RR（95% CI）为 1.24(1.12,1.36)。每天增加 50g 加工肉类摄入,结直肠癌风险增加 28%,RR（95% CI）为 1.28(1.03,1.60)。见图 9-5。

过多摄入畜肉可增加 2 型糖尿病的发病风险　汇总多项研究的 meta 分析(n=433 070)发现,与不摄入畜肉人群相比,每天摄入 150g 畜肉的人群 2 型糖尿病的发病风险增加 64%, RR（95% CI）为 1.64(1.23,2.19)。2019 年中国城乡 35~74 岁成年人队列研究发现,与不摄入畜肉人群相比,畜肉的摄入量每增加 500g 者,患糖尿病的风险增加 11%,HR（95% CI）为 1.11 (1.04,1.20)。

适量摄入畜肉可降低贫血的发生风险　对 6 779 例 35~69 岁英国女性的队列研究结果显示,每天摄入畜肉的人群比不摄入畜肉的人群血清铁蛋白高 36%(95%CI:20%~53%)。对 6 864 例 60 岁以上日本老年人的横断面研究结果显示,进食肉类和蔬菜量为最高四分位数者患贫血的风险比摄入量为最低四分位数者低(OR=0.81,95% CI:0.66~1.00)。

2. 烟熏肉与健康

摄入烟熏食品可增加胃癌的发病风险　汇总多项研究的 meta 分析结果显示,烟熏食品摄入过多可使胃癌的发病风险增加 87%,OR（95% CI）为 1.87(1.53,2.28)。其中,中国人群胃癌

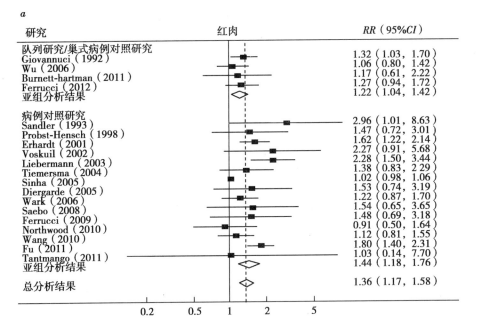

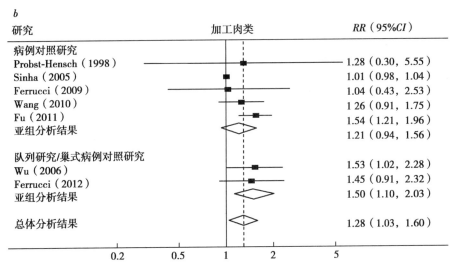

图 9-5 畜肉摄入量与结直肠癌关系的森林图

注:综合包含 9 万多人的研究,结果发现多摄入畜肉人群的结直肠癌发病风险增加 36%($RR=1.36$,95% CI:1.17~1.58)。

数据来源:XU X,YU E,GAO X,et al. Red and processed meat intake and risk of colorectal adenomas:a meta-analysis of observational studies [J]. Int J Cancer,2013,132(2):437-448.

风险增加 103%,OR(95% CI)为 2.03(1.49,2.76)。

熏制食品的摄入可增加食管癌的发病风险 meta 分析结果显示,熏制食品摄入可使食管癌的发病风险增加 102%,OR(95% CI)为 2.02(1.53,2.65);其中,中国人群食管癌的发病风险增加近 200%,OR(95% CI)为 3.02(1.85,4.93)。

3. 禽肉与健康

禽肉俗称"白肉",是指鸡、水禽(鸭、鹅)、火鸡、特种家禽(鸽、鹌鹑)等禽类动物的肌肉及其制品,含有大量优质蛋白质,并可提供多种维生素及矿物质,与人类健康密切相关。禽肉蛋白质含量约为 20%,其中所含必需氨基酸种类齐全,数量充足,比例适当;禽肉的脂肪含量变化很大(1%~20%),但远低于畜肉的脂肪含量,并且容易消化吸收;禽肉含有大量矿物质,尤以钾、磷的含量最多,还可提供多种维生素,以维生素 A 和 B 族维生素为主。

综合评价分析禽肉摄入与多种疾病关系,证据表明过多禽肉摄入可能增加 2 型糖尿病、血压升高的发生风险,本次研究尚未发现禽肉摄入与心血管疾病风险的关联。

禽肉摄入与心血管疾病发生风险无关 中国一项对 40~74 岁人群(n=13 290)进行的禽肉与心血管疾病发生风险的队列研究发现,与摄入禽肉 1.4g/d 者相比,女性禽肉摄入达 33.8g/d 时,心血管疾病的发病风险无明显变化。

过多禽肉摄入可能增加 2 型糖尿病发生风险 一项对 45~75 岁的美国夏威夷人群随访 14 年的队列研究,样本量为 75 512 人,其中男性 36 256 人,女性 39 256 人,新增 8 587 例糖尿病患者,调整种族、教育程度、体重指数、体力活动和总能量摄入以及按年龄进行分层发现,新鲜禽肉摄入过多增加糖尿病的发病风险:与最低五分位新鲜禽肉摄入量人群相比[Q1<9.09,9.09≤Q2≤14.22,14.23≤Q3≤19.98,19.99≤Q4≤29.50,Q5≥29.51,单位为 g/(4 184kJ·d)],新鲜禽肉摄入量为男性 Q3、Q4 及女性 Q2、Q3 人群 2 型糖尿病发病风险增加,其 HR(95% CI)分别为 1.10(1.01~1.20)、1.11(1.01~1.21)与 1.12(1.02~1.22)、1.18(1.07~1.29)。但应注意该研究结果的人群适用性。

4. 鱼肉与健康

鱼肉是指生活在江、河、湖、海中鱼类的肌肉组织,是人类膳食的重要组成部分,其摄入量与人类健康密切相关。鱼肉中蛋白质含量一般为 15%~22%,含有人体必需的各种氨基酸;脂肪含量一般为 1%~10%,多由不饱和脂肪酸组成,主要包括 n-3 多不饱和脂肪酸和 n-6 多不饱和脂肪酸;碳水化合物的含量很低,约为 1.5%,主要以糖原形式存在;还含有一定数量的维生素和矿物质,是维生素 A 和维生素 D 的重要来源,也是维生素 B_2 的良好来源,维生素 E、维生素 B_1 和烟酸的含量也较高,但几乎不含维生素 C;鱼肉中钙、钠、氯、钾、镁含量丰富,海水鱼类含碘丰富。

鱼肉摄入(量)与健康的证据,经过检索查阅国内外(1997—2020 年)相关文献,共纳入 88 篇文献。综合评价分析鱼肉与多种疾病关系,结果显示,增加鱼肉摄入可降低冠心病的发病和死亡风险,降低心肌梗死、心力衰竭、脑卒中、中老年人痴呆及认知功能障碍、老年黄斑变性、全因死亡、女性抑郁症的发生风险,还可增强儿童认知功能;增加鱼肉摄入可能会降低甲状腺癌的发生风险;鱼肉摄入可能与高血压、糖尿病、男性抑郁症的发生风险无关。此外,鱼肉摄入与非酒精性脂肪肝、肺癌、过敏等疾病关联证据仍不足,尚需进一步研究。

增加鱼肉摄入可能会降低甲状腺癌的发生风险 一篇纳入 13 项病例对照研究的 meta 分析,涉及美国(3 项)、中国(1 项)、欧洲(8 项)、日本(1 项)人群,样本量为 44 641 人,其中 3 118 例甲状腺癌患者、41 523 例对照。应用随机效应模型和剂量 - 反应分析,结果显示,鱼的摄入量与患甲状腺癌风险成负相关;海水鱼的摄入量与患甲状腺癌风险无显著性相关,OR(95% CI)为 0.95(0.74,1.23);淡水鱼的摄入量与患甲状腺癌风险无显著性相关,OR(95% CI)为 0.86(0.63,1.16),见图 9-6。

适量增加鱼肉摄入可降低成年人脑卒中的发病风险 一篇纳入 20 项队列研究的 meta 分析(40 余万例 18 岁以上人群)发现,每日摄入鱼肉每增加 100g,脑卒中发生风险降低 14%。2018 年一项针对中国和美国近 5 万人的队列研究发现,鱼肉摄入量高可降低中国人群脑卒中

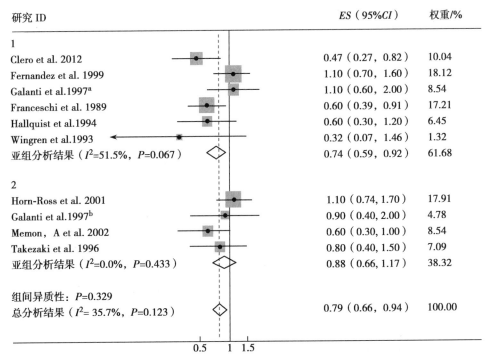

研究 ID	ES（95%CI）	权重/%
1		
Clero et al. 2012	0.47（0.27，0.82）	10.04
Fernandez et al. 1999	1.10（0.70，1.60）	18.12
Galanti et al.1997[a]	1.10（0.60，2.00）	8.54
Franceschi et al. 1989	0.60（0.39，0.91）	17.21
Hallquist et al.1994	0.60（0.30，1.20）	6.45
Wingren et al.1993	0.32（0.07，1.46）	1.32
亚组分析结果（I^2=51.5%，P=0.067）	0.74（0.59，0.92）	61.68
2		
Horn-Ross et al. 2001	1.10（0.74，1.70）	17.91
Galanti et al.1997[b]	0.90（0.40，2.00）	4.78
Memon，A et al. 2002	0.60（0.30，1.00）	8.54
Takezaki et al. 1996	0.80（0.40，1.50）	7.09
亚组分析结果（I^2=0.0%，P=0.433）	0.88（0.66，1.17）	38.32
组间异质性：P=0.329		
总分析结果（I^2=35.7%，P=0.123）	0.79（0.66，0.94）	100.00

图 9-6　按地点分层的甲状腺癌风险与鱼摄入之间关联的森林图

注：1 碘缺乏地区；2 碘含量高的地区；[a] 瑞典的研究；[b] 挪威的研究。

综合包含 4 万多人的 13 项病例对照研究，结果发现增加鱼肉摄入量，甲状腺癌发生风险降低 21%，OR（95%CI）为 0.79（0.66，0.94）。

数据来源：LIU Z T, LIN A H. Dietary factors and thyroid cancer risk：a meta-analysis of observational studies［J］. Nutr Cancer, 2014, 66（7）: 1165-1178.

死亡风险，与从不摄入鱼类者比较，每天摄入鱼类 0.1~33.3g、33.4~68g、>68g 的人群脑卒中死亡风险下降 30% 左右；美国人群中未发现鱼肉对脑卒中风险的保护作用。

增加鱼肉摄入可降低中老年人痴呆及认知功能障碍的发病风险　一项对中国老年人群随访 5.3 年的队列研究发现，≥65 岁的老年人中，与食用 <1 份 / 周（相当于 100g）鱼肉者相比，食用鱼肉≥1 份 / 周人群的认知功能下降率平均降低了 35%（95%CI：0.13~0.58）。

5. 鸡蛋与健康

鸡蛋是人类重要的营养来源，能够提供多种维生素和矿物质，同时富含卵磷脂、卵黏蛋白、胆碱、甜菜碱、硫醇、唾液酸、类胡萝卜素（叶黄素及玉米黄质）等对人体有益的营养成分，是富含优质蛋白质的健康食品。

综合评价分析鸡蛋摄入与多种疾病关系，研究尚未发现鸡蛋摄入与全因死亡、血清胆固醇水平升高及心血管疾病的发病风险存在显著关联。鸡蛋摄入与全因死亡率之间的关联存在争议，较多的证据支持鸡蛋摄入与全因死亡率没有显著关联，但也有来自美国人群的研究提示鸡蛋摄入增加会升高全因死亡的风险，这是否与不同地区之间的鸡蛋烹饪和饮用习惯有关，尚需更多的研究证实。

鸡蛋摄入与健康人群血脂异常无关，有心血管疾病病史者摄入应适量　一项队列研究（n=177 000）显示，鸡蛋摄入与血清胆固醇水平无关，排除有心血管疾病史的人后，与每周摄入量<1个鸡蛋者比较,每周摄入≥7个鸡蛋与血脂水平无显著关联。

鸡蛋摄入与一般人群心血管疾病的发病风险无关　一篇 meta 分析结果显示,一般人群每天增加 1 个鸡蛋摄入与心血管疾病发病风险无关。

鸡蛋摄入与 2 型糖尿病发病风险的关联可能存在地区差异　一篇纳入 12 项队列研究的 meta 分析显示,每周摄入 3 个鸡蛋和 2 型糖尿病发病风险无总体关联(HR=1.03,95%CI:0.96~1.10),但结果存在显著异质性,按地区分层分析后,在美国以外的国家和地区,鸡蛋摄入与 2 型糖尿病发病风险无关;而在美国,鸡蛋摄入与 2 型糖尿病发病风险增加有关,每天多摄入 1 个鸡蛋时,2 型糖尿病发病风险增加 18%,这可能与整体膳食结构有一定关联。

6. 贝类、虾类与健康

贝类属软体动物门中的瓣鳃纲(或双壳纲),因一般体外披有 1~2 块贝壳而得名,如牡蛎、贻贝、蛤、蛏等都属此类。贝类是我国居民食用较多的海产品,其蛋白质含量高,脂肪含量低,含有不饱和脂肪酸和多种维生素,钙、铁、锌、硒等矿物质比例恰当,易被人体消化吸收。

综合评价分析贝类摄入与多种疾病关系,证据表明贝类摄入与甲状腺癌的发病风险无关。

一项对 35~70 岁欧洲人群开展的前瞻性队列研究,样本量为 476 108 人,结果显示,与低摄入量者相比,贝类高摄入量与分化型甲状腺癌、乳头状甲状腺癌和滤泡状甲状腺癌均无统计学关联,调整年龄、BMI、吸烟状况、教育水平、身体活动以及总能量和酒精摄入量等,其 HR(95% CI)分别为 0.87(0.71,1.07)、0.84(0.67,1.04)、1.42(0.78,2.59)。

7. 奶类及其制品与健康

奶类是指哺乳动物的乳腺分泌物及其制品,是营养成分齐全、组成比例适宜、易消化吸收、营养价值高的动物性食物,是膳食钙的主要来源,也是膳食中蛋白质、磷、维生素 A、维生素 D 和维生素 B$_2$ 的重要来源之一。常见的奶类有牛奶、羊奶和马奶等鲜奶,其中以牛奶的食用量最大,进一步加工可制成多种奶制品,如酸奶、奶酪、奶粉、炼乳、黄油、奶油、乳清蛋白等。按脂肪含量可分为全脂、低脂、脱脂等。

奶类及其制品摄入(量)与健康的证据,经过检索查阅 1997—2020 年国内外相关文献,共纳入 53 篇文献作为主要证据。综合评价分析奶类及其制品摄入与多种疾病关系,结果显示,增加奶及奶制品摄入可增加儿童、青少年及绝经后女性的骨密度,降低女性心血管疾病的发病风险;酸奶摄入可改善乳糖不耐受、便秘和幽门螺杆菌的根除率,降低 2 型糖尿病和高脂血症的发病风险。此外,奶制品与癌症的关联目前争议较大,还需要细化奶制品摄入量或奶制品种类与癌症的关系;奶制品摄入量与肥胖或代谢综合征的作用尚需进一步搜集证据。

增加奶类及其制品摄入可增加儿童、青少年及绝经后女性的骨密度　一项加拿大 116 名 8~15 岁儿童青少年随访长达十年的前瞻性队列研究显示,在儿童及青少年时期牛奶及其制品摄入量高的女孩(平均每天摄入 3.8 份)比摄入量低的女孩(平均每天摄入 1.3 份)在成年后有更高的桡骨骨干表面积、骨皮质面积以及骨皮质含量(P<0.01)。一篇 meta 分析纳入 6 项随机对照研究,其中 2 项是中国的研究,发现牛奶及其制品摄入增加可使绝经女性脊柱、股骨颈、髋骨及全身骨密度均显著增加。

牛奶及其制品摄入可降低女性心血管疾病发病风险　一篇纳入 13 项队列研究的 meta 分析,队列包括荷兰(4 项)、瑞典(2 项)、芬兰(1 项)、澳大利亚(2 项)、中国(1 项)、希腊(1 项)和日本(2 项)人群,样本量为 4 460 798 人,其中心血管疾病 19 478 例。应用随机效应模型和分层分析研究发现,与低摄入量组相比,奶制品摄入量高的女性心血管疾病发病风险下降

16.3%,$RR(95\% CI)$为 0.83(0.75,0.93)。

总奶制品或牛奶摄入量高可降低结直肠癌的发病风险 汇总 22 项队列研究的 meta 分析发现,总奶制品摄入量高可降低结直肠癌发病风险,$RR(95\% CI)$为 0.83(0.76,0.89),进一步对剂量 - 反应关系的研究发现,每天增加 200g 总奶制品摄入,结直肠癌的风险降低 7%,$RR(95\% CI)$为 0.93(0.91,0.94)。

牛奶及其制品摄入可能与前列腺癌、乳腺癌发病风险无关 在 2019 年和 2020 年发表了两项队列研究。一项研究纳入了 49 472 人,随访 11.2 年,结果显示前列腺癌发病风险与总奶制品、低脂奶制品、全脂奶制品或牛奶摄入无关。与最低摄入量组(Q1)相比,总奶制品、低脂奶制品、全脂奶制品、牛奶摄入量最高组(Q4)的 $HR(95\%CI)$分别为 1.05(0.96,1.15)、1.07(0.98,1.17)、1.05(0.96,1.15)、1.06(0.97,1.15)。另一项研究则侧重于牛奶与前列腺癌的关系,该队列研究纳入了 162 816 人,随访了 14 年,结果显示牛奶摄入量与前列腺癌发病风险无明显相关性($RR=1.06$,$95\%CI$:0.99~1.14);牛奶摄入量与前列腺癌发病风险无明显剂量 - 反应关系($RR=1.01$,$95\%CI$:0.99~1.03)。

8. 酸奶与健康

酸奶是指以牛奶为原料,添加适量的砂糖,经巴氏杀菌后冷却,加入乳酸菌发酵剂保温发酵而制成的产品。酸奶富含益生菌、蛋白质、钙等营养物质,与人类健康密切相关。

综合评价分析酸奶摄入与多种疾病关系,证据表明增加酸奶摄入可改善乳糖不耐受、便秘和幽门螺杆菌的根除率,降低 2 型糖尿病和高脂血症的发病风险。

酸奶摄入可改善乳糖不耐受 一项在中国人群中开展的随机对照临床试验研究(样本量 68 例)显示,饮用 250mL 酸奶者,呼气中氢含量升高水平低于饮用等量普通牛奶者。

酸奶摄入可改善便秘 关于中国人群的文献有 8 篇,均发现每天饮用酸奶能增加排便次数,缓解便秘相关不良症状。在中国人群中开展的随机对照临床试验显示每天摄入 100g 酸奶可改善便秘。

四、油烟糖酒与健康

1. 油脂与健康

油脂是油和脂肪的统称。从化学成分上来讲,油脂都是高级脂肪酸与甘油形成的酯,主要生理功能是贮存和供应能量,1g 油脂在体内完全氧化时,大约可以产生 39.8kJ(9kcal)的热能,是人体重要的供能物质。

综合评价分析油脂摄入与多种疾病关系,证据表明饱和脂肪与反式脂肪酸摄入会增加心血管疾病的死亡风险,增加多不饱和脂肪供能比会降低心血管疾病的死亡风险,以多不饱和脂肪酸替代饱和脂肪酸可能是有益的。增加 ω-6 脂肪酸摄入可能会降低心肌梗死风险。减少总脂肪摄入有助于降低体重。油脂摄入与 2 型糖尿病发病风险无关。油脂与高血压的关联尚不清楚,但部分油脂如鱼油、亚麻籽油、芝麻油有助于改善高血压患者症状。油脂摄入与卵巢癌、膀胱癌、胃癌的发生风险以及乳腺癌的死亡风险有关。增加鱼油摄入有助于降低抑郁症发生风险,改善抑郁症状。富含椰子油与橄榄油的地中海饮食有助于改善认知功能障碍。

反式脂肪酸摄入过多可导致心血管疾病死亡风险升高 一篇纳入 19 个队列研究的 meta 分析,包含中国、日本、美国、英国、瑞典、意大利等人群,样本量为 1 013 273 人,结果显示,反式脂肪酸摄入多会导致心血管疾病死亡风险升高 14%;进一步的剂量 - 效应关系分析显示,每增加 1% 来自反式脂肪酸的能量,心血管疾病死亡风险增加 6%,见图 9-7。

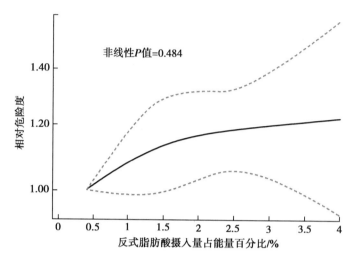

图 9-7 膳食反式脂肪酸摄入水平与心血管疾病(CVD)死亡风险的剂量 - 反应关系

注:膳食反式脂肪酸摄入与心血管疾病死亡风险存在明确的剂量 - 反应关系,每增加 1% 来自反式脂肪酸的能量,心血管疾病死亡风险增加 6%(RR=1.06,95%CI:1.02~1.11)。图中横坐标为反式脂肪酸占能量比例,纵坐标为心血管疾病死亡相对危险度。

数据来源:KIM Y, JE Y, GIOVANNUCCI E L. Association between dietary fat intake and mortality from all-causes, cardiovascular disease, and cancer: A systematic review and meta-analysis of prospective cohort studies [J]. Clin Nutr, 2021, 40 (3): 1060-1070.

以多不饱和脂肪酸部分替代饱和脂肪酸摄入可降低冠心病的发病风险 一篇纳入 11 项队列研究的 meta 分析,样本量为 27 689 人,结果显示,纳入所有研究时,以多不饱和脂肪酸替代饱和脂肪酸会显著降低总冠心病发病风险,RR(95%CI)为 0.80(0.65,0.98)。

2. 食盐与健康

食盐是烹饪中最常用的调味料,主要化学成分为氯化钠(NaCl),钠是人体中一种重要无机元素,与人类健康密切相关。

食盐摄入与健康的证据收集,检索查阅国内外(1997—2020 年)的相关文献,共纳入 49 篇文献作为主要证据。综合评价分析食盐与多种疾病关系,有足够的证据表明,高盐(钠)摄入可增加高血压、心血管疾病、脑卒中、胃癌和全因死亡的发生风险。此外,尚有不充足的证据表明,高盐(钠)摄入与癌症、骨质疏松、2 型糖尿病、哮喘、认知功能减退等疾病发生有一定关联,但是尚未进行综合评价分析。

高盐(钠)摄入可增加心血管疾病的发病风险。一篇系统综述,包含美国(6 项)、芬兰(2 项)、日本(2 项)、荷兰(1 项)、苏格兰(11 项)、中国(1 项),样本量为 6 736 人,研究发现,高钠摄入量与心血管病发病发病风险无关,其中队列研究和随机临床对照试验的 RR(95% CI)分别为 1.12(0.93,1.34)和 0.84(0.57,1.23);增加钠摄入量与冠心病的发病风险无关,RR(95% CI)为 1.04(0.86,1.24),但冠心病死亡率升高,RR(95% CI)为 1.32 (1.13,1.53)。高盐摄入者患心血管疾病的合并 RR(95% CI)为 1.14(0.99,1.32),P=0.07;对于心血管疾病敏感性分析显示,排除一个单项研究导致合并 RR(95% CI)为 1.17(1.02,1.34),P=0.02。高盐摄入增加了总心血管疾病的发病风险。

高盐（钠）摄入能够增加高血压的发病风险,而降低盐（钠）摄入能够降低血压水平 一项系统综述结果显示,与钠摄入 <3.2g/d 者相比,钠摄入≥7.6g/d 的中国人群患高血压的风险增加 84%。另外,将盐摄入从 9.4g/d 降低到 4.4g/d,研究人群的收缩压降低 4.18mmHg,舒张压降低 2.06mmHg。一项针对 35~70 岁人群的队列研究发现,人群估计钠排出每增加 1g,收缩压和舒张压分别增加 2.11mmHg 和 0.78mmHg;而且高盐（钠）摄入对于高血压患者和老年人群的高血压发病风险增加更明显。

高盐（钠）摄入可增加脑卒中的发病风险 一项系统综述（n=177 025）显示,高盐摄入者患脑卒中风险的合并 RR（95% CI）为 1.23（1.06,1.43）;钠的摄入每增加 50mmol/d（即 1.15g/d）,脑卒中的发病风险可增加 6%。2012 年,WHO 对 72 878 例成年人群的队列研究系统评价结果显示,与对照组相比,高钠摄入组人群患脑卒中风险增加 24%,脑卒中死亡率增加 63%。

高盐（钠）摄入可增加胃癌的发病风险 一项病例对照研究显示,与钠摄入 <3g/d 组相比,钠摄入 3~5g/d 组和 >5g/d 组人群患胃癌的风险分别增加 95% 和 278%。中国人群有关胃癌的病例对照研究发现,与对照组相比,高盐饮食和盐渍食品均增加了胃癌发病风险,合并 OR（95% CI）分别为 2.42（1.51,3.86）和 4.06（2.37,6.97）。

3. 添加糖与健康

糖（sugar）通常指游离糖,聚合度为 1~2 的碳水化合物,化学结构上属于单糖及双糖类,包括单糖和双糖,经常以添加糖的形式加入膳食或者饮料中,常见的有蔗糖（砂糖、啡糖）、果糖、葡萄糖、果葡糖浆等,与人类健康密切相关。综合评价分析添加糖摄入与多种疾病关系,证据表明过量摄入添加糖可增加龋齿的发病风险,糖的摄入与心血管疾病、癌症的发病风险关联仍缺乏充足证据。

糖摄入增加龋齿的发生风险 对 9 篇文献（2 篇系统评价、3 篇队列研究和 4 篇横断面研究）进行综合评价,结果表明过量摄入添加糖可增加龋齿的发病风险。2014 年 WHO 营养与口腔健康合作中心（collaborating centre for nutrition and oral health）针对糖摄入与龋齿发生风险进行了全面系统评价,最终纳入 55 篇文献,其中儿童青少年研究 50 篇,42 篇显示添加糖摄入量与龋齿有关;成年人研究 5 篇,全部显示添加糖摄入量与龋齿发生风险增加有关。结果认为当糖摄入量 <10% 膳食能量（约 50g）时,龋齿发生率下降;当添加糖摄入量 <5% 膳食能量（约 25g）时,龋齿发病率显著下降。

4. 含糖饮料与健康

含糖饮料（SSBs）指在饮料中人工添加糖[包括"单糖"（如葡萄糖）和"双糖"（如蔗糖和麦芽糖）,不包括"多糖"（如淀粉）],乙醇含量不超过质量分数为 0.5% 的饮料,包括果汁饮料、运动饮料、碳酸饮料、蔬菜汁饮料、乳饮料、茶饮料、植物蛋白饮料、咖啡饮料等,与人类健康密切相关。

含糖饮料与健康的证据收集,检索查阅国内外（1997—2020 年）相关文献,共纳入 40 篇文献作为主要证据。综合评价分析含糖饮料与多种疾病关系证据表明,过多摄入含糖饮料可增加龋齿、2 型糖尿病、肥胖和血脂异常的发病风险;过多摄入含糖饮料可能增加血压升高、非酒精性脂肪肝、癌症的风险和死亡风险以及疾病负担,对骨健康的影响证据不明确。

过多摄入含糖饮料可增加儿童、成年人龋齿的发生风险 2020 年德国一项 10 岁及 15 岁儿童的队列研究显示,随访 10 年后,含糖饮料摄入量与龋失补牙面数（OR=1.29,95%CI:1.06~1.57）、光滑面龋（OR=1.24,95%CI:1.03~1.49）以及龋失补牙面数与光滑面龋之和

（OR=1.27,95%CI:1.05~1.55）的增加显著相关；随访 15 年后,含糖饮料摄入量与龋失补牙面数（OR=1.12,95%CI:1.01~1.25）的增加显著相关。芬兰开展的一项 939 名成年人队列研究发现,成年人每天每喝 1~2 次和 3 次以上含糖饮料,其四年的净龋失补牙数增量要比不喝含糖饮料的人高,分别是其 1.31 倍（95%CI:1.02~1.67）和 1.33 倍（95%CI:1.03~1.72）。

过多摄入含糖饮料可增加成年人 2 型糖尿病的发病风险 系统综述结果（n=464 936）显示,每天每多喝一份（250mL）含糖饮料者,2 型糖尿病的发病率增加 18%。一篇纳入 8 项队列研究的系统综述,包含美国成年人群、芬兰成年人群、新加坡华裔成年人群,共 310 819 名参与者和 15 043 例 2 型糖尿病患者,研究结果显示,与低含糖饮料摄入（每月少于 1 份或不喝）人群相比,高摄入人群（每天 1~2 份）的 2 型糖尿病患病率增加 26%,RR（95% CI）为 1.26（1.12,1.41）,见图 9-8。

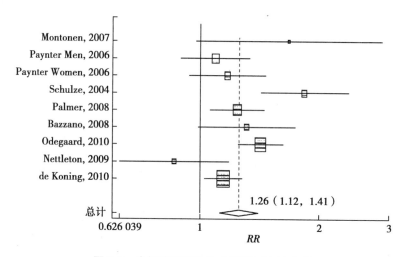

图 9-8 含糖饮料摄入与 2 型糖尿病的关系

数据来源:MALIK V S,POPKIN B M,BRAY G A,et al. Sugar-sweetened beverages and risk of metabolic syndrome and type 2 diabetes:a meta-analysis［J］. Diabetes Care,2010,33（11）:2477-2483.

5. 酒与健康

酒是使用粮食、水果等含有糖分或淀粉的物质,经过发酵、蒸馏、陈酿而成,化学成分为乙醇,饮用含有乙醇的饮料和酒与人类健康密切相关。

过量饮酒与健康的证据收集,检索搜集国内外 1997—2020 年发表的相关研究文献,共有 64 篇文献作为本次研究的主要证据。综合评价分析酒精与相关疾病关系,发现酒精摄入能够增加肝损伤风险,增加胎儿酒精综合征、痛风、结直肠癌、乳腺癌风险,酒精摄入与心血管疾病的风险呈 J 型关系。此外,尚有不充足的证据表明,酒精的摄入与认知、食道癌及糖尿病等疾病发生有一定关联,但尚需深入研究。

酒精摄入能够增加肝损伤的风险 一项研究发现,男性每天酒精摄入 >69g 时,肝癌发病风险是不饮酒者的 1.76 倍;女性每天酒精摄入 ≥23g 时,肝癌发病风险是不饮酒者的 3.6 倍。一项队列研究还显示,饮酒可增加肝硬化患者腹水、静脉曲张出血风险和肝硬化死亡率。

酒精摄入可增加胎儿酒精综合征（FAS）风险 妊娠期间饮酒可增加新生儿早产、死亡、迟发败血症、低出生体重等不良妊娠结局的风险,影响新生儿期甚至儿童和青少年期的脑部发育。一项队列研究显示,与不喝酒的人相比,怀孕期间每天摄入酒精1g或更多者,早产的发生风险增加2.58倍。

酒精摄入可增加痛风的发病风险　系统综述结果显示,少量(酒精≤12.5g/d)、适量(酒精12.6~37.4g/d)、过量(酒精≥37.5g/d)饮酒都能增加痛风的发病风险,其发病风险分别为不饮酒者的1.16倍、1.58倍和2.64倍。

酒精摄入可增加结直肠癌的发病风险　系统综述显示,与不饮酒者相比,每天摄入酒精50g和100g以上可增加16%和61%结直肠腺瘤发病风险。2015年一项队列研究发现,男性人群中,较长时间和较高的平均饮酒量与结直肠癌风险升高相关,与不饮酒者相比,饮酒时间≥30年的人群发生结直肠癌的风险增加93%,饮酒量≥30g/d的人群发病风险增加124%。

酒精摄入可增加乳腺癌的发病风险　一项队列研究发现,与不饮酒者相比,酒精摄入量增加乳腺癌发病风险也增加,最小剂量组(5~9.9g/d)增加23%,最大剂量组(≥30g/d)增加53%。

酒精摄入与心血管疾病危险性呈J型关系　过量饮酒可增加心血管疾病发病风险。meta分析结果显示,酒精摄入量为7g/d时达到最高保护效果,酒精摄入量>24g/d时失去保护效果。2017年发表的队列研究结果显示,持续大量饮酒与较高的心血管疾病发生风险有关,尤其是在男性中,男性过量饮酒人群动脉僵硬度显著增加。

6. 茶与健康

茶叶指茶树的叶子或芽,可以用开水直接泡饮。根据不同的发酵程度将茶分为六种类型:绿茶、红茶、青茶、黑茶、黄茶和白茶。茶类是全球最普遍的饮料之一,饮茶与健康密切相关。

饮茶与健康的证据收集,检索查阅国内外1997—2020年相关文献,共纳入64篇学术论文,其中41篇为最新的有关茶与健康的荟萃分析。综合评价分析饮茶与多种疾病关系,目前有足够的证据表明,饮茶可降低2型糖尿病的发病风险;饮茶可能降低心血管疾病、乳腺癌、帕金森病、卵巢癌、胃癌和骨折的发生风险;但长期饮用热(烫)茶可增加消化道癌症的发病风险。

常饮茶可降低2型糖尿病发生风险　一篇纳入12项队列研究的系统综述,包含美国(6项)、芬兰(1项)、日本(2项)、新加坡(1项)、欧洲(2项),样本量为761 949人,研究结果显示,与不喝茶的人相比,每天喝茶≥3杯者2型糖尿病发病风险降低16%,RR(95%CI)为0.84(0.73,0.97);亚组分析结果显示,女性每天喝茶≥3杯者2型糖尿病风险降低16%,RR(95%CI)为0.84(0.71,1.00)。

常饮茶有助于降低心血管疾病发生风险　meta分析结果表明,每天一杯(236.6mL)茶使心血管疾病的死亡风险平均降低4%;每天一杯茶可使心血管疾病的发生风险降低2%。

常饮茶可降低胃癌的发生风险　Yi等的meta分析表明,每天摄入6杯绿茶可降低21%的胃癌发病风险。

7. 咖啡与健康

咖啡是由咖啡豆经过烘焙后制成的饮料,是世界上最常见的消费饮料之一。咖啡中含有碳水化合物、脂质、维生素、含氮化合物、类黄酮和微量营养素。研究表明,咖啡含有咖啡因、咖啡酚、甘醇、绿原酸和微量营养素(钾、镁、烟酸和维生素E),可能对健康有益。正是因为这些潜在的益处,咖啡近年来成为研究焦点。咖啡作为饮品,摄入量通常以杯为单位,每杯120~150mL,含1.8g咖啡。

综合评价分析咖啡摄入与多种疾病的关系,证据表明适量摄入咖啡可降低2型糖尿病的发病风险。另外,适量摄入咖啡不会增加心血管疾病的发病风险,可能降低子宫内膜癌、肝癌、痴呆及认知功能障碍、非酒精性脂肪肝的发病风险,经常饮用咖啡不会增加骨质疏松症的风险,但过量摄入咖啡可能会增加女性骨折风险。

适量摄入咖啡可降低2型糖尿病的发生风险 一篇纳入29项30个队列研究的系统评价,样本量1 185 210人,其中T2DM病例53 018例,覆盖欧洲、美洲、亚洲(日本、韩国、新加坡华人)人群的研究显示,与不喝咖啡者相比(0杯/天),大量摄入咖啡(中位数,5杯/天)者T2DM发生风险降低29%,RR(95%CI)为0.71(0.67,0.76);且每增加摄入咖啡1杯/天,T2DM发生风险降低6%,RR(95%CI)为0.94(0.93,0.95)。按地区、性别、随访年限和患者诊断方式分层分析后,RR无明显波动,提示咖啡对糖尿病的保护作用无地区、性别和种族差异。

中等量咖啡摄入(3~5杯/d)与心血管疾病风险降低有关 1篇纳入36项剂量-反应前瞻性队列研究的meta分析,样本量1 279 804人,其中36 352例心血管疾病患者(CHD 28 347例,脑卒中12 030例,其他CVD 7 402例),覆盖欧洲、美洲、亚洲等地区,结果显示,中等量(3~5杯/d)摄入咖啡可降低CVD风险。

五、母乳喂养、婴幼儿辅食添加与健康

1. 母乳喂养与母亲健康

母乳喂养是指用母亲的乳汁直接喂养婴儿的方式和行为。母乳不仅是婴儿天然的最佳食物,包含婴幼儿生长发育所必需的各种营养成分,而且母乳喂养与母亲的健康也密切相关。

综合分析评价母乳喂养与母亲相关疾病关系,证据表明母乳喂养可促进母亲产后体重恢复到孕前状态,可降低母亲2型糖尿病、乳腺癌和卵巢癌的发病风险。

母乳喂养可促进母亲产后体重恢复 一篇纳入14项队列研究(包括美国人群、巴西人群、中国人群、克罗地亚人群、尼日利亚人群)的系统评价,样本量为54 909人,结果显示,与人工喂养相比较,母乳喂养的母亲产后体重明显降低0.38kg(95%CI:0.64~0.11kg)。

2. 母乳喂养与子代健康

母乳是婴儿天然的最佳食物,不仅包含婴幼儿生长发育所必需的各种营养成分,而且可预防婴幼儿多种疾病的发生。

综合分析评价母乳喂养与子代相关疾病关系,证据表明母乳喂养可降低子代哮喘、肥胖、龋齿、呼吸道感染的发生风险,还能促进子代的智能发育,但母乳喂养超过12个月会增加龋齿的发病风险。

母乳喂养可降低子代肥胖发生风险 一篇包含13项中国人群高质量队列研究的系统综述,样本量为49 561人,研究结果显示,与人工喂养相比较,母乳喂养可降低33.3%中国儿童肥胖发生风险,OR(95%CI)为0.667(0.588,0.756),P<0.001。亚组分析显示,母乳喂养可降低中国0~6岁儿童肥胖发生风险(P<0.05);与<6个月相比较,母乳喂养持续时间≥6个月中国0~6岁儿童肥胖发生风险可降低25.6%,OR(95%CI)为0.744(0.600,0.923)。

3. 辅食添加与健康

婴儿辅食添加是指断奶过渡期内,给婴儿添加的除母乳或配方奶以外的其他食物。合理添加辅食对婴幼儿的生长发育和健康有重要影响。

综合分析评价婴儿辅食添加与相关健康效应的关系,证据表明4~6月龄添加辅食可促进婴幼儿生长发育,早于4月龄添加辅食可能增加儿童(尤其是6岁以下儿童)发生超重或肥胖的风险,添加铁强化辅食可降低婴幼儿缺铁性贫血的风险,尚无足够证据证实6月龄开始添加辅食比4~6月龄开始添加辅食具有更多的健康效应。

早于4月龄添加辅食可能增加儿童肥胖发生风险 一篇纳入10项队列研究的meta分析,

包含英国(3 项)、中国(2 项)、美国(2 项)、巴西(1 项)、印度(1 项)、澳大利亚(1 项),样本包括 53 605 例超重人群和 56 136 例肥胖人群,研究结果显示,与 4~6 月龄相比,<4 月龄添加辅食可使儿童(尤其是 6 岁以下儿童)超重风险增加 18%(RR=1.18,95%CI:1.06~1.31),肥胖风险增加 33%(RR=1.33,95%CI:1.07~1.64)。

六、饮水与健康

水是人类生存和发展不可缺少的重要物质,是人体的主要成分,可参与人体内新陈代谢、维持体液正常渗透压和电解质平衡、调节体温,与众多疾病存在关系。

饮水(量)与健康的证据收集,检索查阅国内外(1997—2020 年)的相关文献,共纳入 98 篇文献。综合评价分析饮水与多种疾病关系,结果表明增加水的摄入可降低肾脏及泌尿系统结石的发病率和复发率,降低肾脏及泌尿系统感染的发病率和复发率,降低认知能力减低、脑卒中、肥胖、便秘的发生风险;此外,尚有不充足的证据表明,饮水摄入与慢性肾脏病、膀胱癌、高血压、冠心病、代谢综合征、痛风等疾病发生有一定关联,但需进一步深入研究。

增加饮水可降低肾脏及泌尿系统感染的发生风险　1 项随机对照试验研究发现,每天额外饮用 1.5L 水,随访 12 个月,膀胱炎发作平均次数较对照组减少 1.5 次。

增加饮水量和排尿量可能降低肾脏及泌尿系统结石的发生风险　汇总多项研究的 meta 分析发现,在 RCT 和观察性研究中高液体摄入患者的肾结石风险分别降低 60% 和 51%;高液体摄入也与复发性肾结石发生风险显著降低相关,分别降低 60% 和 80%。

七、体重与健康

体重异常对健康可产生多方面的影响,体重与全因死亡、乳腺癌、2 型糖尿病、冠心病等疾病的关系,近年来已有较多研究。通过搜索相关国内外研究,综合评价分析体重异常对全因死亡、乳腺癌、糖尿病和冠心病的影响。

经检索查阅国内(1997—2020 年)和国外(2002—2020 年)相关文献,共纳入 101 篇文献作为主要证据。体重过低或过高都会对健康产生明显影响,目前有充足的证据表明,超重肥胖增加冠心病、2 型糖尿病、绝经后女性乳腺癌、儿童高血压的发病风险,低体重和肥胖增加老年人死亡风险,超重降低老年人死亡风险,其推荐等级均为 B 级(表 9-1)。

表 9-1　体重与健康关系的证据体分析

疾病/健康结局	与健康的关系	证据来源	证据级别/可信等级
冠心病	超重、肥胖增加冠心病的发病风险	4 篇系统综述和 14 项队列研究	B
糖尿病	超重、肥胖增加 2 型糖尿病的发病风险	3 篇系统综述与 meta 分析,10 项队列研究,2 项横断面研究	B
乳腺癌	超重、肥胖增加绝经后女性乳腺癌的发病风险	20 项队列研究	B
高血压	超重、肥胖增加儿童高血压的发病风险	1 篇系统综述,2 项队列研究和 13 项横断面研究	B
死亡	低体重和肥胖增加老年人死亡风险,超重降低老年人死亡风险	2 篇系统综述,30 项队列研究,其中亚洲人群文献 6 篇	B

超重、肥胖可增加冠心病的发病风险　BMI 每增加 5kg/m^2，冠心病的发病风险增加 27%；超重人群的冠心病发病风险是体重正常人群的 1.26 倍，肥胖人群的发病风险是体重正常人群的 1.69 倍。

超重、肥胖可增加 2 型糖尿病的发生风险　肥胖（无论健康与否）与 2 型糖尿病发生风险有关。肥胖人群发生 2 型糖尿病的风险是健康正常体重人群的 4.03 倍，肥胖并伴有其他疾病的人群发生 2 型糖尿病的风险是健康正常体重人群的 8.93 倍。

超重、肥胖可增加绝经后女性乳腺癌的发生风险　超重者乳腺癌的发病风险增加 12%，肥胖者的发病风险增加 16%。

超重、肥胖增加儿童高血压的发病风险　肥胖儿童青少年高血压患病率为正常体重儿童青少年的 4.0 倍。

低体重和肥胖增加老年人（65 岁及以上）死亡风险　BMI 与全因死亡率呈 U 型关系。当 BMI 在 14.0~27.9kg/m^2 之间，随着 BMI 增加全因死亡风险从 1.49（95% *CI*：1.31~1.71）下降到 0.96（95% *CI*：0.93~0.98）；当 BMI 为 28.0~47.9kg/m^2，随着 BMI 增加全因死亡风险又从 0.96（95% *CI*：0.94~0.99）增加到 1.95（95% *CI*：1.37~2.77）。低体重（BMI<18.5kg/m^2）老年人死亡风险增加 48%，超重（BMI 为 24.0~29.9kg/m^2）老年人死亡风险降低 9%，肥胖老年人死亡风险增加 36%，见图 9-9。

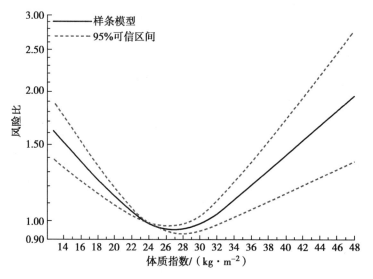

图 9-9　老年人（≥65 岁）的 BMI 与全因死亡率呈 U 型关系

资料来源：Jiang M, et al. Clin Nutr, 2019.

膳食摄入与健康风险的综合评价汇总见表 9-2 和表 9-3。

表 9-2　增加相关膳食摄入与主要健康结局风险降低相关联的综合评价汇总

主要健康结局	全因死亡	心血管疾病	高血压	糖尿病/血糖控制	血脂异常	肥胖	认知功能	肺癌	胃癌	结直肠癌	食管癌	乳腺癌	骨健康
全谷物	B	B		B		B				B			
燕麦、荞麦			B	B	B								
薯类						B							
蔬菜		B[a]		B（黄色蔬菜）				B	B（葱类和十字花科蔬菜）	B[c]	B	B（十字花科蔬菜）	
水果		B[b]	B	B		B			B	B	B		
蔬菜和水果		B[a]		B		B		B	B	B	B	C	
藻类		B[b]		B	B	B							
菌类				B			B						
大豆及其制品		B[b]		B	B	B			B	B		B	B
坚果类	B	B[a]			B	B							
奶类及其制品				B						B			B[e]
酸奶				B	B	B						B	
鱼肉	B	B[a]					B[de]						
茶	B	B[b]		B					B			B	
饮水						B							
咖啡	B	C[b]		B			C						

注：A：由该证据体得出的结论指导实践是可信的；B：在大多数情况下该证据体的结论指导实践是可信的；C：该证据体的结论指导实践有一定的可信度，但在应用时应加以注意；D：该证据体的结论指导实践是可信的，使用时必须非常谨慎，或不使用该结论。a：仅心血管疾病的死亡风险；b：仅心血管疾病的发病风险；c：仅结肠癌；d：中老年人群；e：儿童。

表 9-3 过多相关膳食摄入与主要健康结局风险增加相关联的综合评价汇总

主要健康结局	全因死亡	心血管疾病	高血压	糖尿病/血糖控制	血脂异常	肥胖	认知功能	肺癌	胃癌	结直肠癌	食管癌	乳腺癌	骨健康
薯类						B[f]							
畜肉	C[a]	C[b]		B		B				B			
禽肉			B	B									
鸡蛋		B[c]		B[e]	B				C			C	
钠	B	C[b]	A						B				
饮酒		B[d]		B	B					B			
含糖饮料				B	B	B							
咖啡													C[g]
脱水							B						
腌制食品									C		C	C	
熏制食品									B		B	C	

注:A:由该证据体得出的结论指导实践是可信的;B:在大多数情况下该证据体的结论指导实践是可信的;C:该证据体的结论指导实践有一定的可信度,但在应用时应加以注意;D:该证据体的结论指导实践较弱,使用时必须非常谨慎,或不使用该结论。

a:男性人群;b:仅心血管疾病的发病风险;c:糖尿病患者;d:过量饮酒;e:美国地区人群;f:油炸薯条/薯片;g:女性人群。

（蔡静、孙长颢、钟凤、汪求真、丁钢强 协助完成）

[按姓氏笔划排序）:丁彩翠、卜凡、马冠生、马德福、王少康、王竹、王冠玉、王丽君、王培玉、王雪娜、牛凯军、王应香、冯任南、边祥雨、吕晓平、朱惠莲、华清莲、向雪松、向雪松、刘阳、刘烈刚、刘爱玲、孙永叶、孙桂菊、杜松明、李鸣、李峰、李颖、李文芳、李文杰、杨忍忍、杨雪锋、汪求真、张娜、张娜、张顺明、张喆庆、陈裕明、罗程、周莉、周明、赵艳、赵觉、赵素丽、荣爽、胡守妃、夏阳、顾叶青、高超、高蔚娜、郭侃、郭长江、郭晓飞、常翠青、崔静、崔玲玲、韩雅玲、曾芳、雷志琦]

参 考 文 献

［1］中国营养学会.中国居民膳食指南(2016)［M］.北京:人民卫生出版社,2016.

［2］中国营养学会.食物与健康:科学证据共识［M］.北京:人民卫生出版社,2016.

［3］杨月欣,王光亚,潘兴昌.中国食物成分表 2002［M］.北京:北京大学医学出版社,2002.

［4］杨月欣.食物营养成分速查［M］.北京:人民日报出版社,2006.

［5］SCHWINGSHACKL L,SCHWEDHELM C,HOFFMANN G,et al. Food groups and risk of all-cause mortality:a systematic review and meta-analysis of prospective studies［J］. Am J Clin Nutr,2017,105(6):1462-1473.

［6］WEI H,GAO Z,LIANG R,et al. Whole-grain consumption and the risk of all-cause,CVD and cancer mortality:a meta-analysis of prospective cohort studies［J］. Br J Nutr,2016,116(3):514-525.

［7］AUNE D,KEUM N,GIOVANNUCCI E,et al. Nut consumption and risk of cardiovascular disease,total cancer, all-cause and cause-specific mortality:a systematic review and dose-response meta-analysis of prospective studies ［J］. BMC Med,2016,14(1):207.

［8］ABETE I,ROMAGUERA D,VIEIRA A R,et al. Association between total,processed,red and white meat consumption and all-cause,CVD and IHD mortality:a meta-analysis of cohort studies［J］. Br J Nutr,2014,112(5): 762-775.

［9］ZHAO L G,SUN J W,YANG Y,et al. Fish consumption and all-cause mortality:a meta-analysis of cohort studies ［J］. Eur J Clin Nutr,2016,70(2):155-161.

［10］XU L,LAM T H,JIANG C Q,et al. Egg consumption and the risk of cardiovascular disease and all-cause mortality:Guangzhou Biobank Cohort Study and meta-analyses［J］. Eur J Nutr,2019,58(2):785-796.

［11］GRAUDAL N,JÜRGENS G,BASLUND B,et al. Compared with usual sodium intake,low- and excessive-sodium diets are associated with increased mortality［J］. Am J Hypertens,2014,27(9):1129-1137.

［12］HARLAND J I,GARTON L E. Whole-grain intake as a marker of healthy body weight and adiposity［J］. Public Health Nutrition,2008,11(6):554-563.

［13］SHIH C K,CHEN C M,HSIAO T J,et al. White Sweet Potato as Meal Replacement for Overweight White-Collar Workers:A Randomized Controlled Trial［J］. Nutrients,2019,11(1):165.

［14］MOZAFFARIAN D,HAO T,RIMM E B,et al. Changes in diet and lifestyle and long-term weight gain in women and men［J］. N Engl J Med,2011,364(25):2392-2404.

［15］BAYGI F,QORBANI M,DOROSTY A R,et al. Dietary predictors of childhood obesity in a representative sample of children in north east of Iran［J］. Zhongguo Dang Dai Er Ke Za Zhi,2013,15(7):501-508.

［16］SCHWINGSHACKL L,HOFFMANN G,KALLE-UHLMANN T,et al. Fruit and Vegetable Consumption and Changes in Anthropometric Variables in Adult Populations:A Systematic Review and Meta-Analysis of Prospective Cohort Studies［J］. PLoS One,2015,10(10):e0140846.

［17］BUIJSSE B,FESKENS E J,SCHULZE M B,et al. Fruit and vegetable intakes and subsequent changes in body weight in European populations:results from the project on Diet,Obesity,and Genes(DiOGenes)［J］. Am J Clin Nutr,2009,90(1):202-209.

［18］AKHLAGHI M,ZARE M,NOURIPOUR F. Effect of Soy and Soy Isoflavones on Obesity-Related Anthropometric Measures:A Systematic Review and Meta-analysis of Randomized Controlled Clinical Trials［J］. Adv Nutr,2017,8(5):705-717.

［19］ROUHANI M H,SALEHI-ABARGOUEI A,SURKAN P J,et al. Is there a relationship between red or processed meat intake and obesity? A systematic review and meta-analysis of observational studies［J］. Obes Rev, 2014,15(9):740-748.

［20］WANG Z,ZHANG B,ZHAI F,et al. Fatty and lean red meat consumption in China:differential association with

Chinese abdominal obesity [J]. Nutr Metab Cardiovasc Dis,2014,24(8):869-876.

[21] HOOPER L,ABDELHAMID A S,JIMOH O F,et al. Effects of total fat intake on body fatness in adults [J]. Cochrane Database Syst Rev,2020,6(6):CD013636.

[22] TE M L,MALLARD S,MANN J. Dietary sugars and body weight:systematic review and meta-analyses of randomised controlled trials and cohort studies [J]. BMJ,2013(346):e7492.

[23] 丁彩翠,郭海军,宋超等. 含糖饮料消费与肥胖及体重改变关系的 Meta 分析[J]. 中国慢性病预防与控制,2015,23(7):506-511.

[24] JIANG M,GAO H,VINYES-PARES G,et al. Association between breastfeeding duration and postpartum weight retention of lactating mothers:A meta-analysis of cohort studies [J]. Clin Nutr,2018,37(4):1224-1231.

[25] 徐冬梅. 母乳喂养与中国 0~6 岁儿童肥胖发生风险关系的 meta 分析[J]. 郑州大学学报(医学版),2017,52(1):77-80.

[26] WANG J,WU Y,XIONG G,et al. Introduction of complementary feeding before 4 months of age increases the risk of childhood overweight or obesity:a meta-analysis of prospective cohort studies[J]. Nutr Res,2016,36(8):759-770.

[27] PAN A,MALIK V S,HAO T,et al. Changes in water and beverage intake and long-term weight changes:results from three prospective cohort studies [J]. Int J Obes(Lond),2013,37(10):1378-1385.

[28] MOURA F D. Whole grain intake and cardiovascular disease and whole grain intake and diabetes review [R/OL]. Life Sciences Research Office. Bethesda MA,2008.

[29] YE E Q,CHACKO S A,CHOU E L,et al. Greater whole-grain intake is associated with lower risk of type 2 diabetes,cardiovascular disease,and weight gain [J]. J Nutr,2012,142(7):1304-1313.

[30] AUNE D,CHAN D S,LAU R,et al. Dietary fibre,whole grains,and risk of colorectal cancer:systematic review and dose-response meta-analysis of prospective studies [J]. BMJ,2011(343):d6617.

[31] HOU Q,LI Y,LI L,et al. The Metabolic Effects of Oats Intake in Patients with Type 2 Diabetes:A Systematic Review and Meta-Analysis [J]. Nutrients,2015,7(12):10369-10387.

[32] LI L,LIETZ G,SEAL C. Buckwheat and CVD Risk Markers:A Systematic Review and Meta-Analysis [J]. Nutrients,2018,10(5):619.

[33] 王姣红,蔡文兰,胡波. 食用熟甘薯促进产后排便的效果观察[J]. 护理学杂志,2009,24(22):52.

[34] ZHAN J,LIU Y J,CAI L B,et al. Fruit and vegetable consumption and risk of cardiovascular disease:A meta-analysis of prospective cohort studies [J]. Crit Rev Food Sci Nutr,2017,57(8):1650-1663.

[35] AUNE D,GIOVANNUCCI E,BOFFETTA P,et al. Fruit and vegetable intake and the risk of cardiovascular disease,total cancer and all-cause mortality-a systematic review and dose-response meta-analysis of prospective studies [J]. Int J Epidemiol,2017,46(3):1029-1056.

[36] VIEIRA A R,ABAR L,VINGELIENE S,et al. Fruits,vegetables and lung cancer risk:a systematic review and meta-analysis [J]. Ann Oncol,2016,27(1):81-96.

[37] LIU X,LV K. Cruciferous vegetables intake is inversely associated with risk of breast cancer:a meta-analysis[J]. Breast,2013,22(3):309-313.

[38] NEUENSCHWANDER M,BALLON A,WEBER K S,et al. Role of diet in type 2 diabetes incidence:umbrella review of meta-analyses of prospective observational studies [J]. BMJ,2019(366):12368.

[39] YU D,ZHANG X,GAO Y T,et al. Fruit and vegetable intake and risk of CHD:results from prospective cohort studies of Chinese adults in Shanghai [J]. Br J Nutr,2014,111(2):353-362.

[40] BEN Q,ZHONG J,LIU J,et al. Association Between Consumption of Fruits and Vegetables and Risk of Colorectal Adenoma:A PRISMA-Compliant Meta-Analysis of Observational Studies [J]. Medicine(Baltimore),2015,94(42):e1599.

[41] XIA W,OUYANG Y Y,JUN L,et al. Fruit and vegetable consumption and mortality from all causes,

cardiovascular disease,and cancer:systematic review and dose-response meta-analysis of prospective cohort studies［J］.BMJ,2014（349）:g4490.

［42］TAKATA Y,XIANG Y B,YANG G,et al. Intakes of fruits,vegetables,and related vitamins and lung cancer risk:results from the Shanghai Men's Health Study（2002-2009）［J］.Nutr Cancer,2013,65（1）:51-61.

［43］JUNG S,SPIEGELMAN D,BAGLIETTO L,et al. Fruit and vegetable intake and risk of breast cancer by hormone receptor status［J］.J Natl Cancer Inst,2013,105（3）:219-236.

［44］HUANG H,LIAO D,PU R,et al. Quantifying the effects of spirulina supplementation on plasma lipid and glucose concentrations,body weight,and blood pressure［J］.Diabetes Metab Syndr Obes,2018（11）:729-742.

［45］CHANG Y J,HOU Y C,CHEN L J,et al. Is vegetarian diet associated with a lower risk of breast cancer in Taiwanese women?［J］.BMC Public Health,2017（17）:800.

［46］AKHLAGHI M,GHASEMI N M,RIASATIAN M,et al. Soy isoflavones prevent bone resorption and loss,a systematic review and meta-analysis of randomized controlled trials［J］.Crit Rev Food Sci Nutr,2020,60（14）:2327-2341.

［47］BEAVERS K M,GORDON M M,EASTER L,et al. Effect of protein source during weight loss on body composition,cardiometabolic risk and physical performance in abdominally obese,older adults:a pilot feeding study［J］.J Nutr Health Aging,2015,19（1）:87-95.

［48］SIMENTAL-MENDÍA L E,GOTTO A M,ATKIN S L,et al. Effect of soy isoflavone supplementation on plasma lipoprotein（a）concentrations:A meta-analysis［J］.J Clin Lipidol,2018,12（1）:16-24.

［49］YAMASHITA Y,NAKAMURA A,NANBA F,et al. Black Soybean Improves Vascular Function and Blood Pressure:A Randomized,Placebo Controlled,Crossover Trial in Humans［J］.Nutrients,2020,12（9）:2755.

［50］NACHVAK S M,MORADI S,ANJOM-SHOAE J,et al. Soy,Soy Isoflavones,and Protein Intake in Relation to Mortality from All Causes,Cancers,and Cardiovascular Diseases:A Systematic Review and Dose-Response Meta-Analysis of Prospective Cohort Studies［J］.J Acad Nutr Diet,2019,119（9）:1483-1500.

［51］BECERRA-TOMAS N,PAZ-GRANIEL I,KENDALL W C,et al. Nut consumption and incidence of cardiovascular diseases and cardiovascular disease mortality:a meta-analysis of prospective cohort studies［J］.Nutr Rev,2019,77（10）:691-709.

［52］GOBBO L C,FALK M C,FELDMAN R,et al. Effects of tree nuts on blood lipids,apolipoproteins,and blood pressure:systematic review,meta-analysis,and dose-response of 61 controlled intervention trials［J］.Am J Clin Nutr,2015,102（6）:1347-1356.

［53］XU X,YU E,GAO X,et al. Red and processed meat intake and risk of colorectal adenomas:a meta-analysis of observational studies［J］.Int J Cancer,2013,132（2）:437-448.

［54］AUNE D,URSIN G,VEIEROD M B. Meat consumption and the risk of type 2 diabetes:a systematic review and meta-analysis of cohort studies［J］.Diabetologia,2009,52（11）:2277-2287.

［55］DU H,GUO Y,BENNETT D A,et al. China Kadoorie Biobank collaborative group. Red meat,poultry and fish consumption and risk of diabetes:a 9 year prospective cohort study of the China Kadoorie Biobank［J］.Diabetologia,2020,63（4）:767-779.

［56］TAKATA Y,SHU X O,GAO Y T,et al. Red meat and poultry intakes and risk of total and cause-specific mortality:results from cohort studies of Chinese adults in Shanghai［J］.PLoS One,2013,8（2）:e56963.

［57］STEINBRECHER A,ERBER E,GRANDINETTI A,et al. Meat consumption and risk of type 2 diabetes:the Multiethnic Cohort［J］.Public Health Nutr,2011,14（4）:568-574.

［58］LIU Z T,LIN A H. Dietary factors and thyroid cancer risk:a meta-analysis of observational studies［J］.Nutr Cancer,2014,66（7）:1165-1178.

［59］BECHTHOLD A,BOEING H,SCHWEDHELM C,et al. Food groups and risk of coronary heart disease,stroke and heart failure:A systematic review and dose-response meta-analysis of prospective studies［J］.Critical reviews in food science and nutrition,2019,59（7）:1071-1090.

［60］QIN B,PLASSMAN B L,EDWARDS L J,et al. Fish intake is associated with slower cognitive decline in Chinese older adults［J］. J Nutr,2014,144（10）:1579-1585.

［61］DEHGHAN M,MENTE A,RANGARAJAN S,et al. Association of egg intake with blood lipids,cardiovascular disease,and mortality in 177 000 people in 50 countries［J］. Am J Clin Nutr,2020,111（4）:795-803.

［62］DROUIN-CHARTIER J P. Egg consumption and risk of cardiovascular disease:three large prospective US cohort studies,systematic review,and updated meta-analysis［J］. BMJ,2020（368）:m513.

［63］WALLIN A,FOROUHI N G,WOLK A,et al. Egg consumption and risk of type 2 diabetes:a prospective study and dose-response meta-analysis［J］. Diabetologia,2016,59（6）:1204-1213.

［64］ZAMORA-ROS R,CASTAINEDA J,SABINA R,et al. Consumption of Fish Is Not Associated with Risk of Differentiated Thyroid Carcinoma in the European Prospective Investigation into Cancer and Nutrition（EPIC）Study［J］. Journal of Nutrition,2017,147（7）:1366-1373.

［65］MOVASSAGH E,KONTULAINEN S,BAXTER-JONES A D,et al. Are milk and alternatives and fruit and vegetable intakes during adolescence associated with cortical and trabecular bone structure,density,and strength in adulthood?［J］. Osteoporosis International,2017,28（2）:609-619.

［66］SHI Y,ZHAN Y,CHEN Y,et al. Effects of dairy products on bone mineral density in healthy postmenopausal women:a systematic review and meta-analysis of randomized controlled trials［J］. Archives of Osteoporosis,2020,15（1）:48.

［67］MISHALI M,PRIZANT-PASSAL S,AVRECH T,et al. Association between dairy intake and the risk of contracting type 2 diabetes and cardiovascular diseases:a systematic review and meta-analysis with subgroup analysis of men versus women［J］. Nutr Rev,2019,77（6）:417-429

［68］PREBLE I,ZHANG Z,KOPP R,et al. Dairy Product Consumption and Prostate Cancer Risk in the United States［J］. Nutrients,2019,11（7）:1615.

［69］LAN T,PARK Y,COLDITZ G A,et al. Adolescent dairy product and calcium intake in relation to later prostate cancer risk and mortality in the NIH-AARP Diet and Health Study［J］. Cancer Causes and Control,2020,31（10）:891-904.

［70］陈娟,徐静.青春双歧杆菌酸奶治疗妊娠期便秘的临床观察［J］.河南大学学报（医学版）,2015,34（04）:275-276.

［71］KIM Y,JE Y,GIOVANNUCCI E L. Association between dietary fat intake and mortality from all-causes,cardiovascular disease,and cancer:A systematic review and meta-analysis of prospective cohort studies［J］. Clin Nutr,2021,40（3）:1060-1070.

［72］HAMLEY S. The effect of replacing saturated fat with mostly n-6 polyunsaturated fat on coronary heart disease:a meta-analysis of randomised controlled trials［J］. Nutr J,2017,16（1）:30.

［73］HUANG L,TRIEU K,YOSHIMURA S,et al. Effect of dose and duration of reduction in dietary sodium on blood pressure levels:systematic review and meta-analysis of randomised trials［J］. BMJ,2020（368）:m315.

［74］JAYEDI A,GHOMASHI F,ZARGAR M S,et al. Dietary sodium,sodium-to-potassium ratio,and risk of stroke:A systematic review and nonlinear dose-response meta-analysis［J］. Clin Nutr,2019,38（3）:1092-1100.

［75］THAPA S,FISCHBACH L A,DELONGCHAMP R,et al. Association between Dietary Salt Intake and Progression in the Gastric Precancerous Process［J］. Cancers（Basel）,2019,11（4）:467.

［76］MOYNIHAN P J,KELLY S A. Effect on caries of restricting sugars intake:systematic review to inform WHO guidelines［J］. J Dent Res,2014,93（1）:8-18.

［77］WORLD HEALTH ORGANIZATION. Effect of reduced sodium intake on blood pressure and potential adverse effects in children（2012）［R/OL］. World Health Organization,2012.

［78］MOYNIHAN P J,KELLY S A. Effect on caries of restricting sugars intake:systematic review to inform WHO guidelines [J]. J Dent Res,2014,93(1):8-18.

[79] PITCHIKA V,STANDL M,HARRIS C,et al. Association of sugar-sweetened drinks with caries in 10- and 15-year-olds [J]. BMC Oral Health,2020,20(1):81.

[80] BERNABE E,VEHKALAHTI M M,SHEIHAM A,et al. Sugar-sweetened beverages and dental caries in adults: a 4-year prospective study [J]. J Dent,2014,42(8):952-958.

[81] MALIK V S,POPKIN B M,BRAY G A,et al. Sugar-sweetened beverages and risk of metabolic syndrome and type 2 diabetes:a meta-analysis [J]. Diabetes Care,2010,33(11):2477-2483.

[82] ROERECKE M,VAFAEI A,HASAN O S,et al. Alcohol Consumption and Risk of Liver Cirrhosis:A Systematic Review and Meta-Analysis [J]. Am J Gastroenterol,2019,114(10):1574-1586.

[83] MIYAKE Y,TANAKA K,OKUBO H,et al. Alcohol consumption during pregnancy and birth outcomes:the Kyushu Okinawa Maternal and Child Health Study [J]. BMC pregnancy and childbirth,2014,14(1):79.

[84] WANG M,JIANG X,WU W,et al. A meta-analysis of alcohol consumption and the risk of gout [J]. Clinical rheumatology,2003,32(11),1641-1648.

[85] MCNABB S,HARRISON T A,ALBANES D,et al. Meta-analysis of 16 studies of the association of alcohol with colorectal cancer [J]. Int J Cancer,2020,146(3):861-873.

[86] QIAN F,OGUNDIRAN T,HOU N Q,et al. Alcohol Consumption and Breast Cancer Risk among Women in Three Sub-Saharan African Countries [J]. Plos One,2014,9(9):e106908.

[87] COSTANZO S,DI CASTELNUOVO A,DONATI M B,et al. Alcohol consumption and mortality in patients with cardiovascular disease:a meta-analysis [J]. Am Coll Cardiol,2010,55(13):1339-1347.

[88] ONEILL D,BRITTON A,BRUNNER E J,et al. Twenty-Five-Year Alcohol Consumption Trajectories and Their Association With Arterial Aging:A Prospective Cohort Study [J]. J Am Heart Assoc,2017,6(2):e005288.

[89] YANG J,MAO Q X,XU H X,et al. Tea consumption and risk of type 2 diabetes mellitus:a systematic review and meta-analysis update [J]. BMJ,2014(4):e005632.

[90] CHUNG M,ZHAO N,WANG D,et al. Dose-Response Relation between Tea Consumption and Risk of Cardiovascular Disease and All-Cause Mortality:A Systematic Review and Meta-Analysis of Population-Based Studies [J]. Adv Nutr,2020,11(4):790-814.

[91] YI M,WU X,ZHUANG W,et al. Tea Consumption and Health Outcomes:Umbrella Review of Meta-Analyses of Observational Studies in Humans [J]. Mol Nutr Food Res,2019(63):e1900389.

[92] CARLSTROM M,LARSSON S C. Coffee consumption and reduced risk of developing type 2 diabetes:a systematic review with meta-analysis [J]. Nutrition reviews,2018,76(6):395-417.

[93] DING M,BHUPATHIRAJU S N,SATIJA A,et al. Long-term coffee consumption and risk of cardiovascular disease:a systematic review and a dose-response meta-analysis of prospective cohort studies [J]. Circulation,2014,129(6):643-659.

[94] JIANG M,GAO H,VINYES-PARES G,et al. Association between breastfeeding duration and postpartum weight retention of lactating mothers:A meta-analysis of cohort studies [J]. Clinical nutrition,2018,37(4):1224-1231.

[95] WANG J,WU Y,XIONG G,et al. Introduction of complementary feeding before 4months of age increases the risk of childhood overweight or obesity:a meta-analysis of prospective cohort studies[J]. Nutr Res,2016,36(8):759-770.

[96] CHEUNGPASITPORN W,ROSSETTI S,FRIEND K,et al. Treatment effect,adherence,and safety of high fluid intake for the prevention of incident and recurrent kidney stones:a systematic review and meta-analysis [J]. J Nephrol,2016,29(2):211-219.

[97] WITTBRODT M T,MILLARD-STAFFORD M. Dehydration Impairs Cognitive Performance:A Meta-analysis[J]. Med Sci Sports Exerc,2018,50(11):2360-2368.

［98］DROZDOWSKA A, FALKENSTEIN M, JENDRUSCH G, et al. Water Consumption during a School Day and Children's Short-Term Cognitive Performance: The CogniDROP Randomized Intervention Trial ［J］. Nutrients, 2020, 12(5): 1297.

［99］BERNARD J, SONG L, HENDERSON B, et al. Association Between Daily Water Intake and 24-hour Urine Volume Among Adolescents With Kidney Stones ［J］. Urology, 2020(140): 150-154.

［100］JIANG M, ZOU Y, XIN Q, et al. Dose-response relationship between body mass index and risks of all-cause mortality and disability among the elderly: A systematic review and meta-analysis ［J］. Clin Nutr, 2019, 38(4): 1511-1523.

［101］PEILA R, ARTHUR R, ROHAN T E. Risk factors for ductal carcinoma in situ of the breast in the UK Biobank cohort study ［J］. Cancer Epidemiol, 2020(64): 101648.

［102］RAHMAN M M, AKTER S, JUNG J, et al. Trend, projection, and appropriate body mass index cut-off point for diabetes and hypertension in Bangladesh ［J］. Diabetes Res Clin Pract, 2017(126): 43-53.

［103］CHOI S, KIM K, KIM S M, et al. Association of Obesity or Weight Change With Coronary Heart Disease Among Young Adults in South Korea ［J］. JAMA Intern Med, 2018, 178(8): 1060-1106.

第十章 膳食模式与健康

膳食模式指食物的数量、比例、品种或不同食物、饮料中营养素的组合,以及人们习惯的消费频率。膳食模式的形成是一个长期的过程,受一个国家或地区人口、农业生产、食品加工、饮食习惯等多因素的影响。

传统上,膳食与健康的关系集中于单一营养素或食物与某种健康结局的研究。自2000年以来,对膳食的研究已逐渐从单一营养素或食物转向全面饮食和营养成分。一种膳食模式的组成部分可能更具有整体性,比单个食物或营养素能更全面地预测整体健康状况和疾病风险。近年来,充足的人群研究证据表明,膳食中多水果、蔬菜、全谷物、豆类、坚果、低脂奶、鱼或海产品以及摄入不饱和植物油、瘦肉、禽类与全因死亡风险降低有关;红肉、加工肉、高脂奶与成年人全因死亡风险增加有关。同样,大量人群研究证实,膳食中多水果、蔬菜、全谷物、豆类、坚果、低脂奶、鱼或海产品以及摄入不饱和植物油与心血管疾病风险降低有关;红肉、加工肉、饱和脂肪与心血管疾病风险增加有关。因此,世界各国膳食指南更加关注推荐和使用膳食模式。

平衡膳食模式是指根据营养科学原理、膳食营养素参考摄入量及科学研究成果而设计,指一段时间内,膳食组成中的食物种类和比例可以最大限度地满足不同年龄、不同能量水平的健康人群营养和健康需求。合理或健康膳食模式,常做为"良好膳食模式"的统称,用于预防和控制疾病研究,强调健康结局(慢性病的预防控制、期望寿命等),多包括多种蔬菜、水果、全谷物、低脂或脱脂奶、海鲜、蛋类、豆类制品等。如美国推出的美式健康膳食模式、健康地中海饮食、DASH饮食模式等。

本章重点讨论膳食供能模式与健康、膳食模式与健康相关研究进展和证据分析。

第一节 膳食供能模式与健康

膳食供能模式是指由特定膳食(模式)提供能量和宏量营养素摄入水平及在总能量中所占的比例。适量的能量和宏量营养素摄入量可维持机体健康,预防慢性疾病;但通过膳食过量摄入宏量营养素或其比例失调则可增加超重、肥胖、心血管等慢性疾病的发病风险。

一、膳食模式的能量特征

膳食(模式)中的能量来源于宏量营养素的碳水化合物、脂肪和蛋白质,这三种宏量营养素提供的能量及其在膳食中的比例,可显示出不同膳食模式的能量特征。表10-1所示的供能模式与各种膳食模式密切相关。

有研究表明,调整不同年份、经济因素后,膳食供能模式与不同性别、年龄的死亡率之间仍

表 10-1　部分膳食模式中的宏量营养素供能比例

	地中海饮食	西方膳食模式	低碳饮食	生酮饮食	高蛋白饮食
碳水化合物 /%	45~65	25	<40 （美国 26~45）	MCT：10 KD：10	<30
蛋白质 /%	10~35	30~40	LCHF：20~30 LCHP：30~60	MCT：10 KD：30	25~35 （美国 ≥35）
脂肪 /%	25~35	35~45	LCHF：30~60 LCHP：20~30	MCT：80~90 KD：60	20~35

注：MCT：富含中链甘油三酯的生酮饮食；KD 经典生酮饮食；LCHF：低碳高脂饮食；LCHP：低碳高蛋白饮食。

存在着一定关联。将死亡率降至最低时总能量供应相对稳定在 3 500kcal/（人·天）左右,但这种供能模式的最佳构成会随着年龄的增长而变化。在生命早期,大约 16% 的能量来自蛋白质,碳水化合物和脂肪的供能比例在 40%~45% 时死亡率最低。随着年龄的增长,将死亡率降至最低的宏量营养素成分及其供能比例也在不断变化。当男性 60 岁、女性 80 岁时,死亡率预计最低的供能模式构成为:约 67% 的能量摄入来自碳水化合物、22% 的能量摄入来自脂肪、11% 的能量摄入来自蛋白质。

膳食中宏量营养素供能模式的最佳比例及其与健康的关系也是人们关注的热点。一些膳食指南建议降低饮食中的饱和脂肪和反式脂肪摄入量,以预防相应的疾病。同时,由于高脂肪或高蛋白质的低碳水化合物饮食可能具有短期减肥效果,已经受到一些人群的关注和实践,但是缺乏关于低碳饮食的长期研究结果。这些膳食结构对健康影响尚缺乏充足证据,且与目前已有的研究结论并不一致。

二、碳水化合物与健康

有研究表明,相比于北美、欧洲等地区,中国、南亚和非洲地区的碳水化合物摄入量较高。在南亚,大约 65% 的人口碳水化合物的摄入量至少占总能量的 60%;非洲地区 29% 的人口碳水化合物的摄入量至少占总能量的 70%;而在中国,大约 43% 的人口碳水化合物的摄入量超过总能量的 70%,见表 10-2。

表 10-2　全球不同地区碳水化合物摄入量占总能量的比例

地区	人口数（比例 /%）			
	<50%E	50%~60%E	<60%~70%E	>70%E
全球（n=135 335）	23 242（17.2）	40 884（30.2）	38 299（28.3）	32 950（24.4）
中国（n=42 152）	2 326（5.5）	7 279（17.3）	14 605（34.7）	17 942（42.6）
南亚（n=29 560）	2 265（7.7）	7 982（27.0）	9 510（32.2）	9 803（33.2）
欧洲 / 北美（n=14 916）	5 916（39.7）	6 352（42.6）	2 420（16.2）	228（1.5）
南美（n=22 626）	5 764（25.5）	7 016（31.0）	6 562（29.0）	3 284（14.5）
中东（n=11 485）	3 368（29.3）	6 026（52.5）	1 983（17.3）	108（0.9）

续表

地区	人口数（比例 /%）			
	<50%E	50%~60%E	<60%~70%E	>70%E
东南亚（n=10 038）	3 043（30.3）	4 847（48.3）	1 881（18.7）	267（2.7）
非洲（n=4 558）	560（12.3）	1 342（29.4）	1 338（29.4）	1 318（28.9）

数据来源：HARCOMBE Z，BAKER J S，DAVIES B. Evidence from prospective cohort studies did not support the introduction of dietary fat guidelines in 1977 and 1983：a systematic review ［J］. Br J Sports Med，2017，51（24）：1737-1742.

宏量营养素可接受范围（acceptable macronutrient distribution ranges，AMDR）内碳水化合物和脂肪的饮食与全因死亡风险降低有关，尤其是这些膳食质量较高时（富含蔬菜、水果、坚果、全谷物、豆类、鱼和 / 或瘦肉或禽类）。五大洲 18 个国家的 PURE 队列 2019 年的研究发现，高碳水化合物摄入量与总死亡率增加相关［ Q5 77.2% vs Q1 46.4%，HR（95% CI）为 1.28（1.12，1.46），P=0.000 1 ］，而一项利用美国国家健康和营养检查调查（NHANES）数据的队列研究显示，低碳水化合物的摄入量可以增加死亡风险［ Q4 39% vs Q1 66%，HR（95%CI）为 1.32（1.14，2.01）］。美国人群的队列研究（ARIC 队列）表明，在调整了年龄、性别、教育、腰臀比、吸烟、身体活动、是否患糖尿病、不同测试中心、能量摄入后，碳水化合物提供的能量百分比与全因死亡率呈 U 型关联，当碳水化合物提供的能量百分比为 50%~55% 时，死亡率风险最低（图 10-1）。亚组分析结果显示，50 岁以上人群碳水化合物的摄入量与全因死亡率呈反比。一项 meta 分析显示，碳水化合物摄入量与死亡率之间呈 U 型关联，低碳水化合物摄入（<40%）和高碳水化合物摄入（>70%）都比中等摄入量具有更高的死亡风险。碳水化合物的摄入量并非越低越好，多项研究都表明碳水化合物的摄入量与死亡率之间可能呈 U 型关系，提示碳水化合物的摄入量不可过低或过高。

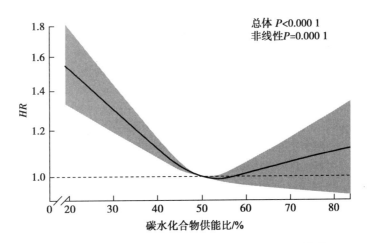

图 10-1　碳水化合物摄入量与全因死亡关系的 U 型曲线

注：碳水化合物的摄入与死亡风险之间的关系呈 U 型曲线（P<0.001），当碳水化合物供能百分比为 50%~55% 时，死亡风险最低。

数据资料：Lancet Public Health. 2018.

三、膳食脂肪与健康

长期以来，不同类型膳食脂肪对健康的影响一直受到关注。2017 年，美国心脏病协会

（AHA）批准了减少饱和脂肪的摄入量,代之以不饱和脂肪,特别是多不饱和脂肪的建议,以减少冠心病的发病率。然而,已有研究并未证明多不饱和脂肪及其摄入量与全因死亡风险之间有显著关联。

一项来自五大洲 18 个国家的队列（PURE）研究显示,与脂肪摄入的能量占总能量 10.6%（Q1）相比,脂肪摄入量高达 35.3%（Q5）可降低总死亡、非心血管疾病死亡和脑卒中风险,但与心血管疾病发病风险无关。同时,一项美国人群的队列研究也表明,与脂肪摄入量较低的组 Q1（25%）相比,脂肪摄入量较高的组 Q4（38%）可降低总死亡风险［HR（95%CI）为 0.90（0.82,0.99）］。

一项韩国人群的队列研究发现,脂肪摄入量占总能量的 30%~40% 时,全因死亡率最低,见图 10-2。

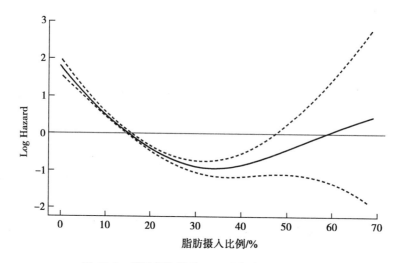

图 10-2　脂肪摄入量的 Cox 比例危害样条曲线

注:实线表示非线性样条线模型,虚线表示其可信区间,红线表示危险比为 1。队列研究发现脂肪的摄入量占总能量的 30%~40% 时,全因死亡率最低。

数据来源:KWON Y J,LEE H S,PARK J Y,et al. Associating Intake Proportion of Carbohydrate,Fat,and Protein with All-Cause Mortality in Korean Adults［J］. Nutrients,2020,12（10）:3208.

29 个队列（n =1 164 029）的 meta 分析发现,总脂肪（HR=0.89,95% CI:0.82~0.97）、单不饱和脂肪（HR=0.94,95%CI:0.89~0.99）和多不饱和脂肪（HR=0.89,95% CI:0.84~0.94）与全因死亡率之间为负相关。总脂肪与心血管疾病（HR=0.93,95%CI:0.80~1.00）或冠心病死亡（HR=1.03,95% CI:0.99~1.09）之间无显著关联;但饱和脂肪摄入量与冠心病死亡率（HR=1.10,95% CI:1.01~1.21）之间呈显著正相关。单不饱和脂肪（HR=0.80,95%CI:0.67~0.96）和多不饱和脂肪（HR=0.84,95% CI:0.80~0.90）摄入量和脑卒中死亡率之间呈负相关。

综上所述,脂肪的摄入与死亡率可能呈 U 型关系,过高过低都有可能增加死亡风险。比脂肪的摄入量更重要的是摄入脂肪的种类,研究一致显示饱和脂肪增加多种疾病风险,而多不饱和脂肪则降低风险。

四、蛋白质与健康

膳食中蛋白质的数量及质量对健康具有重要影响。近年来,世界一些发达国家及地区人群蛋白质摄入量显著高于发展中国家人群的平均摄入水平,甚至远高于机体的生理需要。短期随机临床试验表明,食用高蛋白饮食可能有利于体重管理,改善血脂异常,调节血糖;但长期大量摄入动物性食物来源的蛋白质可显著增加 2 型糖尿病和心血管疾病的发病风险;摄入大量的动物蛋白可增加体内的胰岛素生长因子 -1(IGF-1)和胰岛素的含量。一些流行病学研究指出,不同类型的蛋白质可能产生不同的健康结局,即摄入动物性食物来源的蛋白质总量增加与全因死亡率呈正向关联,而摄入植物性食物来源的蛋白质总量增加则可以降低全因死亡率。动物和植物蛋白之间的不同影响可能归因于不同的氨基酸组合。

队列研究显示,总蛋白和动物蛋白的摄入与总死亡率无显著关联性,而植物蛋白的摄入可以降低总死亡率,动物蛋白摄入则可以增加心血管疾病死亡风险,但是与癌症死亡率无相关性。韩国人群的队列研究发现,当蛋白质摄入量低于总能量的 10% 时,全因死亡率也显著增加(图 10-3)。

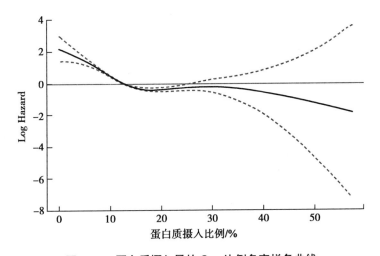

图 10-3 蛋白质摄入量的 Cox 比例危害样条曲线

注:实线表示非线性样条线模型,虚线表示其可信区间,红线表示危险比为 1。
队列研究发现当蛋白质摄入量低于总能量的 10% 时,全因死亡率也显著增加。
数据来源:KWON Y J,LEE H S,PARK J Y,et al. Associating Intake Proportion of Carbohydrate,Fat,and Protein with All-Cause Mortality in Korean Adults[J]. Nutrients,2020,12(10):3208.

荷兰人群的队列研究发现,在多变量模型中蛋白质总摄入量越高,全因死亡风险、心血管疾病死亡率和非脑卒中心血管疾病死亡风险越高。总蛋白或动物蛋白的摄入量与脑卒中死亡率、癌症死亡率和其他死亡率不相关。

因此,蛋白质的摄入过低或过高均可增加死亡风险,而不同蛋白质来源对健康也可带来不同的影响。

第二节 合理膳食模式与健康

研究文献中,膳食模式的称谓是多样化的,为了统一分析总结,我们把“健康”“合理”“平衡”等认为良好的模式统称为“合理”膳食模式加以分析。通过查阅文献,对合理膳食模式与相关疾病的关系进行了总结。中文文献检索 2014—2020 年国内公开发表的相关研究文献,英文文献检索2014—2020年公开发表的相关研究,共纳入191篇文献作为本次研究的主要证据,其中英文文献174篇,中文文献17篇。证据表明合理膳食模式可以降低心血管疾病、高血压、2型糖尿病、结直肠癌、乳腺癌、前列腺癌、食管癌、代谢综合征、贫血等多种疾病的发病风险。关于合理膳食模式与胰腺癌、肾癌等疾病的相关研究较少,未做综合分析评价。

一、合理膳食模式的特征

根据膳食模式的评价方式,可以将膳食模式与健康的研究分为先验法和后验法。先验法一般通过现有的膳食指南、营养建议以及食物摄入与疾病之间的关联证据构建膳食模式依从性评分量表,其中有代表性的合理膳食模式包括地中海膳食模式、防高血压膳食(dietary approaches to stop hypertension,DASH)以及遵循各国膳食指南的膳食模式。研究中多采用膳食指数。后验法则根据研究人群的饮食数据,利用相应统计学方法,在考虑原始食物相关性的基础上构建出所研究人群真实全面且最大化反映原始食物构成特点的膳食模式,虽然不同地区膳食模式不同,但在合理膳食模式上存在共性。

综合有代表性的合理膳食模式的研究,具有食物多样化,以谷类食物为主,高膳食纤维摄入,低糖低脂肪摄入的特征。这种膳食模式大多摄入较高水平的水果、蔬菜、豆类及其制品、鱼类和海产品等,红肉类及饱和脂肪酸的摄入较少。在摄入植物性食物的同时补充适量的动物性食物,使膳食中所含的营养素种类齐全、数量充足、比例适宜,从而满足人体生长、发育及各种生理活动的需要,并且对多种疾病具有预防作用的膳食模式。这种膳食模式既有利于避免营养缺乏病又降低了营养过剩性疾病的发病。表10-3展示了不同合理膳食模式具体特征。

表10-3 几种合理膳食模式的特征

分类方法	膳食模式	特征
先验法	地中海膳食模式	富含植物食物,包括水果、蔬菜、土豆、面包、谷类、豆类、坚果种子类;食物以天然生产为主,新鲜度较高,油类主要用橄榄油;脂肪中饱和脂肪酸含量较低,占7%~8%;每天食用适量鱼、禽,少量蛋;控制甜食的摄入量
	防高血压膳食(DASH)	摄食足够的蔬菜、水果、低脂(或脱脂)奶,以维持足够的钾、镁、钙等离子的摄取,并尽量减少饮食中油脂量(特别是富含饱和脂肪酸的动物性油脂)
	遵循WHO膳食推荐的模式(健康膳食指数,HDI)	健康膳食指标包括蔬菜和水果、豆类、坚果和种子类、全谷物、膳食纤维;限量类膳食指标包括总脂肪、饱和脂肪、钠、游离糖、加工肉制品、非加工红肉。
	遵循美国膳食指南的模式(健康饮食指数,HEI)	健康饮食指标包括水果、蔬菜、全谷物、奶类、总蛋白质类食物、海产品和植物蛋白、不饱和脂肪酸与饱和脂肪酸之比;限量类饮食指标包括精制谷物、钠、添加糖、饱和脂肪。
后验法	常命名为平衡膳食模式、蔬菜和水果膳食模式、健康膳食模式等	高摄入蔬菜、水果、豆类及豆制品、鱼类、奶制品,并中等程度摄入肉蛋类,低摄入或不摄入加工肉类、含糖饮料等富含饱和脂肪酸及糖的食物

二、合理膳食模式与健康

1. 合理膳食模式可降低成年人心血管疾病的发病风险

共纳入 17 篇文献,包括 3 篇系统综述、10 项前瞻性队列研究、3 项横断面研究和 1 项病例对照研究。

Rosato 等开展的一项纳入 21 项队列研究和 5 项病例对照研究的系统综述发现,地中海膳食模式为心血管系统疾病的保护因素,与得分最低组相比,得分最高组人群发生心血管系统疾病的风险降低 20%~25%(图 10-4)。在性别、研究设计、地中海膳食评分使用的类型以及不同心血管疾病类型中,这种负相关关系一致。此外,一项研究探讨了 4 种健康饮食模式的饮食评分与心血管疾病发生风险的关系,该研究纳入护士健康研究(NHS)、NHS Ⅱ 以及健康专业人员随访研究人群。经过 5 257 190 人年的随访研究发现,坚持各种健康饮食模式[替代健康饮食指数(AHEI)、替代地中海饮食评分(AMED)、健康饮食指数 2015(HEI-2015)和健康植物性饮食指数(HPDI)]与更低的心血管疾病风险相关。该研究将年龄、民族/种族、身体质量指数、体育活动、吸烟状况、酒精摄入量、绝经状态、口服避孕药、婚姻状况、独居或与他人同住、心肌梗死家族史、总能量摄入、服用复合维生素、服用阿司匹林情况作为混杂因素进行调整,结果显示,经多变量调整后,最高和最低五分位数相比,HEI-2015 的 HR(95% CI)为 0.83(0.79,0.86),AMED 的 HR(95% CI)为 0.83(0.79,0.86),HPDI 的 HR(95% CI)为 0.86(0.82,0.89),AHEI 的 HR(95% CI)为 0.79(0.75,0.82)(图 10-5)。此外,一项纳入 13 055 例中国成年人群的队列研究发现,以高摄入大米、猪肉、鱼和蔬菜,低摄入小麦为特征的传统中国饮食模式,可降低 42% 的心血管疾病发生风险,HR(95% CI)为 0.58(0.42,0.79)。

2. 合理膳食模式可降低高血压的发病风险

共纳入 18 篇文献,包括 2 篇系统综述、3 项前瞻性队列研究、11 项横断面研究、1 项病例对照研究,1 篇文献同时包括横断面研究和队列研究。

一项纳入 17 项随机对照试验的系统综述指出,健康饮食模式(如 DASH 饮食和地中海饮食)分别使收缩压和舒张压降低了 4.26mmHg 和 2.38mmHg,这些饮食富含水果、蔬菜、全谷物、豆

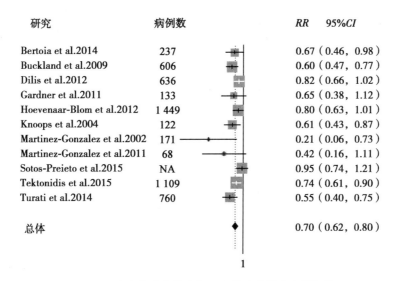

图 10-4 地中海膳食模式与心血管病风险降低相关

数据来源:ROSATO V,TEMPLE N J,LA VECCHIA C,et al. Mediterranean diet and cardiovascular disease:a systematic review and meta-analysis of observational studies[J]. Eur J Nutr,2019,58(1):173-191.

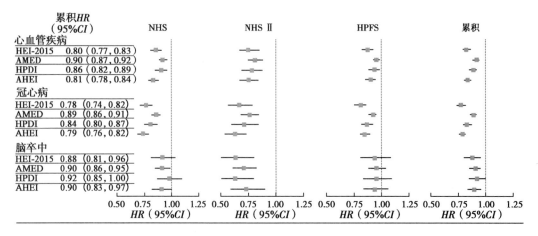

图 10-5 坚持各种健康饮食模式与更低的心血管疾病风险相关

注:分析调整了年龄、民族/种族、身体质量指数、体育活动、吸烟状况、酒精摄入量、绝经状态、口服避孕药、婚姻状况、独居或与他人同住、心肌梗死家族史、总能量摄入、服用复合维生素、服用阿司匹林。

数据来源:SHAN Z,LI Y,BADEN M Y,et al. Association Between Healthy Eating Patterns and Risk of Cardiovascular Disease [J]. JAMA Intern Med,2020,180(8):1090-1100.

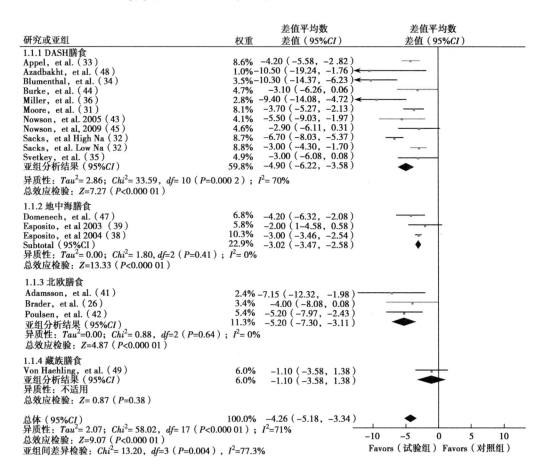

图 10-6 17 项随机对照试验中不同饮食模式对收缩压的影响

数据来源:NDANUKO R N,TAPSELL L C,CHARLTON K E,et al. Dietary Patterns and Blood Pressure in Adults: A Systematic Review and Meta-Analysis of Randomized Controlled Trials [J]. Adv Nutr,2016,7(1):76-89.

类、种子、坚果、鱼和乳制品,低肉、糖和酒精(图10-6)。Shanshan Li 等人在护士健康研究Ⅱ中对3 818 名有妊娠糖尿病病史的女性进行了前瞻性队列研究,发现 AHEI、ADSH 和 AMED 评分与高血压风险呈显著负相关。最高与最低四分位数比较,AHEI 的 $HR(95\% CI)$ 为 0.76(0.61,0.94),ADSH 的 $HR(95\% CI)$ 为 0.72(0.58,0.90),AMED 的 $HR(95\% CI)$ 为 0.70(0.56,0.88)。

3. 合理膳食模式可降低成年人结直肠癌发病风险

共有 8 篇文献,包括 1 篇系统综述、2 项队列研究、4 项病例对照研究和 1 项横断面研究。

一篇纳入 28 项队列研究的系统综述显示,合理膳食模式可使结直肠癌发生风险降低(见图 10-7)。此外,一项日本公共卫生中心的前瞻性研究中,共有 93 062 名受试者(43 591 名男性,49 471 名女性),研究发现男性人群中,合理膳食模式与结直肠癌风险呈负相关。对潜在混

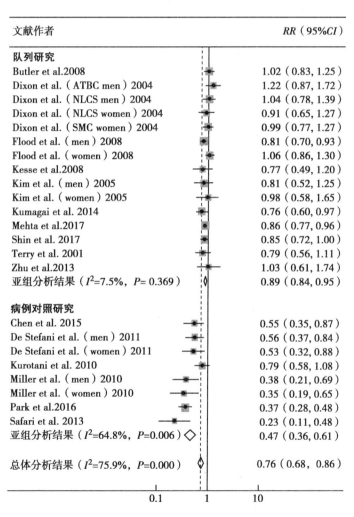

图 10-7 合理膳食模式与结直肠癌风险降低相关

数据来源:GARCIA-LARSEN V,MORTON V,NORAT T,et al. Dietary patterns derived from principal component analysis(PCA)and risk of colorectal cancer:a systematic review and meta-analysis [J]. Eur J Clin Nutr,2019,73(3):366-386.

杂因素(年龄、公共卫生中心区域、BMI、吸烟饮酒状况、体力活动和总能量摄入)进行调整后,合理膳食模式与男性结直肠癌风险降低相关,最高与最低五分位数相比,*HR*(95%*CI*)为 0.85(0.72-1.00)。

4. 合理膳食模式可降低成年人 2 型糖尿病发病风险

共纳入 23 篇文献,包括 3 篇 meta 分析、4 项队列研究、2 项巢式病例对照研究、5 项病例对照研究和 9 项横断面研究。3 篇 meta 分析一致显示合理膳食模式与 2 型糖尿病的发生风险降低有关。

一篇纳入 16 项队列研究的 meta 分析发现,尽管地中海饮食、DASH 饮食和替代健康饮食在

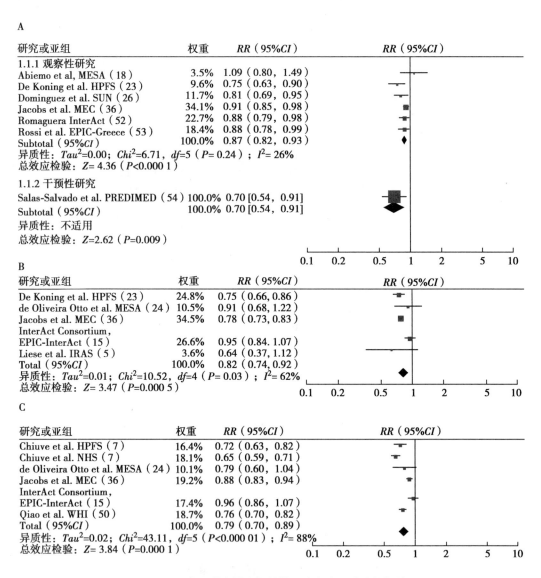

图 10-8　合理膳食模式与使糖尿病发病风险降低相关

注:地中海饮食(A)、DASH 饮食(B)和 AHEI(C)。

数据来源:JANNASCH F,KROGER J,SCHULZE M B. Dietary Patterns and Type 2 Diabetes:A Systematic Literature Review and Meta-Analysis of Prospective Studies [J]. The Journal of nutrition,2017,147(6):1174-1182.

某些特定成分上有所不同,但三种合理膳食模式在预防糖尿病方面具有很强的潜力(图 10-8)。地中海饮食、DASH 饮食、替代健康饮食等合理膳食模式可使糖尿病发病风险降低 21%,$RR(95\%CI)$ 为 0.79(0.69,0.90)。赵惠等人选取 2010—2012 年中国居民营养与健康状况监测中的 23 801 名 45~79 岁居民作为研究对象进行分析发现以米面及其制品、其他谷类、蛋类和豆类摄入为主的主食蛋豆模式与糖尿病前期低风险相关,$RR(95\%CI)$ 为 0.87(0.78,0.97)。

第三节 特殊膳食模式与健康

为了满足某些特殊人群的生理需要,或某些疾病患者的营养改善而采取的如低碳饮食、生酮饮食,又如轻断食、间歇性禁食等调整代谢的手段也有广泛应用和文献研究。但是这些方法仅对超重、肥胖人群有一定作用,或作为疾病辅助性治疗手段,并不适用于所有人,特别是青少年、孕妇、老年人,尚没有研究证据显示有长期的健康效益。本节收集了国内外的科学研究文献,对包括低碳饮食、生酮饮食、间歇性禁食、高蛋白饮食等进行了科学证据评价。

一、低碳饮食与健康

低碳饮食(low carbohydrate diet,LCD)是 19 世纪 60 年代起广泛流行的一种治疗肥胖的膳食。美国糖尿病协会(ADA)共识声明将低碳饮食定义为每日碳水化合物摄入量占总能量的26%~45%,当碳水化合物摄入量的能量占比 <26% 时为极低碳饮食(very low carbohydrate diet,VLCD)。

低碳饮食与健康的证据收集,检索查阅国内(1984—2020 年)及国外(1954—2020 年)相关研究,共纳入 32 篇相关文献。综合评价显示,低碳饮食可以降低 2 型糖尿病、肥胖、心血管疾病的发病风险;低碳饮食与妊娠期糖尿病、代谢综合征等疾病的关系尚需进一步研究来证实。

低碳饮食可降低 2 型糖尿病的发病风险 一篇纳入了 56 项干预研究的 meta 分析,包括北美、欧洲、亚洲、澳大利亚和新西兰人群,样本量为 4 937 人,结果显示,与对照饮食(无干预或最小干预)组相比,低碳饮食是降低糖化血红蛋白的最佳饮食[SUCRA(the surface under the cumulative ranking curves)为 84%],低碳饮食[$MD=-0.35,95\%CI(-0.56,-0.14)$]在短期(12 个月内)研究中比低脂饮食在降低糖化血红蛋白方面更有效,证据等级为 B 级。

低碳饮食可降低肥胖的发病风险 一篇纳入 23 项随机对照研究的 meta 分析,包括美国、欧洲等人群,样本量为 1 141 人,结果显示,低碳饮食与体重[$-7.04\text{kg},95\%CI$ 为 $(-7.20,-6.88)\text{kg}$]、BMI[$-2.09\text{kg/m}^2,95\%$ CI 为 $(-2.15,-2.04)\text{kg/m}^2$]、腹围[$-5.74\text{cm},95\%CI$ 为 $(-6.07,-5.41)\text{cm}$]、空腹血糖[$-1.05\text{mg/dL},95\%CI$ 为 $(-1.67,-0.44)\text{mg/dL}$]和糖化血红蛋白[$-0.21\%,95\%CI$ 为 $(-0.24\%,-0.18\%)$]的降低相关($P<0.05$),低碳饮食对肥胖的危险因素有影响,但对长期健康的影响尚不清楚,证据等级为 B 级。

低碳饮食可以降低心血管疾病的发病风险 一篇纳入了 12 项干预研究的 meta 分析,包括美国、澳大利亚、英国、以色列和中国人群,样本量 1 640 人,结果显示,低碳饮食可以降低甘油三酯[$-0.15\text{mmol/L},95\%CI$ 为 $(-0.23,-0.07)\text{mmol/L}$],升高血浆高密度脂蛋白胆固醇[$0.1\text{mmHg},95\%CI$ 为 $(0.08,0.12)\text{mmHg}$]、血清总胆固醇[$0.13\text{mmol/L},95\%CI$ 为 $(0.08,0.19)\text{mmol/L}$]水平。与对照饮食相比,低碳饮食实施 6 个月以下或者 6~11 个月时对心血管疾病的危险因素有改善作用,但超过 2 年,低碳饮食对心血管疾病的危险因素几乎没有作用,证据等级为 B 级。

一篇纳入 11 项随机对照试验的 meta 分析,包括美国、澳大利亚、英国人群,样本量为 1 369 人,与低脂饮食组相比,低碳饮食组的体重[WMD=−2.17kg,95%CI 为(−3.36,−0.99)kg]和甘油三酯[WMD=−0.26mmol/L,95%CI 为(−0.37,−0.15)mmol/L]显著降低,而高密度脂蛋白胆固醇[WMD=0.14mmol/L,95%CI 为(0.09,0.19)mmol/L]和低密度脂蛋白胆固醇水平[WMD=0.16mmol/L,95%CI 为(0.003,0.33)mmol/L]显著升高(P<0.05)。低碳饮食可能不适合心血管疾病高危人群,需要权衡低碳饮食带来的低密度脂蛋白升高对心血管疾病的风险。

二、生酮饮食与健康

生酮饮食(ketogenic diet,KD)是一种高脂肪、低碳水化合物、充足蛋白质的饮食,是治疗顽固性癫痫的一种有效的非药物治疗方法。现已发展为富含中链甘油三酯(medium-chain triglyceride,MCT)生酮饮食、改良阿特金斯饮食(modified atkins diet,MAD)、低血糖指数治疗型生酮饮食(low glycelmic index treatment,LGIT)等多种生酮饮食模式。

生酮饮食与健康的证据收集,检索查阅国内(1998—2020 年)和国外(1965—2020 年)相关研究,共纳入 44 篇相关文献。综合评价显示,生酮饮食可有效缓解难治性癫痫、超重肥胖症状并降低空腹血糖和糖化血红蛋白水平。生酮饮食与帕金森病、神经胶质瘤、乳腺癌、多囊卵巢综合征、骨密度降低等疾病的关系尚需进一步研究证实。

生酮饮食可有效缓解顽固性癫痫症状　一篇纳入 13 项随机对照试验的 meta 分析,包括美国、埃及、欧洲人群,样本量为 932 人,结果显示,与接受常规护理饮食组的儿童相比,采用生酮饮食的儿童组无癫痫发作的可能性高出 3 倍(RR=3.16,95%CI:1.20~8.35,P=0.02),同时癫痫发作减少 50% 或更多的可能性高出 6 倍(RR=5.80,95%CI:3.48~9.65,P<0.001),但是在成年人中没有患者实现无癫痫发作,减少癫痫发作的饮食倾向于改良阿特金斯饮食(RR=5.03,95%CI:0.26~97.68,P=0.29),证据等级为 B 级。

生酮饮食可有效减轻超重肥胖症状　一篇纳入了 13 项随机对照试验的 meta 分析,包括美国、英国、澳大利亚、新西兰、以色列人群,样本量为 48 627 人。结果显示,相比于低脂饮食组,生酮饮食组患者体重[WMD=−0.91kg,95%CI 为(−1.65,−0.17)kg]、甘油三酯[WMD=−0.18mmol/L,95%CI 为(−0.27,−0.08)mmol/L]、舒张压[WMD=−1.43mmHg,95%CI 为(−2.49,−0.37)mmHg]均下降,同时升高 HDL-C[WMD=0.09mmol/L,95%CI 为(0.06,0.1)mmol/L]和 LDL-C[WMD=0.12mmol/L,95%CI 为(0.04,0.2)mmol/L]。长期来看,采取生酮饮食者比采取低脂饮食者减肥效果更好,提示生酮饮食可能是控制肥胖的代替饮食,证据等级为 B 级。

生酮饮食可有效降低空腹血糖和糖化血红蛋白水平　一篇纳入 14 项随机对照试验的 meta 分析,包括美国、西班牙、挪威、加拿大、希腊、中国、澳大利亚人群,样本量为 734 人,结果显示,与低脂饮食相比,生酮饮食对糖尿病患者的血糖控制作用较大,表现为糖化血红蛋白降低(SMD=−0.62,P<0.001)。所有患者中,生酮饮食在降低空腹血糖方面效果更好(SMD=−0.25,95%CI 为 −0.50~0.00,I^2=52%),证据等级为 B 级。

三、间歇性禁食与健康

间歇性禁食(intermittent fasting,IF)指按照一定规律在规定的时期内禁食或给予非常有限的能量摄入。目前间歇性禁食常用的几种方式包括:①限时禁食法,一般禁食 16 小时。有研究表明限时禁食对运动型人群有利,在保持肌肉质量的同时还能减轻体重。②隔日禁食

(ADF),每隔一天就禁食一天或者是采用 4 ∶ 3 或 5 ∶ 2 轻断食法(在连续／非连续日每周禁食 2 天)。ADF 饮食对心脏的保护作用可能与减少脂肪组织(特别是内脏脂肪组织)、增加脂联素浓度、降低瘦素和低密度脂蛋白浓度等因素有关。ADF 的限制日要求限制正常能量的 75%,女性和男性的上限分别为每天 500kcal 和 660kcal。间歇性禁食可以成功应用于减肥的人,也可以应用于肥胖和 2 型糖尿病高危人群。

间歇性禁食与健康的证据收集,检索查阅国内(1997—2020 年)和国外(1986—2020 年)相关研究,共纳入 41 篇相关文献。综合评价显示,间歇性禁食可以改善超重和肥胖患者的体重和 BMI 等指标,降低 2 型糖尿病和冠心病的发病风险。间歇性禁食与哮喘、代谢综合征、非酒精性脂肪肝和骨代谢疾病的关系仅有少量研究报道,尚需进一步研究证实。

间歇性禁食可以减轻超重和肥胖患者的体重 澳大利亚的随机对照试验调查了 163 例 25~60 岁的超重和肥胖患者,结果显示,在 16 周的间歇性禁食后体重减低了(10.7 ± 0.5)kg($P<0.001$),脂肪质量、内脏脂肪组织也降低了($P<0.05$)。

间歇性禁食可降低 2 型糖尿病的发病风险 南澳大利亚的随机对照实验,调查了 88 例平均体质指数为 32.3kg/m^2 的女性人群,间歇性禁食(能量限制基线的 70%,每周连续禁食 3 天)后胰岛素敏感性有下降趋势($P=0.08$)。间歇性禁食组的血糖和胰岛素的变化明显大于持续性禁食组($P<0.05$)。

间歇性禁食可以降低冠心病的发病风险 一篇纳入了 8 项随机对照试验的 meta 分析,包括美国、澳大利亚、中国、韩国、英国和伊朗人群,样本量 728 例,结果显示,间歇性禁食(隔日禁食)可显著降低 BMI [$WMD=-0.73$kg/m^2,95%CI 为(-1.13,0.34)kg/m^2]、体脂质量 [$WMD=-1.27$kg,95%CI 为(-2.09,-0.46)kg]和总胆固醇[$MD=-8.14$mg/dL,95%CI 为(-14.59,-1.69)mg/dL]水平。

四、高蛋白饮食与健康

高蛋白饮食是指蛋白质含量高于正常人的膳食,因疾病(感染、创伤或其他原因)导致机体蛋白质消耗增加,或机体处于恢复期需要更多蛋白质用于组织的再生、修复时,需在原有膳食的基础上额外增加蛋白质的供给量。为了使蛋白质更好地被机体利用,通常需要同时适当地增加能量摄入量,以防止蛋白质的分解供能。通常被定义为蛋白质日摄入量为 125g/d [1.5g/(kg·d)或 1.5~2.0g/(kg·d)],即蛋白质提供能量占总能量的 25%~35%。美国医学研究所规定蛋白质的宏量营养素可接受范围为总能量摄入的 10%~35%,超过 35% 的为高蛋白饮食,碳水化合物为 171g/d;脂肪占 20%~30%,总能量为 1 269~2 450kcal/d。

高蛋白饮食与健康的证据收集,检索国内(1979—2020 年)和国外(1951—2020 年)的相关研究,共纳入 52 篇文献。综合评价结果显示,高蛋白饮食可降低骨骼肌减少症、代谢综合征、2 型糖尿病、慢性肾脏疾病等相关疾病的发病风险。

高蛋白饮食可降低骨骼肌减少症的发病风险 一篇纳入了 7 项观察性研究的 meta 分析,包括新西兰、芬兰、加拿大、美国、英国、中国人群,样本量 8 754 例,结果显示,高蛋白饮食可以降低骨骼肌减少症的风险,合并 RR(95%CI)为 0.18(0.01,0.35),证据等级为 B 级。

高蛋白饮食可降低代谢综合征的发病风险 一项德国的随机对照试验调查了 110 例成年男女,结果显示,3 个月后,与单纯限制能量的传统饮食相比,限制能量并高蛋白饮食组体重减轻(7.36 ± 4.59)kg [初始体重的($7.49\% \pm 4.74\%$)],高于单纯限制能量组(4.80 ± 3.98)kg [初始体重的($4.81\% \pm 4.21\%$)]。12 个月后,高蛋白组体重减轻(8.96 ± 6.38)kg [初始体重的(9.12%±6.64%)]高于单纯限制能量组[(6.41±5.40)kg[初始体重的(6.62%±5.78%)],P<0.05。干预12个月后,高蛋白组64.5%的患者及传统饮食组34.8%的患者不再符合代谢综合征的诊断标准。

高蛋白饮食可降低2型糖尿病的发病风险 一篇系统评价的分析,包括美国、澳大利亚、希腊、英国人群,样本量418例,结果显示,高蛋白饮食可减轻体重2.08kg[95% CI 为(-3.25~-0.90)kg]。高蛋白饮食显著降低收缩压[-3.13mmHg,95% CI 为(-6.58~0.32)mmHg]和舒张压[-1.86mmHg,95%CI 为(-4.26~0.56)mmHg],降低 HbA_1c 水平[-0.52%,95%CI 为(-0.90%~-0.14%)]。

高蛋白饮食可降低慢性肾病的发病风险 一项波士顿的随机对照试验,研究对象为164例30岁以上的健康成年人,结果显示,与基线值比较,高蛋白饮食人群肾小球滤过率(eGFR)平均增加 $3.81mL/(min\cdot1.73m^{-2})$,P<0.001。与蛋白质供能比占15%的高碳水化合物饮食组和高不饱和脂肪酸饮食组相比,高蛋白饮食(蛋白质供能25%)降低了血清 $β_2$- 微球蛋白和血清胱抑素 C 水平,eGFR 显著升高 $4mL/(min\cdot1.73m^{-2})$。但长期食用高蛋白食物是否会导致肾脏损伤尚不确定。

(孙永叶,何宇纳,韩天澍,牛凯军,孙长颢,丁钢强,杨月欣,马爱国)

(协助完成:蔡静,汪求真,赵素丽,季芳妃,胡守娜,

姜文博,赵宽,魏巍,张娆,雷志璇,高健)

参 考 文 献

[1] SENIOR A M,NAKAGAWA S,RAUBENHEIMER D,et al. Global associations between macronutrient supply and age-specific mortality [J]. Proc Natl Acad Sci USA,2020,117(48):30824-30835.

[2] HARCOMBE Z,BAKER J S,DAVIES B. Evidence from prospective cohor t studies did not suppor t the introduction of dietary fat guidelines in 1977 and 1983:a systematic review [J]. Br J Sports Med,2017,51(24):1737-1742.

[3] SEIDELMANN S B,CLAGGETT B,CHENG S,et al. Dietary carbohydrate intake and mortality:a prospective cohort study and meta-analysis [J]. Lancet Public Health,2018,3(9):e419-e428.

[4] MAZIDI M,MIKHAILIDIS D P,SATTAR N,et al. Association of types of dietary fats and all-cause and cause-specific mortality:A prospective cohort study and meta-analysis of prospective studies with 1 164 029 participants [J]. Clin Nutr,2020,39(12):3677-3686.

[5] HARCOMBE Z,BAKER J S,DAVIES B. Evidence from prospective cohort studies does not support current dietary fat guidelines:a systematic review and meta-analysis [J]. Br J Sports Med,2017,51(24):1743-1749.

[6] HO F K,GRAY S R,WELSH P,et al. Associations of fat and carbohydrate intake with cardiovascular disease and mortality:prospective cohort study of UK Biobank participants [J]. BMJ,2020(368):m688.

[7] KWON Y J,LEE H S,PARK J Y,et al. Associating Intake Proportion of Carbohydrate,Fat,and Protein with All-Cause Mortality in Korean Adults [J]. Nutrients,2020,12(10):3208.

[8] CHEN Z,GLISIC M,SONG M,et al. Dietary protein intake and all-cause and cause-specific mortality:results from the Rotterdam Study and a meta-analysis of prospective cohort studies [J]. Eur J Epidemiol,2020,35(5):411-429.

[9] ROSATO V,TEMPLE N J,LA VECCHIA C,et al. Mediterranean diet and cardiovascular disease:a systematic review and meta-analysis of observational studies [J]. Eur J Nutr,2019,58(1):173-191.

[10] SHAN Z,LI Y,BADEN M Y,et al. Association Between Healthy Eating Patterns and Risk of Cardiovascular Disease [J]. JAMA Intern Med,2020,180(8):1090-1100.

［11］ SHI Z,GANJI V. Dietary patterns and cardiovascular disease risk among Chinese adults:a prospective cohort study［J］. Eur J Clin Nutr,2020,74(12):1725-1735.

［12］ NDANUKO R N,TAPSELL L C,CHARLTON K E,et al. Dietary Patterns and Blood Pressure in Adults:A Systematic Review and Meta-Analysis of Randomized Controlled Trials［J］. Adv Nutr,2016,7(1):76-89.

［13］ LI S,ZHU Y,CHAVARRO J E,et al. Healthful Dietary Patterns and the Risk of Hypertension Among Women With a History of Gestational Diabetes Mellitus:A Prospective Cohort Study［J］. Hypertension,2016,67(6):1157-1165.

［14］ GARCIA-LARSEN V,MORTON V,NORAT T,et al. Dietary patterns derived from principal component analysis (PCA) and risk of colorectal cancer:a systematic review and meta-analysis［J］. Eur J Clin Nutr,2019,73(3):366-386.

［15］ SHIN S,SAITO E,SAWADA N,et al. Dietary patterns and colorectal cancer risk in middle-aged adults:A large population-based prospective cohort study［J］. Clin Nutr,2018,37(3):1019-1026.

［16］ JANNASCH F,KROGER J,SCHULZE M B. Dietary Patterns and Type 2 Diabetes:A Systematic Literature Review and Meta-Analysis of Prospective Studies［J］. The Journal of nutrition,2017,147(6):1174-1182.

［17］ 赵惠,宋鹏坤,何丽. 不同膳食模式对中老年人群糖尿病前期及糖尿病患病的影响[J]. 中国慢性病预防与控制,2020,28(03):182-186.

［18］ 马爱平. 科学解读低脂饮食和低碳饮食的科学性[J]. 中国食品,2020(17):120-121.

［19］ SCHWINGSHACKL L,CHAIMANI A,HOFFMANN G,et al. A network meta-analysis on the comparative efficacy of different dietary approaches on glycaemic control in patients with type 2 diabetes mellitus［J］. European journal of epidemiology,2018,33(2):157-170.

［20］ SANTOS F L,ESTEVES S S,COSTA PEREIRA A,et al. Systematic review and meta-analysis of clinical trials of the effects of low carbohydrate diets on cardiovascular risk factors［J］. Obes Rev,2012,13(11):1048-1066.

［21］ DONG T,GUO M,ZHANG P,et al. The effects of low-carbohydrate diets on cardiovascular risk factors:A meta-analysis［J］. PloS one,2020,15(1):e0225348.

［22］ MANSOOR N,VINKNES K J,VEIEROD M B,et al. Effects of low-carbohydrate diets vs low-fat diets on body weight and cardiovascular risk factors:a meta-analysis of randomised controlled trials［J］. Br J Nutr,2016,115(3):466-479.

［23］ SAMPAIO L P. Ketogenic diet for epilepsy treatment［J］. Arq Neuropsiquiatr,2016,74(10):842-848.

［24］ MARTIN-MCGILL K J,BRESNAHAN R,LEVY R G,et al. Ketogenic diets for drug-resistant epilepsy［J］. Cochrane Database Syst Rev,2020,6(6):CD001903.

［25］ BUENO N B,MELO I S,OLIVEIRA S L,et al. Very-low-carbohydrate ketogenic diet v. low-fat diet for long-term weight loss:a meta-analysis of randomised controlled trials［J］. Br J Nutr,2013,110(7):1178-1187.

［26］ CHOI Y J,JEON S M,SHIN S. Impact of a Ketogenic Diet on Metabolic Parameters in Patients with Obesity or Overweight and with or without Type 2 Diabetes:A Meta-Analysis of Randomized Controlled Trials［J］. Nutrients,2020,12(7):2005.

［27］ DONG T A,SANDESARA P B,DHINDSA D S,et al. Intermittent Fasting:A Heart Healthy Dietary Pattern?［J］. Am J Med,2020,133(8):901-907.

［28］ AKSUNGAR F B,SARIKAYA M,COSKUN A,et al. Comparison of Intermittent Fasting Versus Caloric Restriction in Obese Subjects:A Two Year Follow-Up［J］. J Nutr Health Aging,2017,21(6):681-685.

［29］ HUTCHISON A T,LIU B,WOOD R E,et al. Effects of Intermittent Versus Continuous Energy Intakes on Insulin Sensitivity and Metabolic Risk in Women with Overweight［J］. Obesity (Silver Spring),2019,27(1):50-58.

［30］ PARK J,SEO Y G,PAEK Y J,et al. Effect of alternate-day fasting on obesity and cardiometabolic risk:A systematic review and meta-analysis［J］. Metabolism,2020(111):154336.

［31］RODRIGUEZ N R,DI MARCO N M,LANGLEY S. American College of Sports Medicine position stand. Nutrition and athletic performance［J］. Medicine and science in sports and exercise,2009,41（3）:709-731.

［32］PHILLIPS S M,MOORE D R,TANG J E. A critical examination of dietary protein requirements,benefits,and excesses in athletes［J］. International journal of sport nutrition and exercise metabolism,2007,17（Suppl）: S58-S76.

［33］CLIFTON P M,KEOGH J. Metabolic effects of high-protein diets［J］. Current atherosclerosis reports,2007,9（6）: 472-478.

［34］CAMPBELL B,KREIDER R B,ZIEGENFUSS T,et al. International Society of Sports Nutrition position stand: protein and exercise［J］. Journal of the International Society of Sports Nutrition,2007（4）:8.

［35］KALANTAR-ZADEH K,MOORE L W,TORTORICI A R,et al. North American experience with Low protein diet for Non-dialysis-dependent chronic kidney disease［J］. BMC nephrology,2016,17（1）:90.

［36］WYCHERLEY T P,MORAN L J,CLIFTON P M,et al. Effects of energy-restricted high-protein,low-fat compared with standard-protein,low-fat diets:a meta-analysis of randomized controlled trials［J］. The American journal of clinical nutrition,2012,96（6）:1281-1298.

［37］COELHO-JÚNIOR H J,MILANO-TEIXEIRA L,RODRIGUES B,et al. Relative Protein Intake and Physical Function in Older Adults:A Systematic Review and Meta-Analysis of Observational Studies［J］. Nutrients, 2018,10（9）:1330.

［38］FLECHTNER-MORS M,BOEHM B O,WITTMANN R,et al. Enhanced weight loss with protein-enriched meal replacements in subjects with the metabolic syndrome［J］. Diabetes/metabolism research and reviews,2010, 26（5）:393-405.

［39］DONG J Y,ZHANG Z L,WANG P Y,et al. Effects of high-protein diets on body weight,glycaemic control, blood lipids and blood pressure in type 2 diabetes:meta-analysis of randomised controlled trials［J］. The British journal of nutrition,2013,110（5）:781-789.

［40］JURASCHEK S P,APPEL L J,ANDERSON C A,et al. Effect of a high-protein diet on kidney function in healthy adults:results from the OmniHeart trial［J］. Am J Kidney Dis,2013,61（4）:547-554.

第十一章　身体活动与健康

身体活动（physical activity,PA）指骨骼肌收缩产生能量消耗增加的活动,包括职业性身体活动、交通往来身体活动、家务性身体活动和休闲性运动锻炼身体活动。身体活动对健康的影响取决于活动方式、强度、时间、频率和总量。不同的活动方式对健康产生的效应不同,如有氧活动主要是增加心肺功能和代谢,抗阻力活动主要是增加肌肉力量、耐力和质量,伸展活动主要是改善关节肌肉柔韧性。早在 1996 年,美国《医学总监报告》确定身体活动是心血管疾病等慢性病的独立危险因素。大量的研究显示,有规律地进行适当身体活动可以预防多种慢性疾病、愉悦身心、促进健康、降低全因死亡率;久坐不动或身体活动不足是多种慢性非传染性疾病的重要危险因素;通过运动或身体活动可以遏制甚至逆转这些慢性病。身体活动 / 运动有益于健康,但并非多多益善。过量运动会增加运动伤病风险如心脏疾病风险和骨关节、肌肉、韧带损伤风险。因此,只有适量的身体活动,特别是适合个体的有规律的身体活动才有益于健康。

基于大量的研究已经证实,身体活动有益于健康,可以有效预防慢性病和过早死亡,检索查阅国内（1997—2020 年）和国外（2002—2020 年）相关文献,共纳入 281 篇文献作为主要依据。目前有充足的证据表明,身体活动不足可导致体重过度增加,多进行身体活动不仅有利于维持健康体重,还能降低肥胖、2 型糖尿病、心血管疾病和某些癌症等发生风险和全死因死亡风险,改善脑健康,其推荐等级均为 A 级（表 11-1）。

表 11-1　身体活动与疾病关系的证据体分析

疾病 / 健康结局	与健康的关系	证据来源	证据级别 / 可信等级
全因死亡	适当身体活动能降低全因死亡风险	2 篇系统综述,7 篇 meta 分析,3 篇聚合分析	A
体重	增加运动量能延缓普通人群和孕妇体重增加过多风险	33 项原始研究,其中 26 项队列随访 1~22 年,1 个 RCT 随访 6 年	A
血压	降低成年人血压,包括正常人和高血压患者	10 篇 meta 分析,9~93 项研究 / 篇,总样本量 485 747 人	A
糖尿病	适当身体活动降低 25%~42% 2 型糖尿病发生风险	7 篇 meta 分析,4 篇系统综述,1 篇聚合分析	A
心血管疾病	适当身体活动能够降低冠心病、脑卒中、心力衰竭和高血压等心脑血管疾病发生风险	1 篇系统综述包括 254 项研究,9 篇 meta 分析,12~43 项研究 / 篇	A

续表

疾病 / 健康结局	与健康的关系	证据来源	证据级别 / 可信等级
癌症	适当身体活动可降低结肠癌、乳腺癌、膀胱癌、子宫内膜癌、食管癌、胃癌、肾癌发病的发病风险	结肠癌:7 篇 meta 分析,1 篇聚合分析包括 12 项大型前瞻队列研究	A
		乳腺癌:4 篇 meta 分析,2 篇聚合分析,31~126 项研究 / 篇分析	A
		膀胱癌:1 篇 meta 分析包括 11 项队列研究和 4 项病例对照研究,1 篇聚合分析包括 12 项大型前瞻队列研究,1 篇 meta 分析包括 12 项队列研究	A
		子宫内膜癌:4 篇 meta 分析包括 20~33 项队列和病例对照研究,1 篇聚合分析包括 9 项队列研究	A
		食管癌:3 篇 meta 分析,1 篇聚合分析包括 6 项队列研究	A
		胃癌:5 篇 meta 分析,1 篇聚合分析包括 7 项队列研究	A
		肾癌:1 篇 meta 分析包括 11 项队列和 8 项病例对照研究,1 篇聚合分析包括 11 项大型队列研究,1 篇 meta 分析包括 12 项队列研究	A
脑健康	习惯性中 - 高强度身体活动可改善认知能力;降低痴呆风险;可降低抑郁风险;减少患有或不伴有抑郁症个体的抑郁症状;可减轻患有和不伴有焦虑症个体的特质焦虑;可改善睡眠质量;提高生活质量	认知:32 篇系统综述和 meta 分析	A
		抑郁:14 篇系统综述,27 篇 meta 分析	A
		焦虑:1 篇包含 36 项 RCT 的 meta 分析	A
		睡眠质量:9 篇 Meta 分析,6 篇系统综述,共包含 166 项研究	A
		生活质量:8 篇系统综述,14 篇 meta 分析,1 篇合并分析	A
久坐与健康	久坐和看电视时间与全因死亡、心血管疾病、癌症和 2 型糖尿病发病高风险相关,是独立风险因素	1 篇包含 34 项队列高质量研究的 meta 分析,1 篇包含 24 项前瞻队列研究的 meta 分析	A

第一节 身体活动与全因死亡

对身体活动与全死因死亡率关系的分析中共纳入了 7 篇综述(其中 1 篇系统综述、4 篇 meta 分析和 2 篇聚合分析)和 1 项队列分析。这些研究中共纳入 340 余万参与者,随访时间为 3.8~20 年。大部分纳入的综述考察了自我报告休闲时间中 - 高强度的身体活动。大多数综述还使用每周累计 MET·min 或 MET·h 数量进行四分位数或活跃程度分类(例如不活跃、低活跃、中等活跃、高活跃的身体活动)。纳入分析的 8 项研究均显示身体活动与全因死亡风险负相关,呈剂量 - 反应关系。

中 - 高强度的身体活动与全死因死亡风险呈负相关,且有剂量 - 反应关系。有规律的身体活动(150~300min/ 周,中 - 高强度)可以降低 14%~35% 全因死亡风险,相同运动量高强度运动比中等强度产生更好的效益。休闲活动、职业活动和日常活动均可降低全因死亡风险。每周运动消耗能量 1 000kcal,死亡风险降低 11%。

一、身体活动量及不同领域身体活动与全因死亡

一篇纳入 80 项队列研究的 meta 分析,包括亚太(12 项,其中中国 3 项)、欧洲(42 项)和北美(26 项),样本量为 1 338 143 人,其中死亡人数 118 121 例。采用随机效应 meta 分析和剂量 - 效应 meta 回归模型,调整吸烟、BMI、代谢因素,按年龄、性别、区域、随访期限等分层分析。结果显示,与最低活动量组比较:①总最高活动量组死亡风险降低 35%($RR=0.65$,95%CI:$0.60\sim0.71$),高休闲活动组降低 26%($RR=0.74$,95% CI:$0.70\sim0.77$),高日常活动组降低 36%($RR=0.64$,95%CI:$0.55\sim0.75$),高职业活动组降低 17%($RR=0.83$,95% CI:$0.71\sim0.97$);②每周 150min 和 300min 中 - 高强度活动组死亡风险分别降低 14%($RR=0.86$,95%CI:$0.80\sim0.92$)和 26%($RR=0.74$,95%CI:$0.65\sim0.85$),呈剂量 - 效应关系;每周每增加活动 1h,高强度运动组死亡风险降低 9%($RR=0.91$,95% CI:$0.87\sim0.94$),中等强度日常活动组死亡风险降低 4%($RR=0.96$,95%CI:$0.93\sim0.98$),相同运动量高强度运动比中等强度产生更好的效益;③每周运动消耗能量 1 000kcal,死亡风险降低 11%($RR=0.89$,95%CI:$0.85\sim0.93$);④死亡率下降风险女性比男性更突出,没有地区差异。

二、身体活动与全因死亡剂量 - 反应关系

Arem 等对美国国家癌症研究所队列联盟中 6 项研究(欧美人群)的合并分析,共纳入 661 137 名男性和女性(年龄中位数 62 岁,范围 21~98 岁)以及 116 686 例死亡,使用 Cox 比例风险回归和队列分层法,进行多因素校正,随访时间中位数为 14.2 年,结果显示,与自我报告闲暇时间没有进行体育锻炼的人相比,身体活动量低于推荐量最低量(7.5MET·h/ 周)的人死亡风险降低了 20%($HR=0.80$,95%CI:$0.78\sim0.82$);身体活动量达到最低量 1~2 倍的人,死亡风险降低 31%($HR=0.69$,95%CI:$0.67\sim0.70$);身体活动量达到最低量 2~3 倍的人,死亡风险降低 37%($HR=0.63$,95%CI:$0.62\sim0.65$)。降低死亡风险的身体活动量的上限阈值是推荐量的 3~5 倍($HR=0.61$,95%CI:$0.59\sim0.62$)。与最低建议量相比,附加收益为中等(31% 和 39%)。没有证据表明身体活动量达到最小建议量 10 倍时有害($HR=0.68$,95%CI:$0.59\sim0.78$)。但当每周身体活动量大于 75MET·h,即相当于每周 150 分钟的 10 倍以上时,死亡风险会明显回升,见图 11-1。

三、身体活动频率与全因死亡

合并分析中,与不活跃组相比,每周锻炼 1~2 次达到指南推荐(≥150min/ 周中等强度活动)的人群($HR=0.60$,95%CI:$0.45\sim0.82$)和每周 3 次或更多次才达到指南推荐量的人群($HR=0.59$,95%CI:$0.48\sim0.73$),降低全死因死亡风险的效应大小没有差异。

四、步行与全因死亡

一篇包含 18 项前瞻队列研究(459 833 人)的 meta 分析结果显示,步行(>1~14h/ 周)可以降低 32% 全因死亡风险($HR=0.68$,95%CI:$0.59\sim0.78$)。

关于每天步行步数与全因死亡风险的关联,最近的 1 项研究(美国国家健康与营养调查,样本量 4 840,平均年龄 56.8 岁,加速度仪测定步数)结果显示,与 4 000 步 /d 比较,8 000 步 /d 可以显著降低 51% 死亡风险($HR=0.49$,95%CI:$0.44\sim0.55$),12 000 步 /d 可以降低 65%

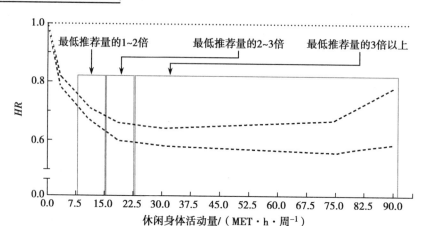

图 11-1　中高强度身体活动与全因死亡风险剂量 - 反应关系

数据来源：AREM H，MOORE S C，PATEL A，et al. Leisure time physical activity and mortality：a detailed pooled analysis of the dose-response relationship［J］. JAMA Intern Med，2015，175（6）：959-967.

（$HR=0.35$，$95\%CI$：0.28~0.45），与步速大小无关。

适当身体活动（150~300min/ 周，中 - 高强度）能够降低 14%~40% 全因死亡风险，呈剂量 - 效应关系，多活动多受益。参照 WHO 推荐的证据评价方法和标准，综合评价等级为 A 级。

第二节　身体活动与体重控制

肥胖与多种慢性病及其造成的社会和经济后果密切相关，预防肥胖对促进健康具有重要作用。肥胖是由于能量摄入大于能量消耗，导致多余的能量以脂肪形式过量储存于体内的结果。身体活动作为能量消耗的主要因素之一，直接影响肥胖的发生和发展。

纳入的 33 项原始研究中有 26 项前瞻队列研究（随访 1~22 年）表明，成年人身体活动总量增加与增重之间存在显著相关性。每周至少 1 小时的中等强度身体活动可降低体重正常女性（$IRR=0.81$，$95\%CI$：0.71~0.93）和超重女性（$IRR=0.88$，$95\%CI$：0.81~0.95）发生肥胖的风险；高强度身体活动每周少于 1 小时也可以看到类似的结果。男性每周跑 4.4km（28min/ 周）或女性跑 6.2km（38min/ 周）足以预防增重，或每周至少 150min 中等强度身体活动可减少增重，防止 BMI 增加。研究也支持身体活动总量 ≥500MET·min/ 周（>167min/ 周，3MET），或 >300min/ 周可以预防或减少体重增加。一项澳大利亚的中老年人大型队列研究也显示，与 <150min/ 周相比，≥300min/ 周中等 - 高强度身体活动者增重 ≥2kg 的概率下降 10%。

Brown 等报道，与 <0.7MET·h/ 周相比，进行 0.7~8.3MET·h/ 周活动者维持正常 BMI 的 OR（$95\%CI$）为 1.18（1.00，1.40），8.3~16.7MET·h/ 周的 OR（$95\%CI$）为 1.23（1.03，1.47），≥16.7MET·h/ 周的 OR（$95\%CI$）为 1.44（1.20，1.72），说明每周活动量越大，维持健康体重的可能性越大。见图 11-2。

Rosenberg 等报道，在体重正常和超重的女性中，与活动 <1h/ 周相比，进行 1~2h/ 周（$RR=0.87$，$95\%CI$：0.81~0.93）、3~4h/ 周（$RR=0.82$，$95\%CI$：0.75~0.88）、5~6h/ 周（$RR=0.79$，$95\%CI$：0.71~0.87）和 ≥7h/ 周（$RR=0.77$，$95\%CI$：0.69~0.85）身体活动者肥胖发生率呈阶梯式显著降低。见图 11-3。

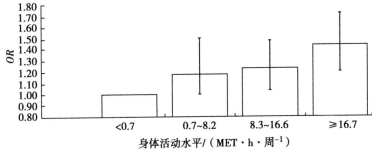

图 11-2　不同身体活动水平维持健康体重的 *OR* 值

数据来源：BROWN W J，KABIR E，CLARK B K，et al. Maintaining a healthy BMI：data from a 16-year study of young Australian women［J］. Am J Prev Med，2016，51（6）：e165-e178.

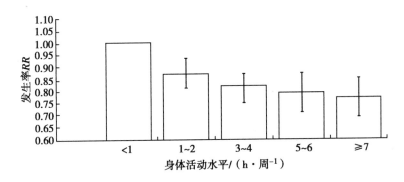

图 11-3　不同强度身体活动水平对肥胖发生率的影响

数据来源：ROSENBERG L，KIPPING-RUANE K L，BOGGS D A，et al. Physical activity and the incidence of obesity in young African-American women［J］. Am J Prev Med，2013，45（3）：262-268.

多进行身体活动可以减少或延缓体重增加过多风险。多运动（每周至少 150min 中等强度身体活动）可以减少体重过度增加的风险，防止 BMI 增加。当获得足够量的中 - 高强度身体活动（>300min/ 周）可以减体重并防止体重反弹；与适度的饮食控制相结合，运动减肥有累加作用。参照 WHO 推荐的证据评价方法和标准，综合评价等级为 A。

第三节　身体活动与代谢性疾病

一、身体活动与糖尿病

PAGAC 纳入 7 篇 meta 分析、4 篇系统综述和 1 篇合并分析进行证据评价。每篇包含 2~81 项研究，样本例数 4 550~300 000 人，中位数 140 000 人，平均年龄 50~52 岁，自我报告身体活动情况。上述每一项研究报告均显示，身体活动量与 2 型糖尿病发生风险呈负相关。与低水平身体活动（中 - 高强度身体活动为 0 或几乎为 0）相比，高水平身体活动（中等强度 150min/ 周以上）四项研究 2 型糖尿病的 *RR* 值为：身体活动总量 0.65（95%*CI*：0.59~0.71），休闲运动 0.74（95%*CI*：0.70~0.79）、未校正 BMI 为 0.69（95%*CI*：0.58~0.83），校正 BMI 后为 0.83（95%*CI*：0.76~0.90）。*OR* 值为 0.53（95%*CI*：0.40~0.70）和 0.45（95%*CI*：0.31~0.77）。系统综述 20 项队列研究，每项研究均显示中 - 高强度身体活动与 2 型糖尿病呈负相关，最高水平身体活动与最低水平相比平均风险可降低 42%。

剂量 - 反应关系研究显示,与低水平身体活动相比,中等强度身体活动人群 2 型糖尿病发生风险降低,$HR(95\%CI)$ 为 0.79(0.70,0.89),高水平身体活动组 $HR(95\%CI)$ 为 0.69(0.61~0.78)。相对风险估计值分别为:6MET·h/ 周组为 0.77($95\%CI$:0.71~0.84),11.25MET·h/ 周组为 0.74($95\%CI$ 未提供)。与 <600MET·min/ 周相比,总活动量 600~3 999MET·min/ 周人群 2 型糖尿病发病风险可降低 14%;4 000~7 999MET·min/ 周人群风险降低 25%;≥8 000MET·min/ 周人群风险降低 28%。随着身体活动水平的提高,2 型糖尿病发病风险逐渐降低。

身体活动可以降低 2 型糖尿病发生风险。150~300min/ 周中等 - 高强度身体活动可以降低 2 型糖尿病发病风险 25%~35%。参照 WHO 推荐的证据评价方法和标准,综合评价等级为 A 级。

二、身体活动与血脂异常

身体活动可以改善健康人群血脂水平。纳入 13 项随机对照试验研究的 meta 分析,包括美国(4 项)、欧洲(4 项)和亚太(5 项),共计 876 名参与者。研究显示,慢性高强度耐力运动使健康人群高密度脂蛋白水平明显改善,加权平均差(WMD)及 $95\%CI$ 为 −1.06(−1.83,−0.30);低密度脂蛋白和总胆固醇水平显著降低,$WMD(95\%CI)$ 分别为 −0.97(−1.58,−0.36)和 −0.78(−1.34,−0.22)。纳入 160 项随机对照试验研究的 meta 分析,共计 7 487 名参与者,研究显示身体活动显著降低健康人群的甘油三酯和低密度脂蛋白胆固醇(LDL-C)水平,$WMD(95\%CI)$ 为 −5.31(−10.63,−0.89)和 −3.87(−8.12,0.39),高密度脂蛋白胆固醇(HDL-C)水平显著提高,$WMD(95\%CI)$ 为 2.32(1.16,3.87)。

身体活动可以降低血脂异常的发生风险。2020 年包含 198 919 名台湾健康成年人的队列研究,平均随访(6.0±4.5)年,涉及动脉粥样硬化性血脂异常 14 164 人,研究结果显示与不活动组相比,中等强度身体活动使动脉粥样硬化性血脂异常发生风险降低 4%($HR=0.96$,$95\%CI$:0.90~0.99)。

适当的身体活动可以改善健康人群血脂水平,降低血脂异常发生风险。参照 WHO 推荐的证据评价方法和标准,综合评价等级为 B 级。

第四节　身体活动与心血管疾病

纳入 1 篇系统综述和 5 篇 meta 分析,结果显示,身体活动总量增加与冠心病、脑卒中和心力衰竭等心血管疾病风险呈负相关,有显著剂量 - 反应关系。

一、身体活动与缺血性心血管疾病

Kyu 等分析了 69 项研究身体活动与缺血性心脏病(43 项)和缺血性脑卒中(26 项)事件风险之间的剂量 - 反应关系。结果显示,总身体活动量 3 000~4 000MET·min/ 周可显著降低心血管疾病发病风险。与活动不足(<600MET·min/ 周)相比,低(600~3 999MET·min/ 周)、中(4 000~7 999MET·min/ 周)、高身体活动水平(≥8 000MET·min/ 周)可分别降低 16%、23%、25% 缺血性心脏病发病风险,降低 16%、19%、26% 缺血性脑卒中发病风险。

二、身体活动与心衰

Aune 等对 29 项前瞻队列研究进行 meta 分析的结果显示,高水平的身体活动总量、休闲活动、高强度运动和职业活动均与心力衰竭的风险降低相关。与低水平活动量相比,高水平总的身体活动量可降低 23% 心力衰竭发生风险,休闲活动可降低 26%,高强度身体活动可降低 34%,职业活动可降低 10%。

三、身体活动与高血压

身体活动对高血压有积极的预防作用。包含 12 项(其中中国 1 项,日本 2 项)身体活动与高血压一级预防剂量 - 效应研究,样本量共 112 636 名健康人,高血压事件 11 441 例,平均随访时间 8.6 年,综合评价了不同水平的身体活动 / 体适能与高血压发病率(在未诊断高血压的人群中)之间的关系。所有研究结果均显示,身体活动对高血压有积极预防作用,身体活动和良好的心肺功能可以降低 32% 高血压风险。与运动量最少的组比较,运动量最多组的高血压发生风险下降近 30%($RR=0.68,95\%CI:0.37\sim0.90$)。关于运动强度,本综述中大多数研究结果显示,中等强度运动即可发挥保护性作用,而适度的高强度运动可使高血压的风险降低更多。随机对照试验也支持中等强度有氧运动足以降低血压和高血压发生风险,尤其是对高危人群。与以前的大量研究一样,这项综述评价强有力地支持了习惯性身体活动对高血压的初级预防作用。

身体活动对高血压的预防作用呈现剂量 - 反应关系。纳入 29 项研究的 meta 分析研究了正常血压成年人身体活动与高血压事件之间的剂量 - 反应关系。结果显示,在 330 222 名血压正常的成年人中,经过 2~20 年随访,有 67 698 例高血压发病(20.5%)。当正常血压成年人的每周休闲时间低强度、中等强度和高强度身体活动(LMVPA)为 10MET·h/ 周,高血压风险降低 6%($RR=0.94,95\%CI:0.92\sim0.96$);每周身体活动在 10MET·h/ 周基础上进一步每增加 1MET·h/ 周,保护作用增加约 6%。每周 LMVPA 为 20MET·h/ 周的成年人,高血压风险降低 12%($RR=0.88,95\%CI:0.83\sim0.92$);每周中等强度和高强度休闲时间身体活动 60MET·h/ 周的成年人,高血压风险降低 33%($RR=0.67,95\%CI:0.58\sim0.78$)。休闲时间身体活动与高血压事件之间的关系是连续线性的,调整 BMI 后,$RR(95\%CI)0.91(0.89,0.93)$。身体活动总量与高血压风险也存在相同的剂量 - 反应关系趋势,每周身体活动每增加 50MET·h/ 周,高血压风险降低 7%($RR=0.93,95\%CI:0.88\sim0.98$);每周活动总量为 64.5MET·h/ 周,高血压风险降低 10%。

适当身体活动能够降低冠心病、脑卒中、心力衰竭和高血压等心血管疾病发生风险呈剂量 - 反应关系,参照 WHO 推荐的证据评价方法和标准,综合评价等级为 A 级。

第五节　身体活动与骨健康

一、身体活动与骨质疏松症

大量的研究显示,身体活动和运动训练对骨健康有保护作用。运动干预试验证实,有氧运动和抗阻运动对人一生的骨密度有积极作用。有氧运动和抗阻训练可以防止或逆转绝经前及绝经后女性腰椎和股骨颈 1% 的骨量丢失,显著降低跌倒的风险和 / 或次数,降低骨折的风险($OR=0.38,95\%CI:0.16\sim0.91$)。

纳入 59 项(12 项观察性研究和 47 项试验研究)对 65 岁以上人口体育活动预防骨质疏松症的 meta 分析研究发现,体育活动干预可能会改善老年人的骨骼健康,从而预防骨质疏松症,标准化效应量(95%CI)为 0.15(0.05,0.25)。适当的运动对关节炎有预防作用,尤其是平时身体活动少的人。

167

目前,预防骨质疏松症的有效运动量和剂量-效应关系尚不明确。由于骨骼对运动的适应性依赖于运动负荷,因此提倡进行承重运动预防骨质疏松症。

二、身体活动与骨关节炎

身体活动对降低骨关节炎发病率有保护作用。一篇包括 12 项研究的系统综述表明,适当的运动对关节炎有预防作用,尤其是对平时身体活动少的人。澳大利亚对于女性健康的纵向研究结果表明,休闲活动和步行均与骨关节炎的发病率呈负相关。在 6 年内对女性关节炎的研究中,每周 75~150min 中等强度的运动,或每周 100~200min 的步行可以降低关节炎的发病率。

三、身体活动与骨骼肌状况

现有的身体活动与健康研究大部分是关于有氧运动与健康的数据,其实,许多运动效应包含了骨骼肌本身及其力量对健康的贡献。与有氧运动相比,虽然信息有限,但有可靠的证据表明骨骼肌自身的健康状况与整体健康水平密切相关。骨骼肌的质量和力量与葡萄糖稳态、骨健康、活动能力、心理健康以及整体生活质量呈正相关,与跌倒风险、发病率和过早死亡率呈负相关;增加骨骼肌质量和力量对骨骼肌功能储备较低人群(如体弱的老年人)的健康水平有显著改善作用。

一项对丹麦 295 名 8~10 岁儿童为期 10 个月学校体育训练的随机对照试验研究发现,组织良好的经常性(3d/周×40min/d)体育活动可以促进儿童肌肉骨骼健康的发展。研究发现,进行小型球类游戏组(SSG)的儿童全身骨密度比对照组高 8mg/cm^2(95% CI:3~13mg/cm^2),瘦体重质量高 11g(95% CI:4~18g);进行循环式力量训练组(CST)的儿童全身骨密度比对照组高 7mg/cm^2(95% CI:2~13mg/cm^2),瘦体重量高 11g(95% CI:3~18g)(图 11-4)。

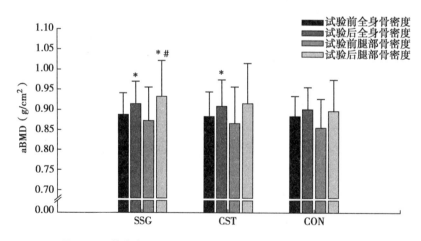

图 11-4 基线水平和试验 10 个月时的腿部和全身骨密度值

注:试验 10 个月时,进行小型球类运动组的儿童全身骨密度和腿部骨密度与对照组相比,差异有统计学意义;循环式力量训练组儿童全身骨密度与对照组相比差异有统计学意义,说明运动对儿童骨骼健康有促进作用。SSG:小型球类游戏组;CST:循环式力量训练组;CON:对照组;aBMD:骨密度值;*:与 CON 相比,差异有统计学意义($P<0.05$);#:与 CST 组相比,差异有统计学意义($P<0.05$)。

数据来源:LARSEN M N,NIELSEN C M,HELGE E W,et al. Positive effects on bone mineralisation and muscular fitness after 10 months of intense school-based physical training for children aged 8-10 years:the FIT FIRST randomised controlled trial [J]. Br J Sports Med,2018,52(4):254-260.

适量中等强度身体活动包括有氧运动和承重运动,可以增加骨密度,改善肌肉力量和功能,降低骨折和跌倒风险,预防骨质疏松症和骨关节炎。参照 WHO 推荐的证据评价方法和标准,综合评价等级为 A 级。

第六节 身体活动与癌症

McTiernan 等评估了 45 篇系统评价、meta 分析和汇总分析,比较身体活动量最高人群与最低人群癌症的发生率。强证据表明,身体活动可以降低 10%~20% 结肠癌、乳腺癌、膀胱癌、子宫内膜癌、食管腺癌、肾癌和胃癌的发生风险;中等证据显示,与身体活动最低的人群相比,身体活动最高的人群患肺癌的风险较低(表 11-2)。

表 11-2 身体活动与癌症发生风险

癌症	证据级别	相对风险降低 /%	剂量 - 反应关系,证据级别
结肠癌	A	19	是,A
乳腺癌	A	12~21	是,A
膀胱癌	A	15	是,B
子宫内膜癌	A	20	是,B
胃癌	A	19	是,B
食管腺癌	A	21	否,有限
肾癌	A	12	是,有限
肺癌	B	21~25	是,有限

一、身体活动与结肠癌

纳入 3 篇 meta 分析 / 系统综述、1 篇合并分析和 2 项队列研究,均显示身体活动与结肠癌发生风险呈显著负相关,高水平身体活动可降低 19% 结肠癌风险($RR=0.81,95\%CI$:$0.83\sim0.93$)。1 篇对不同领域身体活动与结 / 直肠癌发生风险的 meta 分析(11 项队列、23 项病例对照研究)结果显示,与最低身体活动水平相比,最高职业身体活动水平人群结肠癌 RR($95\%CI$)为 $0.74(0.67,0.82)$,每增加 20MET·h/ 周,RR($95\%CI$)为 $0.86(0.80,0.91)$;最高休闲身体活动水平人群结肠癌 RR($95\%CI$)为 $0.80(0.71,0.89)$,每增加 20MET·h/ 周,RR($95\%CI$)为 $0.84(0.79,0.90)$,亚洲人效果更好;最高交通身体活动水平、最高家务身体活动水平、最高职业静态行为人群结肠癌 RR($95\%CI$)分别为 $0.66(0.45,0.98)$、$0.85(0.71,1.02)$、$1.44(1.28,1.62)$。对于直肠癌,最高职业身体活动水平、最高休闲身体活动水平、最高交通身体活动水平、最高家务身体活动水平、最高职业静态行为人群的 RR($95\%CI$)分别为 $0.88(0.79,0.98)$、$0.87(0.75,1.01)$、$0.88(0.70,1.12)$、$1.01(0.80,1.27)$、$1.02(0.82,1.28)$。

高水平身体活动可降低 19% 结肠癌发病风险,呈剂量 - 反应关系。高水平的职业活动、交通往来活动和休闲活动均与结肠癌发病风险降低有关。减少在工作场所的静坐时间可以帮助降低患结肠癌的风险。参照 WHO 推荐的证据评价方法和标准,综合评价等级为 A 级。

二、身体活动与乳腺癌

纳入 2 篇 meta 分析进行证据评估,强有力的证据表明,较高身体活动水平与乳腺癌发病风险降低有关,且存在剂量 - 反应关系。国际癌症基金会的最新 1 篇包含 126 项队列研究(绝经前乳腺癌 22 900 例,绝经后 103 000 例,总样本量 8 530 000 名女性)的 meta 分析结果显示,与最低水平身体活动比较,最高水平高强度身体活动与绝经前乳腺癌风险呈显著负相关($RR=0.79$,$95\% CI$:$0.69{\sim}0.91$);总的身体活动(娱乐 + 家务 + 职业活动,5 项研究)、娱乐活动(12 项研究)和职业活动(8 项研究)均与绝经前乳腺癌风险呈负相关,但没有显著性差异。最高水平高强度身体活动、总身体活动、娱乐活动和职业活动均与绝经后乳腺癌风险呈显著负相关,RR($95\% CI$)分别是 0.90(0.85,0.95)、0.86(0.78 0.94)、0.88(0.82,0.94)、0.90(0.85,0.96)。步行与绝经前和绝经后乳腺癌风险均没有相关性。

另一篇包含 38 项队列(68 416 名病例)的 meta 分析结果显示,与最低水平身体活动比较,综合的最高水平身体活动可降低 13% 乳腺癌风险,RR($95\%CI$)为 0.87(0.84,0.90)。按身体活动类型进行亚组分析,总体身体活动、休闲时身体活动、职业活动、非职业活动均可降低乳腺癌发病风险,RR($95\%CI$)分别为 0.87(0.81,0.93)、0.88(0.85,0.91)、0.91(0.84,0.99)、0.87(0.83,0.92)。总的身体活动每增加 10MET·h/ 周,乳腺癌风险下降 2%($95\%CI$:$0.97{\sim}0.99$);休闲时身体活动每增加 10MET·h/ 周,乳腺癌风险下降 3%($95\%CI$:$0.95{\sim}0.99$)。

适当身体活动可降低乳腺癌风险,呈剂量 - 反应关系。参照 WHO 推荐的证据评价方法和标准,综合评价等级为 A 级。

三、身体活动与膀胱癌

纳入 1 篇 meta 分析(包含 11 项队列和 4 项病例对照研究)和 1 篇合并分析(包含 12 项大型前瞻队列研究)进行证据分析,调整多种潜在的混杂因素(年龄、BMI 和其他膀胱癌风险因素)后,休闲时身体活动或职业性身体活动水平最高的人群比最低人群患膀胱癌的风险显著降低 15%($RR=0.85$,$95\%CI$:$0.74{\sim}0.98$);身体活动水平按四分位数分级后显示,与活动较少的 Q1 相比,Q2、Q3、Q4 组膀胱癌 RR($95\%CI$)分别为 0.90(0.83,0.97)、0.86(0.77,0.96)和 0.83(0.72,0.95)。

适当身体活动可降低膀胱癌风险,呈剂量 - 反应关系。参照 WHO 推荐的证据评价方法和标准,综合评价等级为 A 级。

四、身体活动与子宫内膜癌

最新的 1 篇 meta 分析,包含 18 项队列、1 项病例队列和 14 项病例对照研究,欧洲 16 项、美国 14 项、亚洲 3 项(中国 2 项、日本 1 项),病例数 19 558 例,总样本量 2 219 151 人。结果显示,与低水平身体活动相比,高水平总的身体活动可降低 20% 子宫内膜癌发病风险($OR=0.80$,$95\%CI$:$0.75{\sim}0.85$);休闲活动可降低 16% 发病风险($OR=0.84$,$95\%CI$:$0.78{\sim}0.91$);职业活动可降低 19% 发病风险($OR=0.81$,$95\%CI$:$0.75{\sim}0.87$);家务活动可降低 30% 发病风险($OR=0.70$,$95\%CI$:$0.47{\sim}1.02$);步行可降低 18% 发病风险($OR=0.82$,$95\%CI$:$0.69{\sim}0.97$);步行 / 骑车交通出行可降低 30% 发病风险($RR=0.70$,$95\%CI$:$0.58{\sim}0.85$)。低强度($RR=0.65$,$95\%CI$:$0.49{\sim}0.86$)、中 - 高强度($RR=0.83$,$95\%CI$:$0.71{\sim}0.96$)、高强度($RR=0.80$,$95\%CI$:$0.72{\sim}0.90$)身体活动均可降低风险。与 <3MET·h/ 周相比,休闲时身体活动 3~8MET·h/ 周降低风险 6%($RR=0.94$,$95\%CI$:$0.74{\sim}1.20$),9~20MET·h/ 周降低风险 21%($RR=0.79$,$95\%CI$:$0.64{\sim}0.98$)。休闲身体活动量 0~40MET·h/ 周与子宫内膜癌风险呈非线性剂量 - 反应关系。

休闲身体活动、职业身体活动和步行 / 骑自行车交通往来身体活动与降低子宫内膜癌风险有关。低、中 - 高和高强度身体活动与子宫内膜癌发病风险呈显著负相关,有剂量 - 反应关系。参照 WHO 推荐的证据评价方法和标准,综合评价等级为 A 级。

五、身体活动与食管癌

2018 PAGAC(physical activity guidelines advisory committee)纳入 3 篇 meta 分析 / 系统综述和 1 篇合并分析,均显示身体活动与食管腺癌发生风险呈负相关。一篇包括 9 项队列和 15 项非巢式病例对照的 meta 分析结果显示,与最低身体活动量比较,最高身体活动量可显著降低 21% 食管腺癌发生风险($RR=0.79,95\%CI:0.66\sim0.94$),但与鳞状细胞癌风险无相关。

六、身体活动与胃癌

PAGAC 纳入 5 篇 meta 分析和 1 篇合并分析,结果显示,多进行身体活动与胃癌发生风险呈负相关。一篇包含 10 项队列(病例数 7 551 例,样本量 1 541 208 人)和 12 项病例对照研究(病例数 5 803 例,样本量 73 629 人)meta 分析结果显示,任何形式的身体活动都与胃癌低风险相关。与最低水平身体活动相比,最高水平身体活动可以降低 19% 胃癌发生风险($RR=0.81,95\%CI:0.73\sim0.89$),降低 38% 非贲门癌发生风险($RR=0.62,95\%CI:0.52\sim0.75$)。

七、身体活动与肾癌

PAGAC 纳入 1 篇 meta 分析和 1 篇合并分析结果显示,身体活动与肾癌发生风险呈负相关。1 篇 meta 分析(11 项队列和 8 项病例对照研究,病例数 10 756 例,样本量 2 327 322 人)显示,身体活动可降低 12% 肾癌风险($RR=0.88,95\%CI:0.79,0.97$)。

八、身体活动与肺癌

PAGAC 对 6 篇 meta 分析和 1 篇合并分析结果显示,身体活动与肺癌呈负相关,与最低水平身体活动相比,高水平休闲身体活动可降低 25% 肺癌发生风险($RR=0.75,95\%CI:0.68\sim0.84$)。最新 1 篇 meta 分析,包括 12 项队列和 6 项病例对照研究(中国 2 项、日本 2 项、韩国 1 项、欧洲 6 项、北美 7 项),病例数 26 453 例,样本量 2 468 470 人。结果显示,与低水平身体活动相比,中 - 高水平身体活动可以降低 21% 肺癌发生风险($RR=0.79,95\%CI:0.73\sim0.86$),中等水平身体活动可降低 13%($RR=0.87,95\%CI:0.84\sim0.90$),高水平身体活动可降低 25%($RR=0.75,95\%CI:0.68\sim0.84$)。分层分析显示,高水平身体活动可降低现在吸烟者肺癌发生风险 24%($RR=0.76,95\%CI:0.67,0.86$),可降低以前吸烟者肺癌发生风险 23%($RR=0.77,95\%CI:0.69\sim0.85$),但对从来不吸烟者相关性不显著($RR=0.75,95\%CI:0.50\sim1.12$)。

第七节　身体活动与脑健康

"脑健康"的概念广义上是指大脑行为和生物学的功能以及源于大脑功能的主观体验(例如情绪)达到最优或最大,包括对大脑生物标志物的测量或脑部功能的主观表现,包括情绪和焦虑、对生命质量的感知、认知功能(如注意力和记忆力)以及睡眠。

大量研究证据表明,中 - 高强度身体活动对大脑相关的健康结局有积极影响,包括认知、焦虑、抑郁、睡眠和生活质量(表 11-3)。有规律的中 - 高强度身体活动对认知的各个组成部分都有好处。最强有力的证据标明,身体活动可以降低痴呆风险,改善执行功能。单次的身体活

表 11-3 身体活动与脑健康的证据评价

	证据体	研究人群	身体活动	益处	证据级别
认知	32 篇系统综述和 meta 分析；RCT 研究包括 350 项研究，>40 000 人	一般人群和 5~13 岁儿童	习惯性中 - 高强度身体活动	改善认知；	B
				降低痴呆风险；	A
				提高学业成绩测试表现；	B
				改善神经心理表现（执行功能、处理速度、记忆力）	B
		一般人群和 5~13 岁儿童	一次性中 - 高强度身体活动	提高认知能力（执行功能、注意力、学习成绩、记忆力、智能化、处理速度）	A
抑郁情绪和抑郁症	14 篇系统综述、27 篇 meta 分析	18 岁以上成年人		降低抑郁风险；	A
				减轻患有或不伴有抑郁症个体的抑郁症状；	A
				剂量相关的抑郁症状减轻	A
焦虑	5 篇 meta 分析，8 篇系统综述	18 岁以上成年人	习惯性中 - 高强度身体活动	减轻患有和不伴有焦虑症个体的特质焦虑	A
		18 岁以上成年人	一次性中 - 高强度身体活动	减轻焦虑状态	A
情绪	1 篇高质量 meta 分析包含 10 项研究	青少年和中年人	中 - 高强度身体	在试验研究中，消极情绪与中 - 高强度身体活动直接相关	A
睡眠	9 篇 meta 分析，6 篇系统综述，共包含 166 项研究	18 岁以上成年人	一次性和习惯性中 - 高强度身体活动	改善睡眠	A
				收益的大小与一次性运动持续时间直接相关	B
		失眠或睡眠呼吸暂停综合征人群	大量中 - 高强度运动	改善睡眠状况	B
生活质量	18 篇系统综述，14 篇 meta 分析，1 篇合并分析	18 岁以上成年人		改善生活质量	A
		精神分裂患者		改善生活质量	B

动能在短时间内促进执行功能的快速改善。执行功能包括大脑帮助组织日常活动和规划未来的过程，如计划和组织、自我监控、抑制或促进行为、启动任务和控制情绪等都是执行功能的一部分。身体活动还可以改善记忆、处理速度、注意力和学习成绩等认知功能。

强有力的证据表明，中 - 高强度的身体活动可以降低患抑郁症的风险，还可以减轻抑郁症患者和无抑郁症患者的抑郁症状。同样，中 - 高强度身体活动可以降低患有或不伴有焦虑症个体的普遍焦虑感。一次中 - 高强度身体活动也可以减少焦虑的直接感觉。中 - 高强度身体活动也能提高人们对生活质量的看法，改善普通人群以及有失眠或睡眠呼吸暂停综合征人群的各种睡眠状况。

关于身体活动与认知、抑郁、焦虑、情绪、生活质量和睡眠之间关系的证据评价见表 11-3。

第八节 久坐/静态与健康

久坐意味着静坐时间增加,身体活动水平降低。久坐行为指长时间坐着或躺着,身体活动强度 1~1.5MET(1MET 相当于静息代谢率),包括长时间坐着工作(职业久坐)、乘坐交通工具(如汽车、公共汽车或火车等)、坐在家使用电脑(如社交网络、寻找信息、收发邮件、玩电脑游戏等)和坐着(或有时躺着)时所有形式的休闲(如看电视、玩电子游戏、阅读书籍、报纸、杂志、听或玩音乐、做手工如编织和缝纫等、外出看电影或吃饭等)。

2020 年 1 篇包含 24 项前瞻队列的 meta 分析结果显示,久坐与心血管疾病、癌症和全因死亡风险呈剂量-反应关系,久坐时间每天每增加 1 小时,心血管疾病发生风险增加 4%($HR=1.04$,$95\%CI$:1.02~1.07),癌症风险增加 1%($HR=1.01$,$95\%CI$:1.00~1.02),全因死亡增加 3%($HR=1.03$,$95\%CI$:1.02~1.03)。看电视时间与心血管疾病和全因死亡风险也呈剂量-反应关系。看电视时间每天每增加 1 小时,心血管疾病风险增加 7%($HR=1.07$,$95\%CI$:1.06~1.09),全因死亡风险增加 4%($HR=1.04$,$95\%CI$:1.01~1.06)。分层分析显示,在大多数静态活动人群中,高 BMI、糖尿病和高血压高风险者进一步增加全因死亡风险,而较高身体活动水平(10.1~19.9MET·h/周)降低全因死亡风险。

久坐和看电视时间与全因死亡风险、心血管疾病、癌症和 2 型糖尿病发病高风险相关,是独立危险因素。重要的是,静态联合慢性病或高 BMI 会增加全因死亡风险,而身体活动可减轻该风险。

另一篇包含 34 项队列(北美 17 项、欧洲 9 项、澳大利亚 4 项、日本 3 项、印度 1 项)高质量研究的 meta 分析,每项研究平均 39 161 人,每项研究病例数为 208~240 819 例,随访时间 2~31 年,平均 8.9 年。结果显示,调整 PA 后,总的静态行为与全因死亡风险呈非线性关系:静态活动 8h/d 内,每额外增加 1 小时全因死亡风险增加 1%($RR=1.01$,$95\%CI$:1.00~1.01);静态活动 >8h/d,每小时增加全因死亡 4%($RR=1.04$,$95\%CI$:1.03~1.05);对于心血管疾病死亡,静态活动 <6h/d 时,每小时增加死亡风险 1%($RR=1.01$,$95\%CI$:0.99~1.02),静态活动 >6h/d 时,每小时增加死亡风险 4%($RR=1.04$,$95\%CI$:1.03~1.04)。静态行为与 2 型糖尿病风险呈线性关系($RR=1.01$,$95\%CI$:1.00~1.01),与癌症死亡风险没有显著相关。调整 PA 后,每天看电视时间与健康相关性更强:看电视时间 ≤3.5h/d 和 >3.5h/d 的全因死亡风险 RR($95\%CI$)分别为 1.03(1.01,1.04)和 1.06(1.05,1.08);看电视时间 ≤4h/d 和 >4h/d 的心血管病死亡风险 RR($95\%CI$)分别为 1.02(0.99,1.04)和 1.08(1.05,1.12);与癌症的死亡风险和 2 性糖尿病风险呈线性相关,RR($95\%CI$)分别为 1.03(1.02,1.04)和 1.09(1.07,1.12)。

总的久坐和看电视时间与全因死亡、心血管疾病、癌症和 2 型糖尿病高风险相关,是独立危险因素。全因死亡和 CVD 死亡风险增加的久坐时间阈值是 6~8h/d,看电视的阈值时间是 3~4h/d。参照 WHO 推荐的证据评价方法和标准,综合评价等级为 A 级。

(常翠青,汪求真,马冠生,杨月欣,马爱国)

(协助完成:仲昭忆,李晓娜,雷志璇,赵宽)

参 考 文 献

[1] US CENTER FOR DISEASES CONTROL AND PREVENTION. Surgeon General's Report on Physical Activity & Health [R/OL]. US Center for Diseases Control and Prevention,1996.

［2］POWELL K E,PALUCH A E,BLAIR S N. Physical activity for health:What kind?　How much?　How intense? On top of what?［J］. Annu Rev Public Health,2011(32):349-365.

［3］CANADIAN SOCIETY FOR EXERCISE PHYSIOLOGY. 2011 Canadian Physical Activity Guidelines［R/OL］. Canadian Society for Exercise Physiology,2011.

［4］UK DEPARTMENT OF HEALTH,PHYSICAL ACTIVITY,HEALTH IMPROVEMENT AND PROTECTION. Start Active,Stay Active:A Report on Physical Activity for Health from the Four Home Countries' Chief Medical Officers［R/OL］. UK Department of Health,2011.

［5］BROWN W J,BAUMAN A E,BULL F C,et al. Development of Evidence-based Physical Activity Recommendations for Adults(18~64 years)［R/OL］. Report prepared for the Australian Government Department of Health,2012.

［6］WORLD HEALTH ORGANIZATION. Global Recommendations on Physical Activity for Health［R/OL］. World Health organization,2010.

［7］SAMITZ G,EGGER M,ZWAHLEN M. Domains of physical activity and all-cause mortality:systematic review and dose-response meta-analysis of cohort t studies［J］. Int J Epidemiol,2011,40(5):1382-1400.

［8］HUPIN D,ROCHE F,GREMEAUX V,et al. Even a low-dose of moderate-to-vigorous physical activity reduces mortality by 22% in adults aged ≥60 years:a systematic review and meta-analysis［J］. Br J Sports Med,2015, 49(19):1262-1267.

［9］EKELUND U,STEENE-JOHANNESSEN J,BROWN W J. Does physical activity attenuate,or even eliminate, the detrimental association of sitting time with mortality?　A harmonized meta-analysis of data from more than 1 million men and women［J］. Lancet,2016,388(10051):1302-1310.

［10］EKELUND U,TARP J,STEENE-JOHANNESSEN J,et al. Dose-response associations between accelerometry measured physical activity and sedentary time and all cause mortality:systematic review and harmonised meta-analysis［J］. BMJ,2019(366):I4570.

［11］AREM H,MOORE S C,PATEL A,et al. Leisure time physical activity and mortality:a detailed pooled analysis of the dose-response relationship［J］. JAMA Intern Med,2015,175(6):959-967.

［12］DONOVAN G,LEE I M,HAMER M,et al. Association of "weekend warrior" and other leisure time physical activity patterns with risks for all cause,cardiovascular disease,and cancer mortality［J］. JAMA Intern Med, 2017,177(3):335-342.

［13］SAINT-MAURICE P F,TROIANO R P,BASSETT D R,et al. Association of Daily Step Count and Step Intensity With Mortality Among US Adults［J］. JAMA,2020,323(12):1151-1160.

［14］HAMER M,CHIDA Y. Walking and primary prevention:a meta-analysis of prospective cohort studies［J］. Br J Sports Med,2008,42(4):238-243.

［15］WORLD HEALTH ORGANIZATION. WHO Hand Book for Guideline Development［R］.2012.

［16］BROWN W J,KABIR E,CLARK B K,et al. Maintaining a healthy BMI:data from a 16-year study of young Australian women［J］. Am J Prev Med,2016,51(6):e165-e178.

［17］ROSENBERG L,KIPPING-RUANE K L,BOGGS D A,et al. Physical activity and the incidence of obesity in young African-American women［J］. Am J Prev Med,2013,45(3):262-268.

［18］HAYASHINO Y,JACKSON J L,FUKUMORI N,et al. Effects of supervised exercise on lipid profiles and blood pressure control in people with type 2 diabetes mellitus:a meta-analysis of randomized controlled trials［J］. Diabetes Res Clin Pract,2012,98(3):349-360.

［19］MARTINEZ-GOMEZ D,ESTEBAN-CORNEJO I,LOPEZ-GARCIA E,et al. Physical activity less than the recommended amount may prevent the onset of major biological risk factors for cardiovascular disease:a cohort study of 198 919 adults［J］. Br J Sports Med,2020,54(4):238-244.

［20］LIN X,ZHANG X,GUO J,et al. Effects of Exercise Training on Cardiorespiratory Fitness and Biomarkers of Cardiometabolic Health:A Systematic Review and Meta-Analysis of Randomized Controlled Trials［J］. J Am

Heart Assoc, 2015, 4(7):e002014.

[21] ECHOUFFO-TCHEUGUI J B, BUTLER J, YANCY C W, et al. Association of physical activity or fitness with incident heart failure: a systematic review and meta-analysis [J]. Circ Heart Fail, 2015, 8(5):853-861.

[22] PANDEY A, GARG S, KHUNGER M, et al. Dose-response relationship between physical activity and risk of heart failure: a meta-analysis [J]. Circulation, 2015, 132(19):1786-1794.

[23] WAHID A, MANEK N, NICHOLS M, et al. Quantifying the association between physical activity and cardiovascular disease and diabetes: a systematic review and meta-analysis [J]. J Am Heart Assoc, 2016, 5(9): e002495.

[24] KYU H H, BACHMAN V F, ALEXANDER L T, et al. Physical activity and risk of breast cancer, colon cancer, diabetes, ischemic heart disease, and ischemic stroke events: systematic review and dose-response meta-analysis for the Global Burden of Disease Study 2013 [J]. BMJ, 2016(354):i3857.

[25] AUNE D, SCHLESINGER S, LEITZMANN M F, et al. Physical activity and the risk of heart failure: a systematic review and dose-response meta-analysis of prospective studies [J]. Eur J Epidemiol, 2021, 36(4):367-381.

[26] WARBURTON D E, CHARLESWORTH S, IVEY A, et al. A systematic review of the evidence for Canada's Physical Activity Guidelines for Adults [J]. International Journal of Behavioral Nutrition and Physical Activity, 2010(7):39-220.

[27] HAENNEL R G, LEMIRE F. Physical activity to prevent cardiovascular disease, how much is enough? [J]. Can Fam Physician, 2002(48):65-71.

[28] FAGARD R H. Exercise characteristics and the blood pressure response to dynamic physical training [J]. Med Sci Sports Exerc, 2001, 33(6 Suppl):S484-S492.

[29] LIU X, ZHANG D, LIU Y, et al. Dose-Response Association Between Physical Activity and Incident Hypertension: A Systematic Review and Meta-Analysis of Cohort Studies [J]. Hypertension, 2017, 69(5):813-820.

[30] WARBURTON D E, NICOL C, BREDIN S S. Health benefits of physical activity: the evidence [J]. CMAJ, 2006, 174(6):801-809.

[31] MUTHURI S G, WARD K A, KUH D, et al. Physical Activity Across Adulthood and Bone Health in Later Life: The 1946 British Birth Cohort [J]. J Bone Miner Res, 2019, 34(2):252-261.

[32] GONZALO-ENCABO P, MCNEIL J, BOYNE D J, et al. Dose-response effects of exercise on bone mineral density and content in post-menopausal women [J]. Scand J Med Sci Sports, 2019, 29(8):1121-1129.

[33] PINHEIRO M B, OLIVEIRA J, BAUMAN A, et al. Evidence on physical activity and osteoporosis prevention for people aged 65+ years: a systematic review to inform the WHO guidelines on physical activity and sedentary behaviour [J]. Int J Behav Nutr Phys Act, 2020, 17(1):150.

[34] US DEPARTMENT OF HEALTH AND HUMAN SERVICES. Physical activity guidelines advisory committee report [R/OL]. 2008.

[35] HEESCH K C, BROWN W J. Do walking and leisure-time physical activity protect against arthritis in older women? [J]. J Epidemiol Community Health, 2008, 62(12):1086-1091.

[36] WARBURTON D E, CHARLESWORTH S, IVEY A, et al. A systematic review of the evidence for Canada's Physical Activity Guidelines for Adults [J]. Int J Behav Nutr and Physical Activity, 2010(7):39.

[37] WARBURTON D E, GLEDHILL N, QUINNEY A. The effects of changes in musculoskeletal fitness on health [J]. Can J Appl Physiol, 2001, 26(2):161-216.

[38] LARSEN M N, NIELSEN C M, HELGE E W, et al. Positive effects on bone mineralisation and muscular fitness after 10 months of intense school-based physical training for children aged 8-10 years: the FIT FIRST randomised controlled trial [J]. Br J Sports Med, 2018, 52(4):254-260.

[39] ANNE M T, CHRISTINE M F, PETER T K, et al. Physical activity in cancer prevention and survival: a systematic review [J]. Med Sci Sports Exerc, 2019, 51(6):1252-1261.

［40］SHAW E,FARRIS M S,STONE C R,et al. Effects of physical activity on colorectal cancer risk among family history and body mass index subgroups:a systematic review and meta-analysis ［J］. BMC Cancer,2018,18(1):71.

［41］MAHMOOD S,MACINNIS R J,ENGLISH D R,et al. Domain-specific physical activity and sedentary behaviour in relation to colon and rectal cancer risk:a systematic review and meta-analysis ［J］. Int J Epidemiol,2017,46(6):1797-1813.

［42］XIE F,YOU Y,HUANG J,et al. Association between physical activity and digestive-system cancer:An updated systematic review and meta-analysis ［J］. J Sport Health Sci,2021,10(1):4-13.

［43］LIU L,SHI Y,LI T,et al. Leisure time physical activity and cancer risk:evaluation of the WHO's recommendation based on 126 high-quality epidemiological studies ［J］. British journal of sports medicine,2016,50(6):372-378.

［44］BURONPUST A,ALISON R,BLANKS R,et al. Heterogeneity of color rectal cancer risk by tumour characteristics:Large prospective study of UK women ［J］. International journal of cancer,2017,140(5):1082-1090.

［45］EAGLEHOUSE Y L,KOH W P,WANG R,et al. Physical activity,sedentary time,and risk of color ectal cancer:the Singapore Chinese Health Study ［J］. Eur J Cancer Prev,2017,26(6):469-475.

［46］DORIS S M,LEILA A,MARGARITA C,et al. World Cancer Research Fund International:Continuous Update Project-systematic literature review and meta-analysis of observational cohort studies on physical activity,sedentary behavior,adiposity,and weight change and breast cancer risk ［J］. Cancer Causes & Control,2019,30(11):1183-1200.

［47］CHEN X Y,WANG Q R,ZHANG Y N,et al. Physical Activity and Risk of Breast Cancer:A Meta-Analysis of 38 Cohor t Studies in 45 Study Reports ［J］.Value in health,2019(22):104-128.

［48］KEIMLING M,BEHRENS G,SCHMID D,et al. The association between physical activity and bladder cancer:systematic review and meta-analysis ［J］. Br J Cancer,2014,110(7):1862-1870.

［49］MOORE S C,LEE I M,WEIDERPASS E,et al. Association of Leisure-Time Physical Activity With Risk of 26 Types of Cancer in 1.44 Million Adults ［J］. JAMA internal medicine,2016,176(6):816-825.

［50］SCHMID D,BEHRENS G,KEIMLING M,et al. A systematic review and meta-analysis of physical activity and endometrial cancer risk ［J］. Eur J Epidemiol,2015,30(5):397-412.

［51］BEHRENS G,JOCHEM C,KEIMLING M,et al. The association between physical activity and gastroesophageal cancer:systematic review and meta-analysis ［J］. Eur J Epidemiol,2014,29(3):151-170.

［52］PSALTOPOULOU T,NTANASIS-STATHOPOULOS I,TZANNINIS I G,et al. Physical Activity and Gastric Cancer Risk:A Systematic Review and Meta-Analysis ［J］. Clinical journal of sport medicine:official journal of the Canadian Academy of Sport Medicine,2016,26(6):445-464.

［53］BEHRENS G,LEITZMANN M F. The association between physical activity and renal cancer:systematic review and meta-analysis ［J］. Br J Cancer,2013,108(4):798-811.

［54］BRENNER D R,YANNITSOS D H,FARRIS M S,et al. Leisure-time physicalactivity and lung cancer risk:A systematic review and meta-analysis ［J］. Lung cancer,2016(95):17-27.

［55］ZHONG S L,MA T F,CHEN L,et al. Physical Activity and Risk of Lung Cancer:A Meta-analysis ［J］. Clin J Sport Med,2016,26(3):173-181.

［56］ZHAO R,BU W,CHEN Y,et al.The dose-response associations of sedentary time with chronic diseases and the risk for all-cause mortality affected by different health status:a systematic review and meta-analysis ［J］. J Nutr Health Aging,2020,24(1):63-70.

［57］PATTERSON R,MCNAMARA E,TAINIO M,et al. Sedentary behaviour and risk of all-cause,cardiovascular and cancer mortality,and incident type 2 diabetes:a systematic review and doseresponse meta-analysis ［J］. European Journal of Epidemiology,2018,33(9):811-829.

第四部分

总结与建议

居民营养与健康状况是反映一个国家经济与社会发展、卫生健康水平和人口健康素质的重要指标。近年来，随着我国经济的发展、健康中国的建设和健康扶贫等民生工程的深入推进，居民营养健康状况得到明显改善，2010—2019 年居民人均预期寿命从 74.8 岁提高到 77.3 岁，孕产妇死亡率从 30.0/10 万下降到 17.8/10 万，婴儿死亡率从 13.1‰ 下降到 5.6‰。我国农村等重点地区，儿童青少年、孕妇等重点人群营养不足问题得到显著改善。

一、取得的成绩和进步

（一）居民体格发育与营养不足状况继续改善

儿童青少年生长发育水平持续改善，6~17 岁男孩和女孩各年龄组身高均有增加，农村儿童生长迟缓问题已得到根本改善；6 岁以下儿童生长迟缓率、低体重率均已实现 2020 年国家规划目标；无论是儿童还是成年人，营养不足发生率明显降低。

（二）食物供应充足，膳食质量不断提高

食物种类更加丰富，膳食能量和宏量营养素摄入充足，膳食质量显著提高。膳食结构仍保持植物性为主，谷类食物仍是能量的主要食物来源，优质蛋白质摄入量增加。

（三）动物性食物总体呈平稳状态，平均达到膳食指南推荐消费量

动物性食物人均摄入量为每日 130g，达到膳食指南推荐的 120~200g 水平，农村居民动物性食物摄入量明显增加，优质蛋白质比例增加，城乡差距缩小。

（四）蔬菜摄入品种更加丰富，摄入总量稳定

蔬菜摄入量稳定在人均每日 270g 左右；在国际上处于较高水平。蔬菜以浅色蔬菜为主，占蔬菜总量的 70%，深色蔬菜比例未达到推荐量水平。

（五）家庭烹调用盐持续下降

家庭烹调用盐摄入量为 9.3g，呈现逐年下降的趋势。全民健康生活方式行动"三减三健"成效显现。与 1992 年相比，人均烹调用盐摄入量下降了 4.6g，每 10 年平均下降 2g。

（六）微量营养素缺乏状况明显改善

居民贫血问题持续改善，儿童青少年、成年人、孕妇贫血率均显著下降，维生素 A 缺乏率也明显改善。

二、面临的主要营养问题

（一）膳食结构不断变化，不合理问题更加突出

居民膳食能量来源于碳水化合物的比例下降，约有 16.8% 的成年人碳水化合物供能比低于 40%。脂肪供能比已超过推荐摄入水平。城市居民脂肪供能比基本稳定在 35%~36%，农村居民仍在快速增长，逐步接近城市居民水平。谷类食物摄入量减少的同时，动物性食物摄入量增加，动物性食物以含脂肪较高的畜肉摄入量明显增加，禽肉变化不大。

（二）全谷物、深色蔬菜、水果、奶类和大豆类摄入不足

全谷物及杂粮摄入不足，仅 20% 左右的成年人能达到日均 50g 以上；深色蔬菜比例低，为蔬菜总量的 30%，未达到膳食指南推荐的 50% 的水平；水果摄入量一直处于较低水平；奶类及其制品消费率低，儿童青少年消费率高于成年人，各人群消费量均低于推荐摄入量水平；各人群膳食钙摄入不足比例均较高；大豆类消费率低，约 40% 的成年人不经常吃大豆类制品。

（三）烹调用盐和油的摄入量持高，含糖饮料消费逐年上升

烹调用油的摄入量较高，特别是农村居民增长幅度较大；烹调用盐平均摄入量虽有所下

降,但仍处于较高水平。城市人群游离糖摄入有 42.1% 来自含糖饮料和乳饮料。儿童青少年含糖乳饮料和饮料消费率在 30% 和 25% 以上。城市人群糖供能比超过 5% 和 10% 的人群比例分别为 11% 和 1.9%。

(四)超重肥胖及营养相关慢性病问题日趋严重

能量失衡导致人群超重肥胖率持续上升,肥胖率上升速度大于超重率的增长,特别是农村人群,超重肥胖率增幅超过城市;糖尿病、高血压、心脑血管疾病等慢性病呈上升态势。

(五)不健康生活方式普遍存在,对健康的影响日趋严重

职业劳动强度下降是造成身体活动总量下降的主要原因。成年人缺乏规律自主运动,静坐时间增加,平均每天闲暇屏幕时间为 3 小时左右。在能量摄入基本稳定的情况下,身体活动量下降是造成人群超重肥胖率持续增高的主要危险因素;在外就餐成为普遍饮食行为,不规律进食三餐的比例增加,三餐之外的零食消费率呈大幅增长趋势;外卖点餐行为在年轻人中较为普遍,对长期以外卖为主的人群,存在油盐过度消费以及膳食结构不合理的问题。

(六)重点人群营养问题仍需要关注

6 月龄内婴儿纯母乳喂养率不足 30%,6~23 月龄婴幼儿辅食喂养存在种类单一、频次不足的问题。孕妇贫血率虽有明显改善,但仍达到 13.6%,另一方面孕期增重过高也是孕期女性需要关注的主要问题。75 岁及以上老年人低体重率为 10.1%,贫血率高达 17.7%,农村、高龄老人的营养不足率更为严重。

(七)食物浪费严重

食物浪费问题普遍存在,餐桌浪费严重,每年高达 1 700 万 ~1 800 万吨,不良的饮食习惯和食育的缺失是造成食物浪费的主要原因。

三、措施建议

中华人民共和国成立 70 多年来,营养保障和供给能力显著增强,人民健康水平持续提升,人均预期寿命从 35 岁提高到 77.3 岁,居民的主要健康指标总体优于中高收入国家的平均水平。历次全国营养与健康监测结果表明,我国居民营养不足与体格发育问题持续改善,城乡差异逐步缩小,但受社会经济发展水平不平衡、人口老龄化和不健康饮食方式等影响,当前仍面临居民营养缺乏与过剩并存、膳食营养与生活方式有待改进、部分人群中营养相关疾病高发等问题。

今后 10~15 年是我国改善国民营养健康、降低疾病负担的关键战略期,抓住机遇、及时采取措施将会事半功倍。而合理膳食正是实现全面、均衡营养的基础和保障。根据本报告开展的中国居民营养与健康状况研究、食物与健康科学证据研究,结合世界各国的膳食指南研究以及国际组织建议等,为更有效地推动健康中国建设,实现"做身体健康的民族"目标,落实《"健康中国 2030"规划纲要》《健康中国行动(2019—2030 年)》和《国民营养计划(2017—2030 年)》各项任务,特提出如下建议。

(一)以循证为依据,更新膳食指导性文件

制定指导我国居民建立科学膳食模式、推动健康生活方式的重要基础性文件,对国家实现公共健康的管理和目标至关重要。在充分考虑我国不断变化的营养与健康状况和突出营养问题的基础上,以循证营养学为手段,以科学证据为指引,充分考虑公共政策发展趋势,定期修订中国居民膳食指南,以满足人民健康发展的需要。

(二)以问题为导向,提出精准化营养指导关键措施

我国居民营养状况极大改善,主要表现在居民膳食能量和宏量营养素摄入充足,优质蛋白

质摄入不断增加,居民平均身高持续增长,农村 5 岁以下儿童生长迟缓率显著降低。与此同时我们还应清醒地认识到,各种营养不良问题(包括营养不足、微量营养素缺乏、超重和肥胖)在我国仍同时存在并将长期存在,膳食结构不合理、饮酒甚至过量饮酒、食物过于精细化导致的浪费等现象普遍存在。

以问题为导向,基于全方位影响因素干预的理念,强调以平衡膳食为核心,提出营养指导措施,具体如下:

1. 坚持植物性食物为主的膳食结构　增加全谷物摄入,减少精白米面摄入;在保证充足蔬菜摄入的前提下,强调增加深色蔬菜的消费比例;增加新鲜水果的摄入;增加富含优质蛋白质的豆类及其制品摄入。

2. 优化动物性食物消费结构　改变较为单一的以猪肉为主的消费结构,增加富含多不饱和脂肪酸的水产品类,适量摄入蛋类及其制品。

3. 增加奶制品摄入　奶类摄入不足、人群消费率低一直是我国居民膳食结构中的主要问题,应提倡多饮奶,特别是儿童青少年,保证良好的生长发育,每天一杯奶。对需要控制体重的人群可以选择低脂奶。

4. 保证膳食能量来源和营养素充足　综合考虑生理阶段、营养需要、身体活动水平、基础代谢率等因素,将膳食碳水化合物、蛋白质、脂肪比例、能量和微量营养素摄入保持在合理的水平(能量平衡或能量负平衡),从而维持健康体重,预防膳食相关慢性病。

5. 进一步控制油、盐摄入　我国居民食用盐的摄入量已经呈现下降的趋势,但食盐和烹调油的摄入量过高仍严重影响我国居民的健康。在中国成年人所有膳食因素与估计的心血管代谢性疾病死亡数量有关的归因中居第一位的是高钠(盐)摄入,因此应继续把减盐控油作为优化膳食结构的重要部分。

6. 控制糖摄入、减少含糖饮料消费　国际上对糖摄入及其与健康关系的关注日益提升,很多国家发布的膳食指南中"限制糖摄入"都跃居前位。虽然我国居民添加糖摄入水平不高,但作为添加糖的主要来源,含糖饮料消费人群比例及其消费量均呈快速上升趋势,高糖摄入已成为青少年肥胖、糖尿病高发的主要危险因素,控制青少年糖的摄入是促进青少年健康成长的关键。

7. 杜绝食物浪费,促进可持续发展　充分利用营养学和食品加工学依据,减少食物生产、储存、运输、加工等环节的损耗现象。倡导全民减少餐饮环节的浪费,提倡饮食文明,将保持食物的可持续发展作为引导居民合理膳食的重要方针和实施策略。

(三)以慢性病预防为目标,全方位引导健康生活方式

我国居民超重肥胖形势严峻,相关慢性病风险仍呈快速上升趋势。肥胖已成为威胁我国居民健康的首要危险因素,成为多种慢性病(包括癌症)的共同病理基础。虽然我国居民营养相关慢性病过早死亡率逐年下降,但因慢性病死亡的比例持续增加。2019 年我国因慢性病导致的死亡占总死亡的 88.5%,其中心脑血管疾病、癌症、慢性呼吸系统疾病死亡比例为 80.7%。针对能量失衡所致肥胖,应主要从控制能量摄入和增加身体活动两方面入手,维持吃动平衡,保持健康体重。

合理膳食、适量活动、戒烟限酒、心理平衡、保持较高的睡眠质量均是维护健康的重要因素。膳食营养作为生命的源泉,平衡膳食是身心健康的基础,其健康效应不容忽视。多项研究表明,适量的全谷物、蔬菜水果、水产品的摄入对肥胖、心血管疾病、代谢性疾病以及癌症等有明显的预防作用,同时,合理的膳食模式也可以降低这类疾病的发病风险,包括备受推崇的地中海膳食模式和 DASH 膳食。此外,食物、营养素与膳食模式还通过参与肠道微生态、神经递质合成、炎症反应机制、氧化应激机制及脑源性神经营养因子机制等多种途径起到改善精神状态、调整心理平衡的作用。身体活动可以降低冠心病、脑卒中、高血压等心脑血管疾病风险和全因死亡风险,应综合考虑生理阶段、能量摄入水平和基础代谢情况,指导居民保证充足、科学的身体活动,保持健康体重。不推荐任何人饮酒,特别是儿童青少年、孕妇、乳母以及慢性病人群,成年人如饮酒应限量。

(四)以营养导向为指征,构建新型食物生产加工消费模式

我国食物综合生产能力稳步提高,有力地支撑了国家食品安全和居民食物消费结构和膳食模式的转型升级,但当前食物生产加工与居民健康的消费理念尚缺乏有效衔接,应将营养与健康理念贯穿于食物生产、加工、烹调、选购、进餐的各个环节和体系中,营造健康的食物消费环境。

(五)以营养人才队伍建设为举措,推动健康中国行动落实

制定引导大众科学饮食、保持健康生活方式的指导性文件,应以公众健康为根本,结合中国国情,强调科学性、实用性和可行性,而人才培养和队伍建设是落实和践行上述指导性文件的重要举措。各级政府应把加强营养职业人才培养(注册营养师、公共营养师、营养指导员等)和队伍建设,作为落实合理膳食行动、实现健康中国行动目标的重要措施。

通过以上措施,聚焦我国居民营养与健康状况的主要问题,以膳食营养和生活方式与健康的科学研究结果为证据,引导人们建立科学饮食观,维持健康的生活方式,做到食物多样、吃动平衡、平衡膳食、杜绝浪费,做健康中国行动的模范。

(何宇纳,王惠君,马爱国,孙长颢,杨晓光,杨月欣,丁钢强)